Mother & Baby
专家推荐的聪明宝宝营养金典

孙念怙 主编

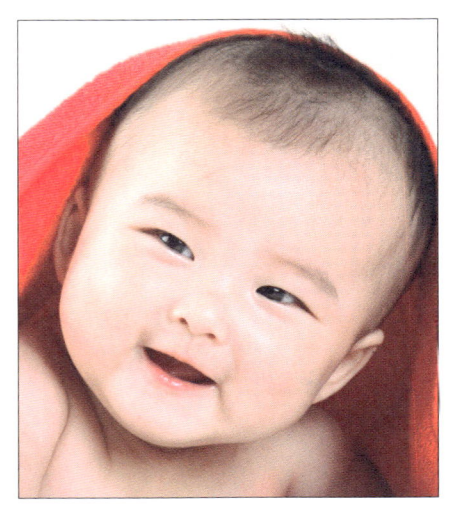

重庆出版集团 重庆出版社

图书在版编目（CIP）数据

专家推荐的聪明宝宝营养金典/孙念怙主编.－重庆：重庆出版社，2010.3

（妈妈宝宝）

ISBN 978-7-229-01846-7

Ⅰ.①专… Ⅱ.①孙… Ⅲ.①婴幼儿－营养卫生 Ⅳ.① R153.2

中国版本图书馆 CIP 数据核字（2010）第 024930 号

专家推荐的聪明宝宝营养金典

出 版 人：罗小卫　　　　装帧设计：孙阳阳
策　　划：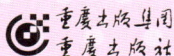华章同人　　制　　作：（www.rzbook.com）
责任编辑：陈建军　　　　美术编辑：张丽娟
特约编辑：蔡　霞　季　萌　文字撰稿：犀　堃

重庆出版集团
重庆出版社

（重庆长江二路205号）

廊坊市兰新雅彩印有限公司 印刷
重庆出版集团图书发行公司 发行
邮购电话：010-85869375／76／77转810
E-MAIL：tougao@alpha-books.com
全国新华书店经销

开本：787mm×1092mm　1／12　印张：24　字数：260千字
版印次：2010年5月第1版　2010年5月第1次印刷
定价：38.00元

如有印装质量问题，请致电023-68706683

版权所有，侵权必究

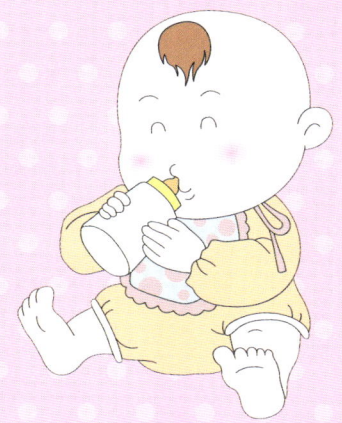

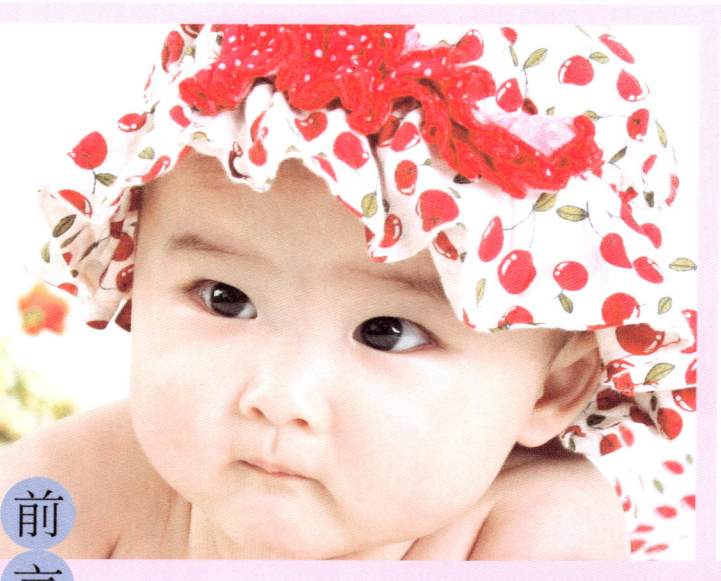
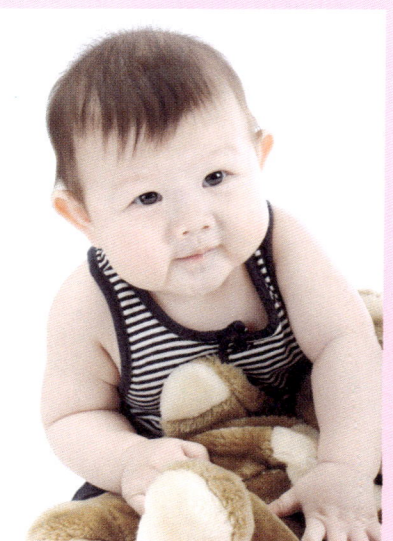

前言 FOREWORD

从宝宝降临的那一刻开始,宝宝的饮食营养就成为了重中之重。宝宝该吃什么、怎么吃,怎样才吃得开心、吃得健康、吃得聪明,都是爸爸妈妈最关心的问题。

本书以让宝宝吃得营养均衡、吃出健康、吃出聪明为宗旨,为新手父母提供了以下四个方面的指导。聪明宝宝黄金营养同步指导:从营养学的角度,根据宝宝不同阶段的发育特点、营养需求、饮食搭配等情况,为父母提供了详尽的宝宝营养方案。新手妈妈哺喂难题一点通:细致地介绍了喂养宝宝的各种要领,让新手妈妈成功走出喂养误区,同时倾心指导新手妈妈培养宝宝养成良好的饮食习惯。聪明宝宝必吃的38种健康食物:我们为您精心挑选38种保证宝宝健康、促进生长、增强抵抗力、调节生理机能的食物,为宝宝撑起健康保护伞!做宝宝最好的食疗保健师:如何给宝宝有效补充他所缺乏的营养素?如何在宝宝患病期间合理安排他的饮食?如何针对宝宝的异常状况来进行饮食调理?针对上述问题,我们给爸爸妈妈提供了全面、科学、详尽、实用的答案。

本书条理清晰,文字流畅,图文并茂,阐述手法细致入微、贴近生活。愿本书的出版能够为天下所有的新手父母在养育宝宝的过程中起到切实的帮助,您的宝宝能够健康、快乐的成长,那将是我们最大的欣慰。

CONTENTS
Mother & Baby

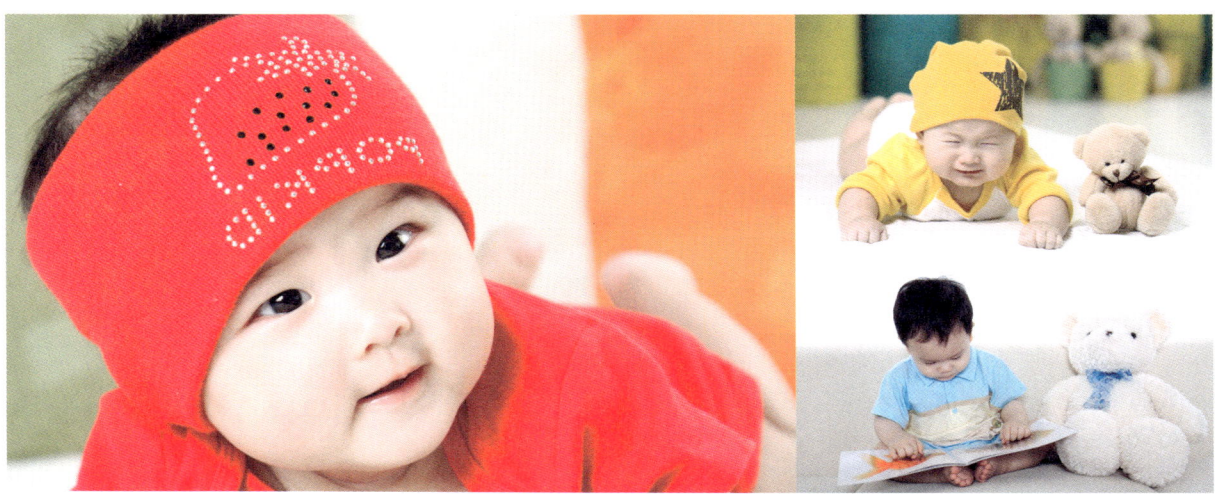

Part 01

12 聪明宝宝黄金营养同步指导

Chapter ♥ 01
0-1岁，每周一份营养方案

 第1周 早开奶，早受益
14 ● 营养快线
15 ● 营养专家提醒/喂养攻略/新妈妈须知

16 第2周 妈妈，给我充足的能量
16 ● 营养快线/营养专家提醒

17 ● 能量补充站/喂养攻略/新妈妈须知

18 第3~4周 奶粉配制有学问
18 ● 营养快线/营养专家提醒
19 ● 喂养攻略/新妈妈须知

20 第5周 给宝宝加餐
20 ● 营养快线/营养专家提醒
21 ● 喂养攻略/新妈妈须知

22 第6周 注意宝宝的饮食规律
22 ● 营养快线/营养专家提醒
23 ● 喂养攻略/新妈妈须知
24 ● 专题：为宝宝巧断奶

26 第7~8周 母乳够吃吗
26 ● 营养快线
27 ● 营养专家提醒/喂养攻略

28 第9周 添加辅食要及时
28 ● 营养快线/营养专家提醒
29 ● 喂养攻略/新妈妈须知

30 第10周 勤喂水有好处
30 ● 营养快线/营养专家提醒
31 ● 喂养攻略/新妈妈须知

32 第11~12周 补充热量要适当
32 ● 营养快线/营养专家提醒
33 ● 喂养攻略/新妈妈须知

目录

34　第13周　宝宝的新食物
- 34　营养快线／营养专家提醒
- 35　喂养攻略／新妈妈须知

36　第14周　辅食添加有讲究
- 36　营养快线／营养专家提醒／喂养攻略
- 37　新妈妈须知

38　第15~16周　做好饮食过渡
- 38　营养快线／营养专家提醒
- 39　喂养攻略／新妈妈须知

40　第17周　辅食种类更丰富
- 40　营养快线／营养专家提醒
- 41　喂养攻略／新妈妈须知

42　第18周　适当补充微量元素
- 42　营养快线／营养专家提醒
- 43　喂养攻略／新妈妈须知

44　第19~20周　进入喂养新阶段
- 44　营养快线／营养专家提醒
- 45　喂养攻略／新妈妈须知

46　第21周　每天要吃五类食物
- 46　营养快线／营养专家提醒
- 47　喂养攻略／新妈妈须知

48　第22周　及时更换辅食种类
- 48　营养快线／营养专家提醒
- 49　喂养攻略／新妈妈须知

50　第23~24周　宝宝爱吃最重要
- 50　营养快线／营养专家提醒
- 51　喂养攻略／新妈妈须知

52　第25周　逐渐步入断奶阶段
- 52　营养快线
- 53　营养专家提醒／新妈妈须知

54　第26周　辅食添加要灵活
- 54　营养快线／营养专家提醒
- 55　喂养攻略／新妈妈须知

56　第27~28周　先吃辅食后喂奶
- 56　营养快线／营养专家提醒
- 57　喂养攻略／新妈妈须知

58　第29周　宝宝"发"牙了
- 58　营养快线／营养专家提醒
- 59　喂养攻略／新妈妈须知

60　第30周　品尝不同的味道
- 60　营养快线／营养专家提醒
- 61　喂养攻略／新妈妈须知

62　第31~32周　改变宝宝的饮食规律
- 62　营养快线／营养专家提
- 63　喂养攻略／新妈妈须知
- 64　专题：正确认识配方奶

66　第33周　辅食成为主食
- 66　营养快线／营养专家提醒
- 67　喂养攻略／新妈妈须知

68　第34周　避免营养过量
- 68　营养快线／营养专家提醒
- 69　喂养攻略／新妈妈须知

70　第35~36周　和大人一起用餐
- 70　营养快线／营养专家提醒
- 71　喂养攻略／新妈妈须知

72　第37周　进入断乳后期
- 72　营养快线／营养专家提醒
- 73　喂养攻略／新妈妈须知

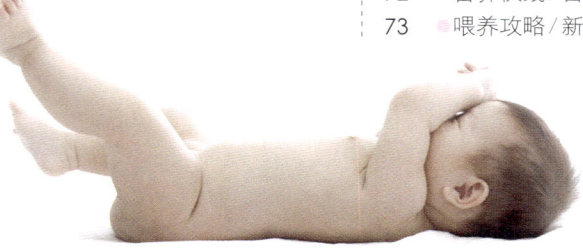

74	第38周 合理添加断奶食物
74	●营养快线/营养专家提醒
75	●喂养攻略/新妈妈须知

76	第39~40周 宝宝的点心
76	●营养快线/营养专家提醒
77	●喂养攻略/新妈妈须知

78	第41周 正确摄入脂肪
78	●营养快线/营养专家提醒
79	●喂养攻略/新妈妈须知

80	第42周 让宝宝的食物更丰富
80	●营养快线/营养专家提醒
81	●喂养攻略/新妈妈须知

82	第43~44周 注重饮食的效果
82	●营养快线/营养专家提醒
83	●喂养攻略/新妈妈须知

84	第45~46周 一日三餐加两点
84	●营养快线/营养专家提醒
85	●喂养攻略/新妈妈须知

86	第47~48周 宝宝饮食有规律
86	●营养快线/营养专家提醒
87	●喂养攻略/新妈妈须知

88	第49~50周 家庭中的小成员
88	●营养快线/营养专家提醒
89	●喂养攻略/新妈妈须知

90	第51~52周 宝宝周岁了
90	●营养快线/营养专家提醒
91	●喂养攻略/新妈妈须知

Chapter 02
1-3岁，幼儿膳食八堂课

92	1岁1~3个月 "小大人"的多样化食谱
92	●营养快线/营养专家提醒
93	●喂养攻略/新妈妈须知

94	1岁4~6个月 照顾娇嫩的消化系统
94	●营养快线/营养专家提醒
95	●喂养攻略/新妈妈须知

96	1岁7~9个月 让宝宝愉快进餐
96	●营养快线/营养专家提醒/喂养攻略
97	●新妈妈须知

98	1岁10~12个月 粗细搭配，营养更好
98	●营养快线/营养专家提醒
99	●喂养攻略/新妈妈须知

100	2岁1~3个月 更多热量，更多能量
100	●营养快线/营养专家提醒
101	●喂养攻略/新妈妈须知

102	2岁4~6个月 避免营养补充的误区
102	●营养快线/营养专家提醒
103	●喂养攻略/新妈妈须知

104	2岁7~9个月 完成饮食过渡期
104	●营养快线/营养专家提醒
105	●喂养攻略/新妈妈须知

106	2岁10~12个月 让宝宝慢慢用餐
106	●营养快线/营养专家提醒
107	●喂养攻略/新妈妈须知

Chapter 03
3-6岁，为宝宝量身定制营养餐

108	3~4岁 宝宝已经懂饥饱了
108	●营养快线
109	●营养专家提醒/喂养攻略/新妈妈须知

110	4~5岁 饭菜讲究色、香、味
110	●营养快线/营养专家提
111	●喂养攻略/新妈妈须知

112	5~6岁 一日三餐巧安排
112	●营养快线/营养专家提醒
113	●喂养攻略/新妈妈须知

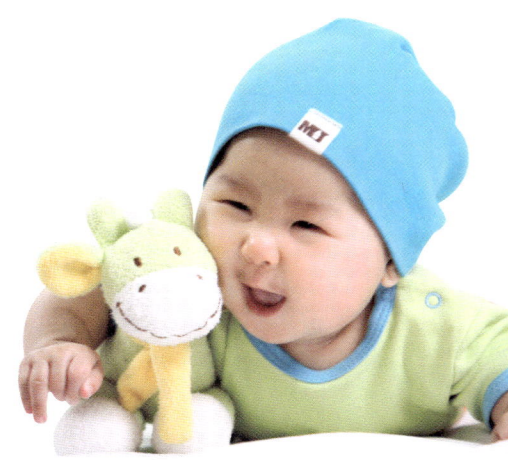

114 新手妈妈哺喂难题一点通

Chapter 01
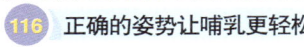
新手妈妈必备喂养经

116 正确的姿势让哺乳更轻松
116 ●顺产妈妈的哺乳姿势
117 ●帮宝宝吸到乳头／剖宫产妈妈床上坐位哺乳法／剖宫产妈妈床下坐位哺乳法

118 如何在夜间给宝宝哺乳
118 ●5个月以内的宝宝需要夜间授乳／需要慢慢调整夜间授乳的习惯

119 哺乳妈妈用药需谨慎
119 ●不可自己随意服药／不应随意中断哺乳／服药后要调整哺乳时间／不宜服用避孕药

120 怎样保证母乳的质与量
120 ●新妈妈要注意营养全面／新妈妈要多吃这些食物／讲究食物的卫生
121 ●解除胀奶的技巧／解决暂时性缺奶的技巧

122 新妈妈乳房异常时如何哺乳
122 ●乳头皲裂
123 ●乳管阻塞／乳腺炎

124 新妈妈上班后的母乳喂养
124 ●让宝宝提前适应／上班时收集母乳

125 ●母乳储存／喂养方法

126 注意哺乳中的常见问题
126 ●拒绝吸奶
127 ●奶冲问题／吃吃停停／食欲不振

128 宝宝吐奶怎么办
128 ●吐奶的原因／防止吐奶的方法／严重吐奶的紧急处理

129 掌握人工喂养的要领
129 ●养成定时定量的喂养／注意奶嘴孔的大小／正确的人工喂奶姿势

130 混合喂养的最佳方案
130 ●一顿只吃一种奶／充分利用有限的母乳／夜间最好是母乳喂养
131 ●让宝宝逐步接受奶瓶

131 宝宝厌食牛奶的对策
131 ●过量的牛奶引起厌食／口味和兴趣的转变／厌食牛奶的处理

132 保证喂养工具的卫生
132 ●及时清洗食具／消毒食具／妥善保存食具／要定期更换奶瓶和奶嘴

132 做好断奶前的过渡工作
132 ●给宝宝一个断奶过渡期
133 ●过渡期的饮食搭配／合适的时机

134 宝宝断奶食物的添加顺序
134 ●首先应添加谷类食物／添加蔬菜汁（泥）或水果汁（泥）／添加肉类食物

134 如何预防断奶综合征
135 ●断奶综合征的成因／断奶综合征的护理

136 给宝宝喂什么样的点心好
136 ●怎样给体重过重宝宝饼干蛋糕／怎样给体重过轻宝宝饼干蛋糕

137 快1周岁怎样吃水果
137 ●怎样给宝宝吃水果／补充维生素C／夏季怎样自制果汁
138 ●宝宝补水的基本原则／给宝宝补水的时机
139 ●非常时期的补水／饮用方法

Chapter 02
宝宝饮食好习惯

140 形成有规律的喂养
140 ●正确地把握喂食规律／每次哺乳的时间长度
141 ●注意饮食的规律／训练宝宝的咀嚼能力／咀嚼的重要性

142 让宝宝习惯用杯子喝水
142 ●过渡训练／训练方法
143 ●培养独立吃饭的习惯／让宝宝自己用匙子／及时给予鼓励和表扬

144 培养宝宝独立吃饭的习惯
144 ●宝宝偏食的原因／纠正偏食的策略

145 让宝宝学会用筷子吃饭
145 ●游戏训练法／循序渐进

7

146 培养饮食习惯要循序渐进
146 ●养成定时进餐的习惯／养成安心进餐的习惯／培养独立进餐的习惯

147 避免不合理的饮食方式
147 ●不要过分要求吃饭速度／不要饮食无度／不要饮食无时

148 宝宝饮食中的"五不"原则
148 ●不催促宝宝吃饭／不分散宝宝的注意力／不强制宝宝吃饭
149 ●不强求宝宝吃饭／不讨好宝宝吃饭

149 宝宝贪吃零食要控制
149 ●给宝宝吃低糖高钙食物／宝宝的零食要事先买好／零食不要一次给得太多

150 宝宝不爱吃蔬菜的对策
150 ●不吃蔬菜容易引起便秘／不吃蔬菜易破坏肠道环境／不吃蔬菜使维生素C摄取不足／不吃蔬菜会使宝宝热能摄取过多

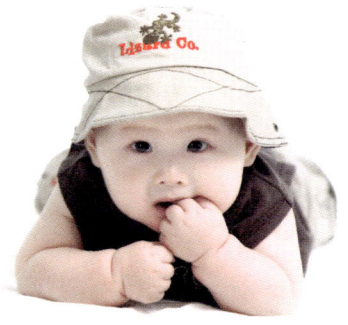

151 ●从小让宝宝爱上蔬菜／为宝宝做榜样／注意改善蔬菜的烹调方法

Chapter 03
走出喂养误区

152 母乳喂养中的是与非
152 ●如果奶水少，把母乳留在晚上吃
153 ●一边喂一边让宝宝睡／宝宝断奶，妈妈怎么做／把母乳挤到奶瓶中喂宝宝

154 不要认为宝宝哭闹就是没吃饱
154 ●观察宝宝的睡眠状态／观察宝宝的大便量
155 ●监测体重是否增长

155 母乳清不全是缺营养
155 ●清淡的初乳营养好／浓稠的奶水未必有益

156 警惕断奶后的喂养误区
156 ●鸡蛋吃得越多越好／让宝宝过量吃鱼松
157 ●认为鲜牛奶比配方奶好／让宝宝边吃边玩
158 ●给宝宝吃过多的动物肝脏／认为鸡汤比鸡肉更有营养／不给宝宝固定的进餐位置
159 ●不让宝宝自己吃饭

160 水果并非多多益善
160 ●注意食用时间／要与宝宝的体质相宜
161 ●不能用水果代替蔬菜／有些水果要适度食用

162 当心饮料中的健康隐患
162 ●宝宝少喝这些饮料
163 ●小心发生营养障碍／抗病能力下降／影响正常进食量／加重肝脏和肾脏的负担

164 宝宝食欲不好与爸爸妈妈有关
164 ●先排查是否生病／爸爸妈妈太过关注惹的祸
165 ●让宝宝吃了太多零食／忽视了宝宝的变化

166 不要忽视宝宝的餐前情绪
166 ●独自进餐／不专心吃饭
167 ●溺爱进餐

Part 03

168 聪明宝宝必吃的38种健康食物

Chapter 01
必不可少的奶类、豆类

170 牛奶 宝宝最理想的营养品
170 ●营养快线
171 ●宝宝加油站／营养宜与忌／营养专家提醒

172 酸奶 更利于吸收的乳制品
172 ●营养快线／宝宝加油站／营养宜与忌
173 ●营养专家提醒

8

174	奶酪 宝宝的精华食源
174	营养快线/宝宝加油站/营养宜与忌
175	营养专家提醒

176	豆腐 绝佳的蛋白质食物
176	营养快线/宝宝加油站/营养宜与忌
177	营养专家提醒

178	黄豆 宝宝的"抗癌疫苗"
178	营养快线/宝宝加油站
179	营养宜与忌/营养专家提醒

Chapter ❤ 02
强筋壮骨的肉类、蛋类

180	猪肉 宝宝的餐桌之王
180	营养快线
181	宝宝加油站/营养宜与忌/营养专家提醒

182	牛肉 让宝宝变得更强壮
182	营养快线/宝宝加油站
183	营养宜与忌/营养专家提醒

184	鸡肉 宝宝的高蛋白营养品
184	营养快线/宝宝加油站
185	营养宜与忌/营养专家提醒

186	鸡蛋 宝宝成长的营养宝库
186	营养快线/宝宝加油站
187	营养宜与忌/营养专家提醒

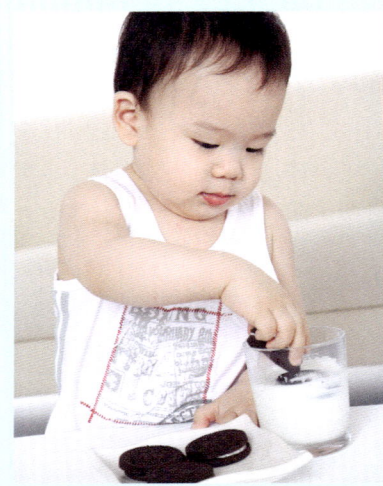
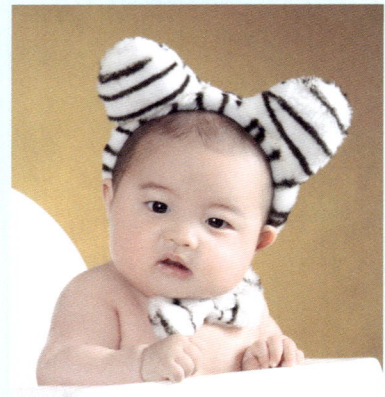
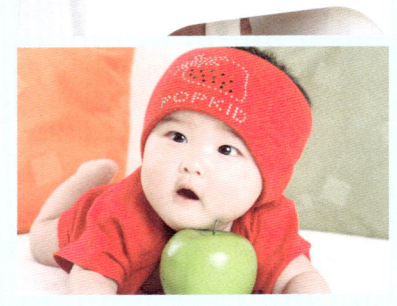

188	草鱼 宝宝理想的断奶食物
188	营养快线/宝宝加油站/营养宜与忌
189	营养专家提醒

Chapter ❤ 03
有益成长的新鲜水果

190	苹果 全方位的健康水果
190	营养快线/营养宜与忌

191	梨 宝宝的天然矿泉水
191	营养快线/营养宜与忌/营养专家提醒

192	香蕉 软甜可口宝宝爱
192	营养快线/营养宜与忌/营养专家提醒

193	西瓜 消暑解渴的好水果
193	营养快线/营养宜与忌/营养专家提醒

194	柑橘 酸酸甜甜营养好
194	营养快线/营养宜与忌/营养专家提醒

195	猕猴桃 水果中的维C之王
195	营养快线/营养宜与忌

196	草莓 色、香、味俱佳的果中皇后
196	营养快线/营养宜与忌/营养专家提醒

197	红枣 宝宝补血的好帮手
197	营养快线/营养宜与忌/营养专家提醒

Chapter 04
各具风味的健康蔬菜

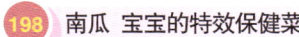
198 南瓜 宝宝的特效保健菜
193 ● 营养快线
199 ● 营养宜与忌 / 营养专家提醒

200 西蓝花 宝宝的叶酸补充剂
200 ● 营养快线
201 ● 营养宜与忌 / 营养专家提醒

202 番茄 神奇的菜中之果
202 ● 营养快线
203 ● 营养宜与忌 / 营养专家提醒

204 胡萝卜 给宝宝进补的小人参
204 ● 营养快线
205 ● 营养宜与忌 / 营养专家提醒

206 黄瓜 宝宝餐桌上的常见菜
206 ● 营养快线 / 营养宜与忌 / 营养专家提醒

Chapter 05
专家推荐的保健菌藻

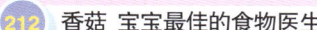
212 香菇 宝宝最佳的食物医生
212 ● 营养快线
213 ● 营养宜与忌 / 营养专家提醒

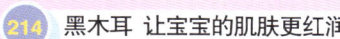
214 黑木耳 让宝宝的肌肤更红润
214 ● 营养快线 / 营养宜与忌
215 ● 营养专家提醒

207 冬瓜 让宝宝的体形更健美
207 ● 营养快线 / 营养宜与忌 / 营养专家提醒

208 茄子 呵护宝宝的心血管
208 ● 营养快线 / 营养宜与忌 / 营养专家提醒

209 洋葱 宝宝感冒的防火墙
209 ● 营养快线 / 营养宜与忌 / 营养专家提醒

210 白萝卜 营养丰富又均衡
210 ● 营养快线 / 营养宜与忌 / 营养专家提醒

211 土豆 宝宝的第二面包
211 ● 营养快线 / 营养宜与忌 / 营养专家提醒

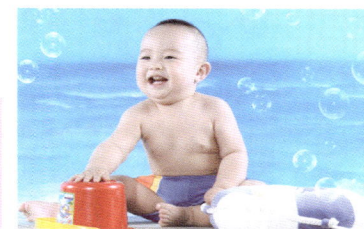

216 海带 宝宝的补碘专家
216 ● 营养快线
217 ● 营养宜与忌 / 营养专家提醒

218 紫菜 海底天然珍品
218 ● 营养快线
219 ● 营养宜与忌 / 营养专家提醒

Chapter 06
补脑益智的五谷杂粮

220 燕麦 "小大人"的多样化食谱
220 ● 营养快线
221 ● 营养宜与忌 / 营养专家提醒

222 小米 谷物中的精华
222 ● 营养快线 / 营养宜与忌
223 ● 营养专家提醒

224 薏米 常吃薏米少生病
224 ● 营养快线 / 营养宜与忌 / 营养专家提醒

225 玉米 粗粮中的保健佳品
225 ● 营养快线 / 营养宜与忌 / 营养专家提醒

226 核桃 宝宝聪明的"益智果"
226 ● 营养快线 / 营养宜与忌
227 ● 营养专家提醒

228 花生 滋养补益的"素中之荤"
228 ● 营养快线
229 ● 营养宜与忌 / 营养专家提醒

Part 04

230 做宝宝最好的食疗保健师

Chapter 01
必备营养素，这样食补最健康

232 补钙 让宝宝的骨骼更强壮
232 ● 营养快线
233 ● 营养缺乏症状 / 食物中的钙

234 补铁 提高身体免疫力
- 234 ● 营养快线
- 235 ● 营养缺乏症状/食物中的铁

236 补锌 避免宝宝发育不良
- 236 ● 营养快线
- 237 ● 营养缺乏症状/食物中的锌

238 补碘 让宝宝的精力更充沛
- 238 ● 营养快线/营养缺乏症状
- 239 ● 食物中的碘

240 补硒 排除毒素和致癌物质
- 240 ● 营养快线/营养缺乏症状
- 241 ● 食物中的硒

242 补维生素A 宝宝最容易缺乏的营养素
- 242 ● 营养快线
- 243 ● 营养缺乏症状/食物中的维生素A

244 补维生素B_1 促进宝宝对食物的吸收和消化
- 244 ● 营养快线
- 245 ● 营养缺乏症状/食物中的维生素B_1

246 补维生素B_2 保护宝宝的皮肤和毛发
- 246 ● 营养快线
- 247 ● 营养缺乏症状/食物中的维生素B_2

248 补维生素B_6 维护宝宝的生理代谢
- 248 ● 营养快线/营养缺乏症状
- 249 ● 食物中的维生素B_6

250 补维生素C 增强对传染病的抵抗力
- 250 ● 营养快线/营养缺乏症状
- 251 ● 食物中的维生素C

252 补维生素D 不可或缺的"阳光维生素"
- 252 ● 营养快线
- 253 ● 营养缺乏症状/食物中的维生素D

Chapter 02
宝宝异常状况，这样调理最简单

254 夜啼 别让宝宝成为"夜哭郎"
- 254 ● 疾病诊疗室
- 255 ● 医生提醒

256 多动症 让宝宝安静下来
- 256 ● 疾病诊疗室/医生提醒
- 257 ● 饮食调养

258 抑郁症 帮宝宝找回快乐
- 258 ● 疾病诊疗室
- 259 ● 医生提醒

260 焦虑症 为宝宝树立自信心
- 260 ● 疾病诊疗室/医生提醒

262 孤独症 早发现，早干预
- 262 ● 疾病诊疗室
- 263 ● 医生提醒

264 缄默症 让宝宝说出心里话
- 264 ● 疾病诊疗室
- 265 ● 医生提醒

Chapter 03
宝宝常见病，这样食疗最有效

266 腹泻 少食多餐补水分
- 266 ● 疾病诊疗室
- 267 ● 医生提醒

268 感冒 对症饮食来调节
- 268 ● 疾病诊疗室/医生提醒
- 269 ● 专家饮食建议

270 咳嗽 分清病因，及时调理
- 270 ● 疾病诊疗室
- 271 ● 医生提醒

272 贫血 食疗补血有妙方
- 272 ● 疾病诊疗室
- 273 ● 医生提醒

274 便秘 增加粗纤维食物
- 274 ● 疾病诊疗室
- 275 ● 医生提醒

276 多汗 远离生冷辛辣食物
- 276 ● 疾病诊疗室
- 277 ● 医生提醒

278 扁桃体炎 解毒散热少油腻
- 278 ● 疾病诊疗室
- 279 ● 医生提醒

280 鹅口疮 忌酸忌辣忌热食
- 280 ● 疾病诊疗室
- 281 ● 医生提醒

282 湿疹 防止宝宝食物过敏
- 282 ● 疾病诊疗室
- 283 ● 医生提醒

284 水痘 忌食温热与辛辣
- 284 ● 疾病诊疗室
- 285 ● 医生提醒

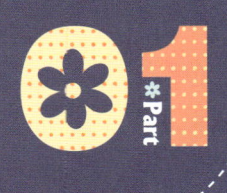

Part 1

聪明宝宝
黄金营养同步指导

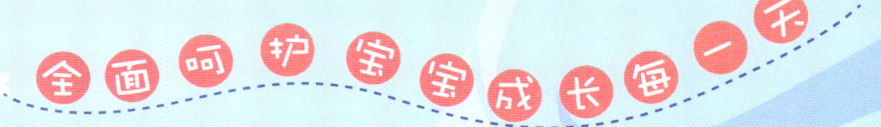

全面呵护宝宝成长每一天

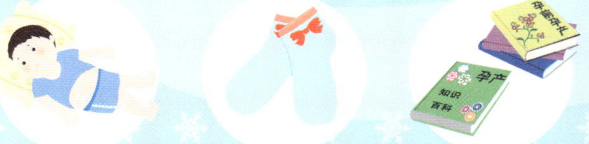

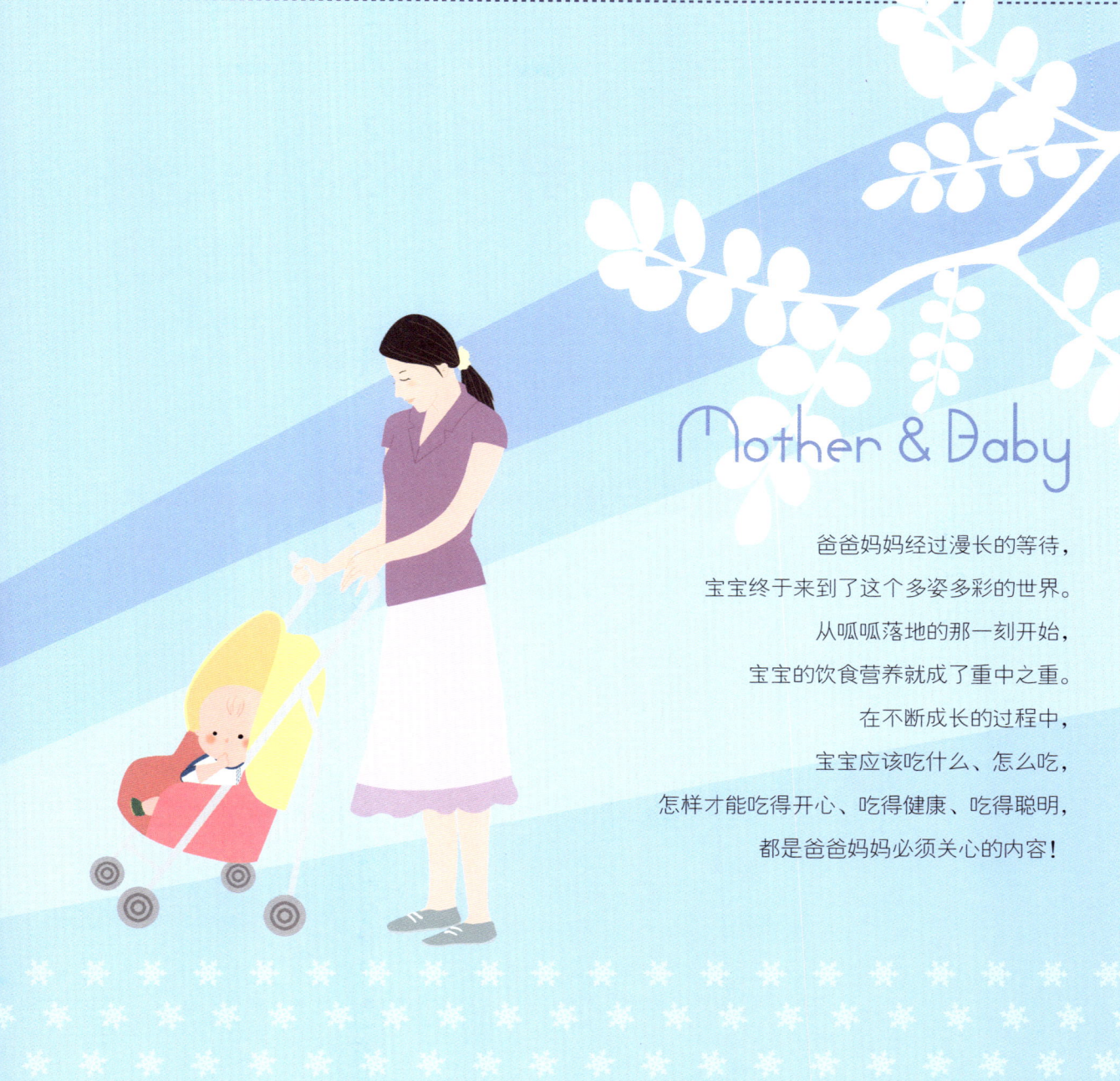

Mother & Baby

爸爸妈妈经过漫长的等待,
宝宝终于来到了这个多姿多彩的世界。
从呱呱落地的那一刻开始,
宝宝的饮食营养就成了重中之重。
在不断成长的过程中,
宝宝应该吃什么、怎么吃,
怎样才能吃得开心、吃得健康、吃得聪明,
都是爸爸妈妈必须关心的内容!

Chapter 01 0~1岁，每周一份营养方案

从第一声啼哭到点燃第一根生日蜡烛，宝宝开始了人生中的第一个阶段，这个时候，也是宝宝补充营养的关键期，爸爸妈妈知道怎么做吗？

第·1·周

早开奶，早受益

一般宝宝出生10~15分钟后就会自发地吸吮乳头。乳头是新生儿的视觉标志，宝宝凭本能可找到乳头并开始吸吮，这时宝宝吸吮的就是妈妈的初乳。早开奶的目的不仅在于让宝宝多得到些初乳，宝宝的吸吮还可刺激妈妈的乳汁分泌，宝宝吸吮越多，妈妈的产奶量就越大，有利于母乳喂养。而且吸吮还可以刺激妈妈的子宫收缩，减少子宫出血。

care 01 营养快线

新妈妈生产后2~3天所分泌的乳汁称为初乳。初乳成分浓稠，量少，微黄，含有特别多的抗体，有助于胎便的排出，防止新生儿发生严重的下痢，并且可增强新生儿对疾病的抵抗力。

几天后，初乳会渐渐变稀，最后成为普通的乳汁。妈妈应该尽量用母乳来哺育宝宝，如果因为种种原因不能哺育母乳，也应该让宝宝尝到宝贵的初乳。

营养专家提醒

开奶前不宜用母乳替代品喂宝宝。如果开奶前用母乳替代品喂宝宝，会使宝宝产生"乳头错觉"，这是由于奶瓶的奶头比妈妈的奶头易吸吮；另一方面，因为奶粉冲的奶比妈妈的奶甜，这些都会造成新生儿不爱吃妈妈的奶，造成母乳喂养失败。

 喂养攻略

刚刚分娩后，妈妈的乳汁一般都较少，新生儿若吃不饱可以多喂几次。通过反复地吸吮和刺激，妈妈的乳汁就会逐渐增多。自然养成喂奶时间至3小时左右喂一次。也就是说，喂奶不必严格限时限量，喂奶次数和时间间隔应结合乳汁的供应量和新生儿的需求进行调整。一般新生儿在3～4周内，一天喂奶8次以上，2～3小时喂一次，晚上若新生儿熟睡不醒，不必弄醒后喂奶。

 新妈妈须知

新生儿胃容积小，仅30毫升左右，而且新生儿早期吸吮力弱，每次吸入的奶量很少，加之目前妈妈多为初产妇，喂奶的姿势不一定正确等因素，往往弄得母婴都感到疲惫不堪。而宝宝很可能并未吃饱，常常由于疲劳，吃几口就睡着了，但睡不了多久，又因饥饿而啼哭，若因未到间隔喂奶时间就停止喂奶，长期如此会造成宝宝营养不良，影响生长发育。因此，0～2个月的宝宝应按需哺乳，只要宝宝想吃，不分白天黑夜都要用母乳喂养。

 YANSHENLIANJIE

延伸链接

实行纯母乳喂养的建议

为了使妈妈们能够实行和坚持在最初6个月进行纯母乳喂养，世界卫生组织（WHO）和联合国儿童基金会（UNICEF）建议：

在分娩后最初1小时内开始母乳喂养。

6个月内宝宝用纯母乳喂养，不需添加任何其他食物。

母乳喂养应按需进行，不分昼夜。

不得使用奶瓶、人造奶头或安慰奶嘴喂奶。

[第·2·周]

妈妈，给我充足的能量

宝宝现在正是需要大量补充营养的时候，妈妈一定要让宝宝吃饱吃足，给宝宝提供充足的能量。

营养快线

新生的宝宝，特别是冬季出生的宝宝，比较容易缺乏维生素D，为预防佝偻病，应同时适量补充维生素A，宝宝出生半个月后可以开始在医生的指导下添加鱼肝油。

★延|伸|链|接★

宝宝吃饱后不要马上睡觉

许多妈妈给新生儿喂饱后立即让其躺下，不注意新生儿睡觉姿势，致使宝宝出现溢奶现象，所以宝宝睡觉的姿势很重要。给新生儿哺乳后，应先将其抱起趴在妈妈肩部，轻轻拍打小儿背部，促使吃奶时吸进胃里的空气排出来。然后再慢慢地让他睡下，睡的姿势以右侧卧位为好。持续右侧卧位约半小时，不要晃动小儿，这样可以防止溢奶。

营养专家提醒

贴心叮咛

★ 为了增加泌乳量，新妈妈要注意自身的营养，生活要有规律。

许多妈妈都认为给宝宝喝糖水能补充营养，于是经常喂宝宝高浓度糖水或给宝宝吃一些高糖的乳制品，其实这种做法是错误的。这样不仅不能给宝宝补充营养，反而可能会给宝宝带来疾病。

若给宝宝服用高糖的乳品和水，宝宝易患腹泻、消化不良、食欲不振，以致发生营养不良，还会使坏死性小肠炎的发病率增高。因为高浓度的糖会损伤肠黏膜，糖发酵后产生大量气体，造成肠腔充

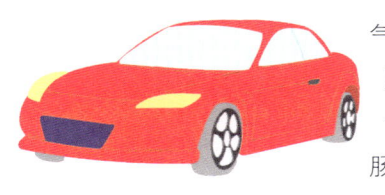

气，肠壁不同程度积气，产生肠黏膜与肌肉层出血坏死，严重者还会引起肠穿孔。临床可见腹胀、呕吐，大便先为水样便，后出现血便。另外，给宝宝喂高浓度糖水，还会造成宝宝出现龋齿。因此，开奶之前不宜给新生儿喂糖水或牛奶。

 能量补充站

宝宝出生4天后就可以开始添加维生素了。宝宝出生半个月后每天应添加维生素A500国际单位和维生素D400国际单位。

 喂养攻略

新妈妈如果母乳不足或完全没有，就要选择相应阶段的配方奶粉，定时定量地哺喂。配方奶粉中的营养成分与母乳十分接近，基本能满足宝宝的营养需要。

用配方奶喂养宝宝的时候，牛奶的配制以不太浓为佳，配100～120毫升牛奶，所用奶粉量以不超过奶粉包装盒上的说明为宜。复合维生素也应该从半个月开始添加，确保宝宝营养需求。

 新妈妈须知

每次喂哺需要喂多长时间、小儿要多长时间能吃饱、是否把乳头从小儿口中拔出，这些都应根据新生儿的需要而决定。有的新生儿食量小，母乳量较多，新生儿只吃一侧乳房的乳汁就饱了。新生儿吃饱后会自动把乳头吐出，这时不需用力强行把乳头从其口腔中拉出来。因为口腔中为负压，硬拉乳头，会引起乳头疼痛及乳头皮肤的破损。研究证明，哺乳10分钟时，几乎100%的乳汁已被吸吮出来了。不过母亲在哺乳过程中应该让宝宝吃空一侧后，再吃另一侧，每次喂哺应该两侧乳房交替进行，并把剩在乳房中的乳汁挤空。这样可以使乳汁分泌量增多，并可预防乳腺管的阻塞。喂哺时间的长短应该根据妈妈和新生儿个体的不同情况而定。

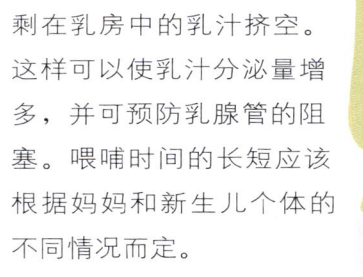
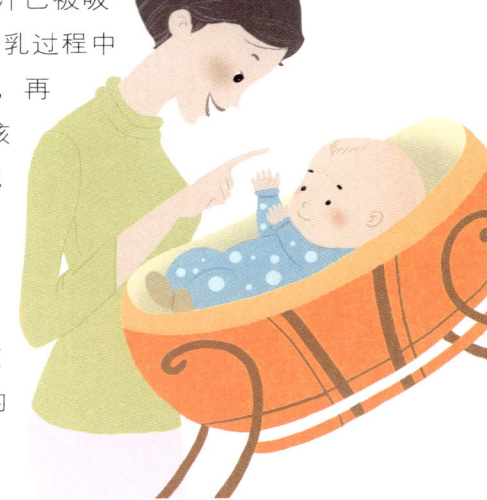

〔第·3·~·4·周〕

奶粉配制有学问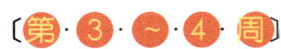

对宝宝来说，除了母乳外，配方奶粉也是不错的选择。当由于妈妈或宝宝的原因而无法进行母乳喂养时，就可以给宝宝吃适量配方奶粉。但配方奶粉一定要注意挑选名牌或者口味，并让宝宝尽快适应。同时，妈妈在调配配方奶粉时，也有很多需要新妈妈注意的问题。

care 01 营养快线

如果宝宝吃配方奶粉，那么应该在两顿奶之间喂一次温开水。在夏季，宝宝需要补充的水分更多，要注意多给宝宝喝水。对于宝宝来说，温开水是最好的饮料，当然也可以给宝宝喝一些鲜榨果汁，不过尽量不要给宝宝喝太甜的饮料。除了在两顿奶之间给宝宝喝水以外，宝宝在室内待的时间长了，宝宝洗澡后，宝宝睡醒后都需要给宝宝喝适量水。但妈妈要注意的是，在喂奶前不要给宝宝喝水，以免影响喂奶。

care 02 营养专家提醒

除了母乳喂养之外，还有人工喂养与混合喂养。人工喂养是指因各种困难不能坚持用母乳喂养宝宝，完全改用代乳品喂养者。混合喂养则指妈妈乳汁分泌不足，或妈妈产假后因工作不能按时哺喂，可用代乳品来补充人乳的不足或授乳的空缺。由于将人乳和代乳品同时喂给宝宝，故称混合喂养。

混合喂养可以采取补授法或代授法。补授法：每天哺喂母乳的次数照常，但每次喂完母乳后，哺喂配方奶。代授法：以配方奶完全代替一次或几次母乳哺喂，但总次数以不超过每天哺乳次数的一半为宜。

完全吃配方奶粉的宝宝应每隔3~4小时喂一次，吃奶时间为15~20分钟，每天需要饮用适量的白开水，一般安排在两次哺喂之间。

喂养攻略

在为宝宝调制配方奶粉时，应先向奶瓶里倒入适量的温开水，然后加入规定比例的配方奶粉，摇动奶瓶至均匀。一般的配方奶粉都含有足够的糖，不需要另外添加。冲好的奶可以用手腕内侧测试温度，合适的奶温应该和体温相当。

冲制配方奶粉喂养宝宝时，一定要注意以下几点：

忌高温 妈妈的体温一般是37℃，这也是配方奶粉中各种营养存在的适宜温度，宝宝的胃肠也好接受。

忌过浓过稀 浓度过高会引发腹泻、肠炎；浓度过低则会造成营养不良。

忌污染变质 配方奶粉非常容易滋生细菌，所以，配制过程中一定要注意卫生。如果开罐后放过长时间，就可能被污染，一定要注意。

> ★ 贴心叮咛
> 配方奶粉接近母乳，但最好还是以纯母乳喂养的方式喂养宝宝。

 新妈妈须知

如果妈妈奶水少，必须要用配方奶粉时，要注意以下几个方面：

用配方奶喂养宝宝时，要和母乳喂养一样，及时合理地添加辅助食物。

即使用配方奶粉喂养宝宝，也最好是由妈妈亲自喂，以增加母子之间的接触和情感交流，这样有利于宝宝的心理发育和发展。

妈妈在乳汁少时也不要轻易放弃母乳喂养，更不要急着用配方奶粉来代替母乳。其实，随着宝宝吸吮乳房次数的增多，乳汁会逐渐增多。

[第·5·周]

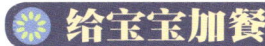 给宝宝加餐

满月起，宝宝进入一个快速生长的时期，对各种营养的需求也迅速增加。对于混合喂养和人工喂养的宝宝来说，应适当补充一些蔬菜汁和果汁了。

 营养快线

此阶段继续提倡母乳喂养，如果母乳充足，完全可以不必添加其他配方奶。如果母乳不足或由于妈妈体力不支，不能完全母乳喂养时，首先应当选择混合喂养，采取补授法。当补授法也不能坚持时，再采用代授法，最后才选择实行人工喂养。人工喂养的宝宝可以适当添加一些蔬菜汁和果汁，由于宝宝的消化功能还不发达，所以最好是将蔬果汁稀释后再给宝宝饮用。而且蔬果汁最好是鲜榨的，确保宝宝的营养供给。

营养专家提醒

如果母乳很充足，从一个月到两个月这段时期将是一个非常平和的时期，一是经过一个月的"磨合"，母婴已达成了一定程度的默契，二是母乳一般在

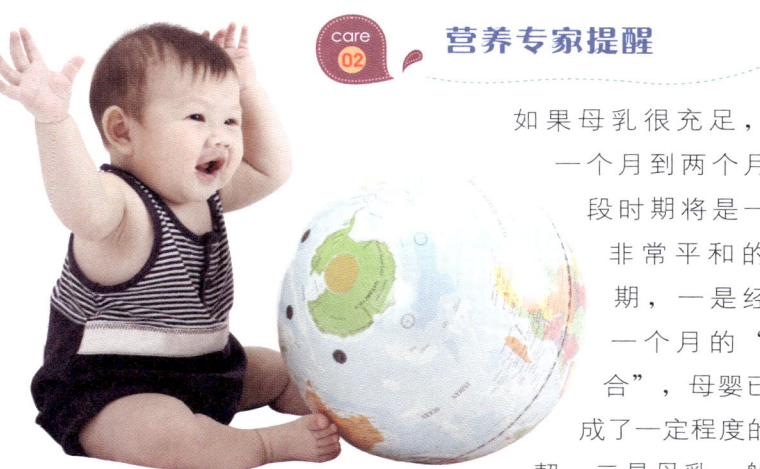

YANSHENLIANJIE

延伸链接

喂养不当的表现

一般一个多月的宝宝，大便都比较有规律，如果喂养不当或由于食物过敏等原因，宝宝的大便次数会突然增加，严重时每日可达10次，便如稀水、腥臭，常伴有呕吐、厌奶、精神不振，甚至会出现尿少、皮肤干燥、口渴嗜饮。若不及时补充盐和水分，病情会进一步恶化。

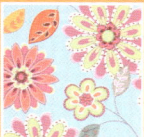

这个时候都会分泌得比较多，比较容易满足宝宝的需要。

尽管喂奶的次数与宝宝的个性相适应而逐渐确定了下来，但在这一时期晚上不需要授乳的宝宝仍属例外。只有那些白天即使过3小时也不饿，食量较小的宝宝才能这样。这样的宝宝晚上排便的次数也少。

与此相反，那些白天能把两个满满的乳房都吮吸干净的宝宝，在晚上也需要喂奶，而且排便的次数也多，且大多数是"腹泻便"。这样的宝宝还会经常性地把喝多了的奶吐出来。吃奶很多但仍然便秘的宝宝，即使是母乳喂养也会经常出现。

喂养攻略

过了一个月，宝宝吸奶的力量会变得非常大，所以经常会咬伤或挤伤妈妈娇嫩的乳头。如果细菌从伤口入侵就容易引起乳腺炎，所以妈妈要注意保护好乳头。妈妈应注意每侧乳头不要让宝宝连续吸吮15分钟以上。喂奶前妈妈要洗净双手，乳房要保持清洁，不可弄脏乳头。

新妈妈须知

母乳喂养的宝宝在5日内如果增重不到100克，就要考虑给宝宝添加牛奶了。

首先，应在母乳分泌最少的时候（一般在下午4~6时）试加一次牛奶。如果全天只加一次牛奶，而宝宝半夜仍然哭闹，母乳分泌又不足时，就应该在晚上10:00时或者11:00时停喂母乳喂养，相应再加一次牛奶。

另一方面，在只用母乳喂养时，妈妈应记住母乳分泌有时会减少，这时应考虑添加牛奶。但是只用母乳喂养的宝宝，一过两个月，就会因习惯了妈妈的乳头而讨厌橡胶奶嘴。而出生一个月时，宝宝还没有开始讨厌橡胶奶嘴，所以作为万一母乳不足时的准备，从一个月的时候开始，要每日训练宝宝吸吮2~3次带橡胶奶嘴的奶瓶。

训练方法：在洗澡后把凉开水放在奶瓶中喂宝宝，或者在两次喂奶间用奶瓶装20毫升果汁喂宝宝。

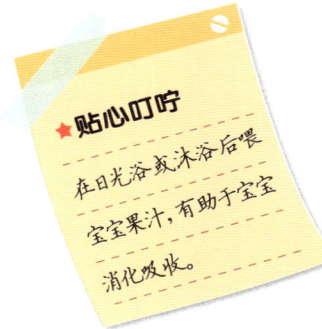

★贴心叮咛

在日光浴或沐浴后喂宝宝果汁，有助于宝宝消化吸收。

〔第·6·周〕

注意宝宝的饮食规律

从这一周起，宝宝开始建立自己的饮食常规。他一天要吃奶6~8次，每次的摄取量为60~150毫升，可能每侧的乳房要吸吮5~10分钟。妈妈要掌握宝宝的这些饮食规律。

 营养快线

在这个阶段，要注意为宝宝补充DHA与AA。DHA学名为二十二碳六烯酸，是一种多不饱和脂肪酸，对脑细胞分裂、神经传导、智力发育及免疫功能增强起着十分重要的作用。AA学名花生四烯酸，是构成制造细胞膜的磷脂质中的一种脂肪酸，跟DHA一样，存在于脑部、皮肤及血液等处，特别与脑部有密切关系，能提高学习能力、记忆力及认知应答能力，是宝宝发育不可缺少的营养素。

对于母乳喂养的宝宝而言，只要妈妈多吃深海鱼类或其他富含DHA、AA的食物，就能满足宝宝生长发育的需求。而对于人工喂养的宝宝，只要选择添加了DHA、AA的配方奶粉，同样能满足宝宝的营养需求。

★**贴心叮咛**

不要在奶粉中加入白糖喂宝宝，这样会使宝宝发胖。

 营养专家提醒

出生一个月后的宝宝在用奶粉喂养时，最重要的是不可喂过量，以免加重宝宝消化系统的负担。

奶粉喂养不足时宝宝会哭闹，告诉大人他（她）饿了。然而奶粉喂多了，宝宝却不会发牢骚。食量大的宝宝即使是已经喝了足够的牛奶，也会显出还要喝的样子。如果此时爸爸妈妈误认为量不够而逐渐增加，就会在不知不觉中喂多了，从而加重了宝宝消化器官的负担。

人工喂养大致的标准是：出生时体重在3000～3500克的宝宝，到一个月时每日喝奶700毫升左右，在1～2个月期间，每日喝800毫升左右。如果分7次喂，每次喂120毫升；若是分6次喂，则每次喂140毫升。不过，这仅仅是一个大致的标准。因为经常哭闹的宝宝，会吃得更多，而经常安静睡觉的宝宝却吃得很少。食量小的宝宝不吃到标准量也可以，食量大的宝宝可以吃到150毫升，但是最好不要喂到150毫升以上。

 ### 喂养攻略

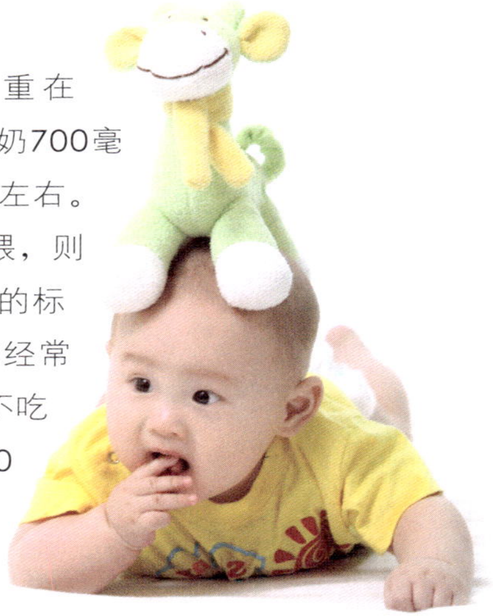

当母乳分泌不足或由于某些原因不能完全用母乳喂养时，在母乳喂养后需要用代乳品来补充，宝宝所需的代乳品的量是根据宝宝实际获得的母乳的量计算出来的。测量宝宝在用母乳喂哺前后的体重（称量器的最小刻度以5克为宜），体重的增加量就是获得的母乳量，再用人工喂养方法计算出宝宝所需的奶量，从中减去已获取的母乳量即是应用代乳品的量。

 ### 新妈妈须知

在应用代乳品补充的同时，妈妈也应坚持授乳。按喂奶时间让宝宝吸空乳房，保证乳房按时得到宝宝吮吸的刺激，这有利于母乳分泌量增加。坚持哺乳后，乳汁仍不能满足宝宝食量时，最好采用混合喂养，但不应放弃母乳喂养。如宝宝每日若能吃2～3次母乳，对宝宝身体健康有较大益处。

★ 延 | 伸 | 链 | 接 ★

混合喂养的方法

混合喂养的效果比纯母乳喂养差，但比完全人工喂养好。根据混合喂养的原因不同，其喂养的方法也不同。

若是因母乳不足引发的混合喂养，则应让宝宝每次先吃母乳。之后再给予人工喂哺，以补充母乳不足；若是其他原因引起的混合喂养，则可在两次授乳之间，人工喂养一次。

需要注意的是，混合喂养时，母乳喂养的次数每日不得少于3次，若是每日减到只喂1～2次，则会影响乳汁的分泌。

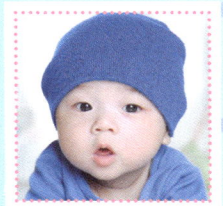 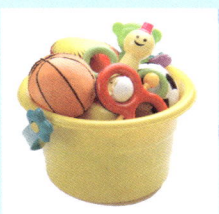 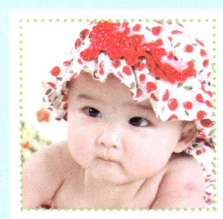 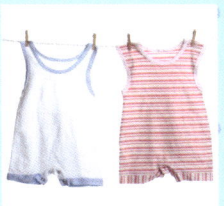 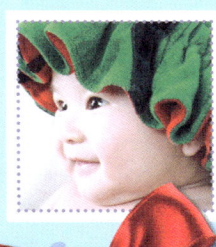

宝宝喂养计划

为宝宝巧断奶

母乳是婴儿最佳的食品，可持续母乳喂养至1岁或1岁以上。然而随着月龄的增长，宝宝对各种营养的需求量也逐渐增多，母乳已不能满足宝宝生长发育需求，如果不及时断奶，宝宝会对其他食物不感兴趣而拒绝断奶，非母乳不吃，逐渐出现营养不良，生长发育迟缓。

成功地断奶，可以最大限度地降低由此对宝宝的哺喂造成的不良影响，使宝宝能够及时地将注意力转移到更多的辅食上去，以得到生长发育所需要的各种营养成分。

选择断奶的最佳时期

断奶不能在炎热的夏季，此时宝宝容易发生腹泻、感冒、中暑，母乳中有大量的抗体能够增加宝宝的抗病能力。若盲目给宝宝断奶，宝宝除得不到大量的抗体外，还会出现拒食和情绪不良，导致机体免疫力进一步下降，很容易发生腹泻和发热。所以给宝宝断奶最好选在气温适宜的春、秋季。完全断奶时间为1岁零3个月前，此时若正好在夏季，应推迟1~2个月断奶。

断奶前逐渐添加辅食

宝宝在3~5个月后就要逐渐添加辅食，如蛋黄、菜泥、烂面、稀粥、苹果泥、鸡肝泥、猪肝泥等。在6~8个月时，哺乳次数可先减去一次，而以其他辅食代替，以后逐渐减去母乳，这样可以避免突然断奶引起的消化功能紊乱。待到宝宝已能吃相当数量的辅食时，母乳喂养次数可减到早晚各一次。

循序渐进来断奶

决定断奶后，先将母乳挤出保存在奶瓶里，到宝宝的正常进食时间时，由爸爸或是宝宝熟悉的人喂奶。刚开始宝宝会因为不习惯而产生不快感或恐慌的情绪，这个时候喂奶人要用亲切的语言和宝宝交流。

妈妈在喂奶时不要无限制地延长哺乳时间，更不要让宝宝含着乳头睡觉。

当宝宝有吸奶要求时，妈妈要转移孩子的注意力，将他引向最喜爱的方面去，如讲故事，给可爱的玩具，看可爱的小动物等。

在减少母乳喂养的同时，培养宝宝自己用小匙、小碗吃食品，可以引起宝宝的兴趣，减少对母乳的依赖。

有些宝宝会十分依赖妈妈，并且不容易妥协，这时，不要一味地勉强他，可以让妈妈来喂养。不过，要换成奶瓶喂养，并注意姿势的改变。妈妈可以将宝宝放在大腿上，让宝宝的头朝外，用奶瓶给他喂食。在宝宝进食的时候，爸爸或家庭的其他成员可在一旁与宝宝交流，然后，在宝宝情绪愉悦的时候换人，让他渐渐习惯新的进食方式。

在晚间妈妈可以延长和宝宝玩耍的时间，陪他玩各种游戏，等宝宝玩累了就会很快入睡，自然不想吃奶了。

宝宝的模仿能力和模仿欲望都是很强的，所以，让宝宝和家人一起进食，有助于宝宝接受新的进食方式。在宝宝拿着水杯和家人一起像模像样地进食以后，宝宝会产生兴趣，并逐渐知道，只有用大口杯或碗进食，才能像爸爸妈妈一样吃东西。而且，这对培养以后的进食习惯也是十分重要的。

关心宝宝的心理感受

婴幼儿吃奶不仅是为了吸取营养，有时还是一种寻求安全感和安慰的方式。断奶后应给宝宝一些心理支持，从各方面给予鼓励、关心，尽快让宝宝摆脱对吮吸的需求。断奶要采取渐进式，不可突然、强制施行。断奶初期宝宝可能有些不适应，家人应当多与孩子亲近，多抱抱、增加新玩具等。

此外，在妈妈的乳头上涂一些芥末或风油精的办法可能会伤害宝宝的感情，妈妈的乳头也会被强烈刺激而受损，不要使用这种方法。对恋母的宝宝，要逐渐减少和妈妈在一起的时间，但不要突然离开或把孩子送到亲友家中，否则容易使其产生心理障碍。

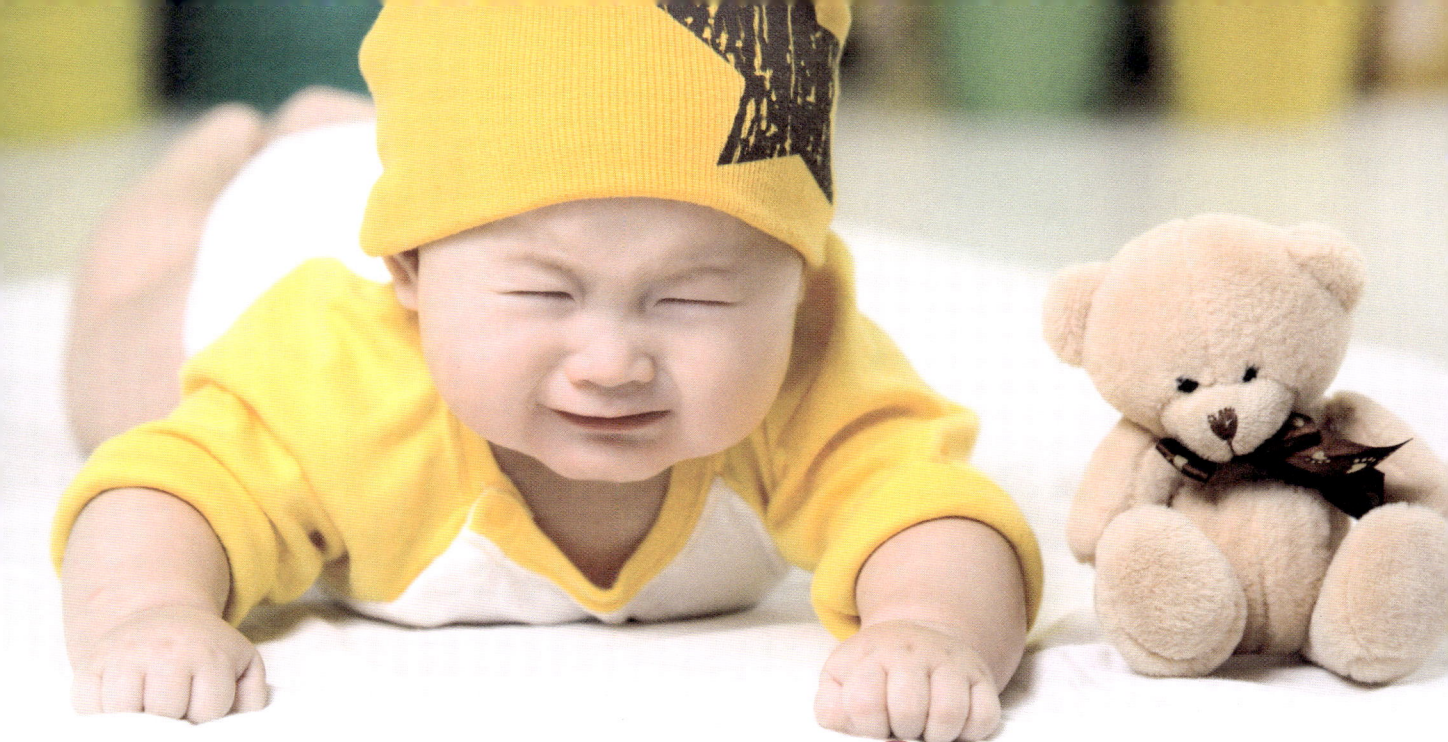

[第·7·~·8·周]

母乳够吃吗

分娩2个月后,母乳分泌会慢慢减少。如果妈妈乳房不能胀满,乳汁稀薄,每次授乳已超过30分钟而宝宝仍频频吮奶,或无其他原因宝宝不能安睡、经常啼哭,宝宝每5日体重增加从原来的150克降至100克,就表明妈妈的乳汁不足。

此外,如果出现宝宝要奶吃的哭闹时间提前,或夜里原来宝宝只醒一次,现在一夜哭闹2~3次,就可以确定是母乳分泌不足了。

care 01 营养快线

在这个时期,喝奶量增多的宝宝每次喂奶的间隔时间变长,原来每3个小时就饿得直哭的宝宝,现在可以睡上4个小时,有时甚至睡5个小时也不醒。若是宝宝体重持续增加,而且睡眠时间延长,就说明宝宝已具备了存食的能力。

有些宝宝生来食量就小,这样的宝宝一般出生体重比较轻。本来3小时喂一次,现在过了3小时也不想吃。但只要宝宝精神状态好,爸爸妈妈就不用过于担心。

营养专家提醒

由于母乳不足需要添加牛奶时，严格消毒是非常重要的。添加牛奶后，宝宝的大便会稍有变化，较以前发白且成块。极个别的情况还会出现大便次数增多、水分增加。所以，一些妈妈可能担心宝宝是不是出现了"消化不良"。只要严格进行了消毒，一般不会出现什么可怕的后果。即使出现"腹泻"，只要宝宝状态好，可视其为牛奶的适应过程，应继续喂下去。

开始添加牛奶时最重要的不是观察宝宝的粪便，而是观察宝宝的体重。只要宝宝体重在每5日增长150克左右，爸爸妈妈就不必担心。

★ 延 | 伸 | 链 | 接 ★

怎样给宝宝添加果汁

大多数妈妈担心母乳喂养的宝宝添加果汁后大便的次数会增多，因而添加果汁的时间都不太早。但若是从训练宝宝吮吸奶瓶的橡胶奶嘴和让宝宝喝到香甜的果汁的意义上讲，最好在宝宝两个月前一点一点地加果汁。

最好在宝宝口渴的时候，给他（她）喝果汁如洗澡后、散步回来等。

喂养攻略

有的宝宝在开始补加牛奶后，就不太愿意吃母乳了。如果这样就可以改喂牛奶。但夜里必须醒来喝一次奶的宝宝，还是应该把母乳留到夜里喂较好。因为母乳喂养一是简单，不太影响宝宝的睡眠——饿了就可直接吃，吃饱了就能接着睡；二是卫生，夜里起来调配奶粉比较匆忙，难免存在消毒不严，如果喂给宝宝就可能会带来疾病。

夜里不起夜，一直睡到天亮的宝宝，醒来的第一次奶喂母乳也是很方便的。这个时期仍食用母乳的宝宝，即使大便次数多，大便呈"腹泻"状也属于正常现象。

[第·9·周]

添加辅食要及时

这一时期，哺乳开始变得有规律。哺乳的次数为每天4~5次，哺乳量以每次120~150毫升为宜。许多宝宝已经能够清楚地区分白天和黑夜。清晨不吃奶，而是沉浸在甜甜的梦乡里。如果这时的哺乳时间还不规律，那就应该多想想办法，使宝宝形成有规律的哺乳习惯，并减少夜间哺乳的次数。

care 01 营养快线

很多妈妈认为，自己的奶水多，宝宝吃不完，就不用添加其他食物了。其实，这是不正确的。随着宝宝逐渐长大，奶水中的营养成分和奶水量会跟不上宝宝的生长速度，一般到了1岁时都应减少甚至断掉母乳，改喂混合饮食，不然会影响宝宝的生长发育。

从完全吃母乳转变到吃饭菜是一个复杂的离乳过程，需要几个月的时间逐渐让宝宝习惯吃半固体食物。因此，一般从3~6个月起就要让宝宝慢慢接受这些食物，这就是添加辅助食物的过程。到了3~6个月时，即使妈妈的奶水再多，也要给宝宝尝试其他食物。

care 02 营养专家提醒

在母乳不足的情况下，有些妈妈开始添加米粉来喂食宝宝，但3个月以内的宝宝是不宜添加米粉的。因为此时宝宝唾液中的淀粉酶不充足，而胰淀粉酶要在宝宝4个月时才能达到成人水平。

3个月以后，宝宝的食谱中可以添加适量米粉，但不能完全用米粉代替母乳或配方奶粉。因为米粉的营养成分根本无法满足宝宝生长发育的需要。市场上销售的米粉的主要原料是大米，其营养成分为：糖79%、蛋白质5.6%、脂肪与B族维生素5.1%。

如果只用米粉代替母乳或其他奶制品长时间喂养宝宝，极有可能导致宝宝患蛋白质缺乏症。这样会严重影响宝宝的神经系统、血液系统及肌肉的发育，使宝宝的生长发育变得缓慢。另外，由于蛋白质的缺乏，宝宝体内的免疫球蛋白不足，宝宝还容易患各种疾病。

喂养攻略

这个时期，宝宝的辅食主要是果汁和菜汁，每次1~2匙，每天1~2次。也可以适量添加鱼肝油、钙片等营养物质。浓鱼肝油每天3次，每次2滴；钙片每天2~3次，每次2片。目前，我国已有宝宝专用的维生素D和钙制品，宝宝专用维生素D为400国际单位（预防量），钙片则以碳酸钙为最佳。若用的是配方奶粉，则维生素D及钙均已强化在内。要根据吃奶量的多少来补充维生素D和钙。

新妈妈须知

这个时期的宝宝食欲很旺盛。妈妈如果因为宝宝有食欲就不断增加牛奶量，势必造成宝宝饮食过量。而饮食过量会有较大坏处。

宝宝如果持续过量饮奶，可能会导致肥胖。而为了供养这些脂肪，宝宝幼小的心脏就必须进行超负荷的劳动。同时，肝脏和肾脏也要对摄入的过量营养进行处理，而不能得到充分休息。

同时，而这种超负荷的运动在外表是看不出来的。妈妈看见宝宝发胖往往会很高兴，错误地认为他是健康的，这就有可能导致宝宝越来越胖。

尽管母乳喂养的宝宝也会发胖，但因母乳易于消化，即使过量也不会使宝宝的肝脏和肾脏过于疲劳。因此，这种肥胖病只在喂牛奶的宝宝中发生。要预防宝宝肥胖，只要不喂过量的牛奶就可以了。

2~3个月的宝宝，每日喂奶量应控制在900毫升以下。每日如果喂6次，则每次应在150毫升以下；如果每日喂5次奶，则每次应在180毫升以下。

> ★ 贴心叮咛
>
> 不要完全用米粉代替母乳或配方奶粉。

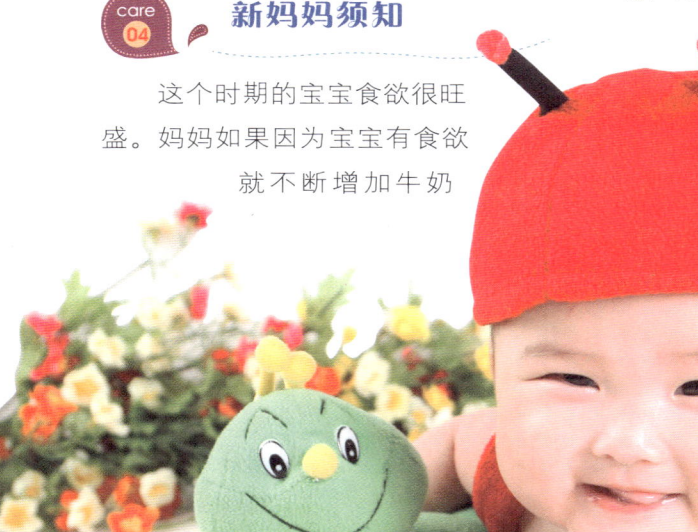

[第·10·周]

勤喂水有好处

水的需要量与人体的代谢和饮食成分有关，宝宝的新陈代谢比成年人旺盛，需水量也相对较多。3个月以内的宝宝肾脏浓缩尿的能力差，摄入盐分较多时需水量也会相应增加。牛奶中蛋白质和盐较多，所以用牛奶喂养的宝宝需要多喂一些水来补充代谢的需要。

care 01 营养快线

一般说来，宝宝越小，每千克体重水的需要量就相对要多些。一般宝宝每日每千克体重的需水量是100～150毫升，如5千克体重的宝宝每日需水量为500～750毫升。当然，这包括奶量在内。

care 02 营养专家提醒

这个时期宝宝喝奶的方式越来越明显地体现出不同的个性。对于爱喝奶的宝宝来说，奶粉罐上标明的量是不够的，他们会因不够喝而哭闹，或是吸着空奶瓶的奶嘴不放。

与此相反，食量小的宝宝则每次只能勉强喝下120毫升的牛奶。在这两种极端型的宝宝之间是一种"标准型"的宝宝。他们每次喝奶在150毫升上下。不过，这种"标准型"的宝宝在喝奶次数上也会有差异，有每日喝6次的，也有爱睡觉的宝宝每日甚至只喝4次奶。如果喝4次奶的宝宝每日体重增加在标准值（30克）以上，就没有必要为了喂5次奶而叫醒熟睡中的宝宝。

每次喝奶之后就吐奶的宝宝，快到3个月时会有所好转。但这时可能会出现另外一个问题：一直用母乳和牛奶混合喂养的宝宝，开始对其中一种奶出现抵触情绪。抵触母乳可能是喝牛奶时奶嘴太大过于容易而不想吃较难吸出的母乳；而厌食牛奶则可能是以前喂奶量过大造成的。

喂养攻略

这个时期的宝宝要注意补充维生素C，维生素C能有效对抗宝宝体内的游离基，防止坏血病的发生。维生素C主要来源于新鲜蔬菜和水果，因为宝宝不能直接食用蔬菜，所以容易造成维生素C的缺乏。一般每100毫升母乳含2~6毫克维生素C，但牛奶中维生素C含量较少，经过加热煮沸，又被破坏了一部分，更是所剩无几了。所以，要注意给宝宝添加一些绿叶菜汁、番茄汁、柚子汁和鲜水果泥等，这些食物中均含有较丰富的维生素C。给宝宝制作这些食物要用新鲜的水果和蔬菜，现做现吃，既要注意卫生，又要避免过多地破坏维生素C。

贴心叮咛
妈妈不要忘记给宝宝勤喂水。

 新妈妈须知

对此阶段宝宝来说，夜间大多还要吃奶，爸爸妈妈如果发现宝宝的体质很好，可以设法引导宝宝断掉凌晨2点左右的那顿奶。

因此，应将喂奶时间做一下调整，可以把晚上临睡前9~10点这顿奶，顺延到晚上11~12点。宝宝吃过这顿奶后，起码在4~5点以后才会醒来再吃奶。这样，爸爸妈妈基本上就可以安安稳稳地睡上4~5个小时，不会因为给宝宝半夜喂奶而影响休息了。

刚开始这样做时，宝宝或许还不太习惯，到了吃奶时间就醒，妈妈应改变过去一见宝宝动弹就急忙抱起喂奶的习惯，不妨先看看宝宝的表现，等宝宝闹上一段时间，看是否会重新入睡，再决定是否喂奶。

 YANSHENLIANJIE

延伸链接

奶具的消毒步骤

新生儿的抵抗力很弱，容易受到细菌感染。每一次人工喂养前都要认真地对器具进行消毒，消毒方法有开水煮、药品消毒、熏蒸等形式，常见的是用开水煮消毒。

具体消毒步骤为：喂奶后立即清洗奶瓶和奶嘴；将奶瓶等放在盛有适量水的消毒锅里煮5~6分钟。用蒸煮器消毒需10分钟，奶嘴的消毒3分钟即可。器具消毒后用专用器具夹将奶嘴等器具放在专用的奶瓶干燥架子上，等再次调乳时使用。

〔第·11·~·12·周〕

补充热量要适当

这个阶段的宝宝每日所需的热量是每千克体重100～120千卡。如果每日摄入低于100千卡，则可能由于热量摄入不足，宝宝体重增长缓慢或落后。如果每日摄入热量高于120千卡，可能由于热量摄入过多使体重超过标准，成为肥胖儿。人工喂养儿可根据每日喂的牛奶量计算热量，母乳喂养儿和混合喂养儿不能通过乳量来计算每日所摄入的热量。实际上，计算每日摄入多少热量并不是特别重要，如果按照宝宝自己需要供给奶量，绝大多数宝宝都知道饱饿。

care 01 营养快线

宝宝对蛋白质、脂肪、矿物质、维生素的需求，大都可以通过母乳和牛乳摄入，每天补充维生素D300～400国际单位。人工喂养儿可补充鲜果汁，每天20～40毫升。母乳喂养儿，如果大便干燥，也可以补充些鲜果汁。早产儿，从这个月开始应该补充铁剂和维生素E。铁剂为2毫克/千克/日，维生素E为每天25国际单位。

care 02 营养专家提醒

进入第三个月以后，宝宝就该过百天了，俗称"过百岁"，宝宝在这一时期生长发育是很迅速的，由于身体对营养的需求增大，食量会增加，不但吃得多，

YANSHENLIANJIE

延伸链接

母乳与宝宝智商

根据专家研究成果显示，母乳喂养时间长的宝宝，智商总体上比喂养时间短的宝宝略高。

他们曾对345名宝宝进行长时间跟踪调查，调查结果表明，母乳喂养时间在6个月以上的宝宝，智商IQ值可达111；而母乳喂养时间不足3个月的宝宝，智商IQ值只能达到103.6。因此，可以毫不夸张地说，母乳是宝宝今后成为聪明、健康、活泼的宝宝的最直接、最有力、最亲情、最好的甘露。

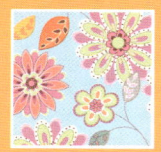

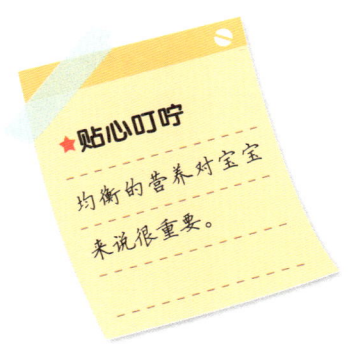

★贴心叮咛

均衡的营养对宝宝来说很重要。

而且还吃得快，吞咽的时候还能听见咕嘟咕嘟的声音，嘴角还不时地溢出奶水来。

当然，每个宝宝因胃口、体重等差异，食量也存在很大差别。有的宝宝胃口大，吃得就多；而有的宝宝胃口小，吃得相对就少，而且吸一吸，停一停，没有那种狼吞虎咽的样子。对这样的宝宝，如果没发现什么异常反应，爸爸妈妈就不要过于担心。

care 03 喂养攻略

宝宝的第三个月，是脑细胞发育的第二个高峰期（第一个高峰期在胎儿期第18周），也是身体各个方面发育生长的高峰期。这个时期，母乳对于宝宝来说非常重要，因此，爸爸妈妈要尽可能地给宝宝多吃母乳，不但要注意宝宝的吃奶量，而且还要注意母乳的质量。为使宝宝有足够的营养，妈妈必须保证饮食营养的摄入量，保证足够的睡眠和休息，这样才能有营养又充沛的奶汁。否则，母乳中营养成分不丰富，尽管宝宝吃得多，但营养少，这会直接影响到宝宝的生长发育。另外，宝宝吃母乳时间的长短，也会影响其智力的发育。

care 04 新妈妈须知

进入第三个月，宝宝的喝奶量增多了，每次喂奶间隔时间也相应变得长了，有时甚至睡5个小时也不醒。这说明宝宝喝进去的奶还没有完全消化吸收，也说明宝宝已经具备了储存能量的能力。妈妈没有必要继续重复3小时就给宝宝喂一次奶。再者，一到喂奶时间就叫醒熟睡的宝宝吃奶，这种做法也是不妥当的。如果叫醒了本来不饿的宝宝，宝宝会很不合作地马马虎虎吃上几口，甚至烦躁地大哭，妈妈反而搞不清宝宝吃得怎样。

宝宝的新食物

这个阶段宝宝的体内，铁、钙、叶酸和维生素等营养元素会相对缺乏，尤其对此时不肯吃母乳的宝宝，如果不及时添加辅食，宝宝很可能出现体重增加缓慢或停滞，从而导致营养不良。

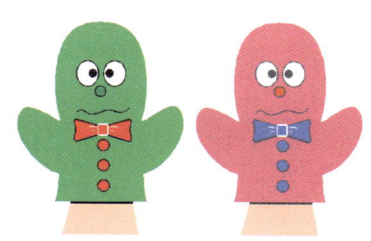

care 01 营养快线

这个时期开始，宝宝唾液腺的分泌逐渐增加，开始为接受谷类食物提供了消化的条件，宝宝现在喜欢吃乳类以外的食物了。这个阶段，宝宝的主食仍以乳制品为主，而每一种辅食都可以慢慢增加，在让宝宝适应辅食的同时补充维生素A、维生素C、维生素E、维生素D及矿物质。这时可给宝宝喂一些含淀粉的食物，如米糊、粥等，并开始用匙喂食。

care 02 营养专家提醒

这个时期的宝宝容易出现缺铁性贫血，应该注意补充铁剂。蛋黄、绿叶蔬菜、动物肝脏中含有较丰富的铁，但宝宝有时不能耐受这些食物，要一种一种的添加，从小量开始。可以先加1/4鸡蛋黄，观察宝宝大便情况，如果没有异常，可以继续加下去，一周后可以添加菜汁。此时添加菜汁，有的宝宝可能会腹泻，或排绿色稀便，如果不严重，可以继续加，如果严重，就要停止了。

此阶段的宝宝会对异种蛋白产生过敏反应，导致湿疹或荨麻疹等疾病。因此，不足半岁的宝宝不要食用鸡蛋清。

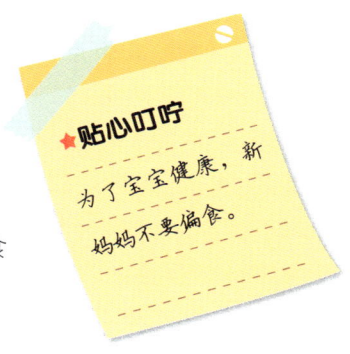

★贴心叮咛

为了宝宝健康，新妈妈不要偏食。

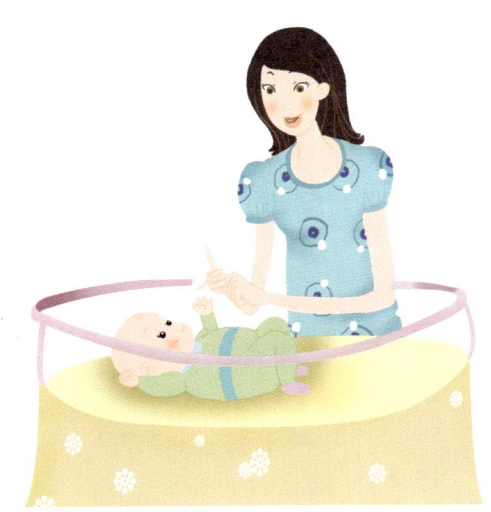

在这个阶段，妈妈仍需要多吃一些能促进乳汁分泌的食物，还要尽量多摄取各种蔬菜、水果，以使乳汁中含有宝宝需要的各种营养成分。有偏食、厌食倾向的妈妈要调整自己的饮食习惯，同时不要吃刺激性的食物，以免乳汁中带有异味使宝宝不喜欢吃。更不能为了恢复身材而节食。

 喂养攻略

4～6个月，是给宝宝添加辅食的最佳时机，至于具体从什么时候开始，每个宝宝都会有所差异，妈妈要仔细观察宝宝传递出来的"开饭"信号。

信号一　宝宝对大人的食物表现出兴趣。大人吃饭的时候宝宝有很"想要"的表情。

信号二　能够控制自己头颈部，接受妈妈喂的流质或半固体食物。

信号三　宝宝吃饱后，能够用转动头部、闭上嘴巴、推开食物等行为表示"不要"。

 新妈妈须知

给宝宝添加辅食要循序渐进，一是从少到多逐渐增加，如蛋黄开始只吃1/4个，若无消化不良或拒吃现象，可增至半个；二是从稀到稠，也就是食物从流质到半流质，再到固体食物，逐渐增加稠度。

★ 延 | 伸 | 链 | 接 ★

注意辅食中的食物添加剂

食物添加剂有两种，健康的和不健康的，妈妈要仔细查看清楚食物标签上的说明。

健康的食物添加剂：天然甜味剂，包括蔗糖、葡萄糖、果糖、山梨醇、麦芽糖醇、甘草酸二钠，这些都是从天然植物上提取出来的，可以让食物更可口，也不会对宝宝有不好的影响。

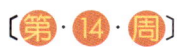

辅食添加有讲究

这个阶段的宝宝如果每日体重增长低于20克，一周体重增长低于120克，可能有母乳不足的潜在性。同时，如果宝宝开始出现闹夜、睡眠时间比原来缩短、吃奶时间比原来延长、体重低于正常同龄儿过多等现象，就说明妈妈应该及时给宝宝添加牛奶及辅食了。

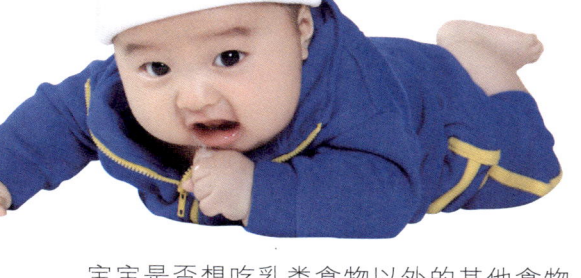

 营养快线

在这个阶段，母乳喂养次数仍然没有严格的限制，但如果母乳充足，这时的宝宝往往是每4个小时吃一次奶，到了夜间可能仅吃一次就够了，有的会一夜都不吃。如果夜间饿的话，宝宝会醒来要奶吃，因此，妈妈没有必要叫醒宝宝吃奶。

 营养专家提醒

3个月后，也许就有人指导妈妈添加断乳食物。不过，是否吃断乳食物还要根据宝宝的特点来决定。

宝宝吃断乳食物要有以下条件：①宝宝想吃母乳或牛奶以外的其他食物；②宝宝能吃盛在匙中的食物；③宝宝吃东西的速度较慢，而且上身能保持平衡。

宝宝是否想吃乳类食物以外的其他食物，妈妈不仅应当试一试，而且应当给予宝宝适当的训练。在用匙喂东西的过程中，宝宝的脸颊和舌头的运动使下颌跟着运动起来，这样宝宝就渐渐学会了咀嚼。

有些宝宝很喜欢吃母乳或牛奶以外的其他食物，而有些则要到5个月后才开始吃。不过爸爸妈妈应该知道，宝宝并不因早吃断奶食物而变得更结实，也不会因晚吃而导致"偏"食。

适用于所有宝宝的断奶方法是没有的，但所有的宝宝都肯定以自己的个性特点完成这个过程。

 喂养攻略

由于宝宝已经吃惯了母乳，或者习惯了奶嘴，应该怎样让宝宝接受辅助食物，而且要用小匙喂，这里也有一个技巧。

首先，辅助食物应在喂了一半母乳或配方奶的时候，在宝宝半饱的状态下喂，这样，宝宝比较容易接受；另外，每次添加一种新食物都要从一匙开始，在匙内放少量食物，引诱宝宝张嘴，然后轻轻放入宝宝舌中部，食物温度应保持室温或比室温略高一些。

在给宝宝添加辅助食物时，应注意观察宝宝的进食反应及身体语言。如果宝宝肚子饿了，看到食物时就会兴奋得手舞足蹈，身体前倾并张开嘴。相反，如果宝宝不饿，就会闭上嘴巴，把头转开或者闭上眼睛，这时，爸爸妈妈就不要强迫给宝宝喂食了。

★ 延 | 伸 | 链 | 接 ★

吃配方奶粉可适当添加营养伴侣

营养伴侣是专为宝宝及儿童设计的超浓缩营养补充食物。它含有DHA、ARA、核苷酸等近50种营养成分，均衡浓缩，是在低温40℃左右的独特加工工艺下生产的，相比奶粉的150℃的加工工艺，营养成分损失小。其珍贵营养素在确保宝宝基本营养需求的基础上，可以满足更高的营养需求，是配方奶粉喂养宝宝及儿童的营养伴侣。

新妈妈须知

宝宝的辅食要妥善保存，米粉不要存放在冰箱内，否则冲调时遇热容易凝结成块，应该放在阴凉干燥处，盒装米粉的塑料包装膜不要全部撕开，用封口夹把封口封住，放在阴凉干燥处，并在开启后于使用期限内尽快吃完。

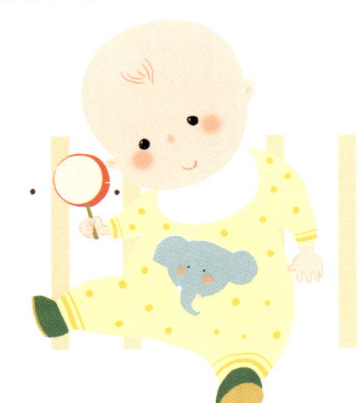

瓶装辅食应该用干燥的匙分次量取，避免用喂养宝宝的匙直接量取，以免宝宝的唾液使其变质，而且尽量不要用匙在辅食中间不停搅拌。没吃完的产品应该放在冰箱内保存，三天内吃完。

〔第·15·~·16·周〕

做好饮食过渡

对此时的宝宝来说，辅食的添加不是可有可无的，要把它与哺乳等同起来，它在宝宝的饮食从液体过渡到固体的过程中起着承上启下的作用。辅食种类及分量的不断增加，不仅是宝宝获取全面营养的保证，而且可以使宝宝逐渐进入离乳期，为以后完全断奶做好生理和心理双重准备。

care 01 营养快线

在人工喂养时加入能促使肠道内双歧杆菌增殖的"双歧糖"，既可以弥补人工喂养宝宝肠道内双歧杆菌数量少的不足，又可代替蔗糖增加宝宝的热量，而且还不会导致宝宝肥胖。

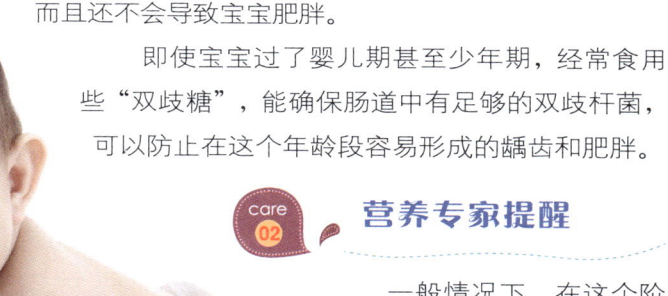

即使宝宝过了婴儿期甚至少年期，经常食用些"双歧糖"，能确保肠道中有足够的双歧杆菌，可以防止在这个年龄段容易形成的龋齿和肥胖。

care 02 营养专家提醒

一般情况下，在这个阶段母乳喂养的宝宝吃奶的次数是规律的，除夜里以外，白天只要喂5次，

★贴心叮咛

把握好宝宝断奶的过渡期，为将来顺利断奶做准备。

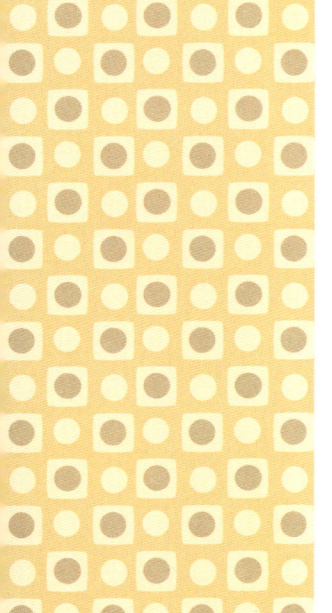

每次间隔4小时，夜晚只喂一次母乳即可。母乳的量是否能满足宝宝的需要，可以用称体重的方法来衡量。如果体重每天能增加20克左右，10天称一次，每次增加200克，说明母乳喂养可以继续，不需加任何代乳品；当宝宝体重平均每天只增加10克左右时，或夜间经常因饥饿而哭闹时，就可以再增加一次哺乳。

牛奶喂养的宝宝每天的总奶量最好保持在1000毫升以内，如果超过了这个奶量，容易使宝宝发生肥胖，甚至导致厌食牛奶。

★延｜伸｜链｜接★

给宝宝吃水果的学问

宝宝身体状况好的时候，爸爸妈妈可以每天选择1~2样水果，做成水果泥喂给宝宝。如果遇到宝宝身体不适时，可以根据宝宝的状况合理选择水果，这样不仅可以补充营养，而且还能起到治病和帮助恢复的作用。如宝宝大便稀薄时，可用苹果煮成苹果泥喂给宝宝，有涩肠止泻的作用；如宝宝有上火现象时，可用梨熬成梨汁喂给宝宝，有清凉下火作用。但爸爸妈妈给宝宝吃水果时，也要掌握量的问题，要知道过多吃水果也会致病的。喂水果要适可而止、细水长流。比如香蕉，甘甜质软，喂食又方便，宝宝特别喜欢吃，因此，最容易造成宝宝过食用过饱，会出现腹胀便稀，影响胃肠道功能。

care 03 喂养攻略

宝宝对新的食物会有拒绝心理，所以添加辅食不能操之过急。最好在宝宝心情好并且口渴的时候来喂，如果宝宝拒绝吃，也不要强行喂，可以过几天继续尝试。平时爸爸妈妈吃水果或者其他东西的时候，可以把食物放在宝宝嘴边让他舔一下，让宝宝对食物的味道渐渐熟悉，以后真正开始吃这种食物就不会产生过强的拒绝心理。

care 04 新妈妈须知

给宝宝添加辅食要注意辅食的营养，以保证宝宝的饮食营养均衡。

辅食中必须含有维生素和矿物质群，特别是保持正常身体功能所需的维生素类及铁和钙质等。这类辅助食材主要包括蔬菜、水果、菌菇类等。

辅食中必须含有糖类，它是为身体提供热量的主要来源。这类辅助食材主要包括米、面包、面类等淀粉类及芋类等。

辅食中必须含有蛋白质，特别是要含有身体成长所需的必需蛋白质。这类辅助食材主要包括肉、鱼、蛋、乳制品、大豆制品等。

〔第·17·周〕

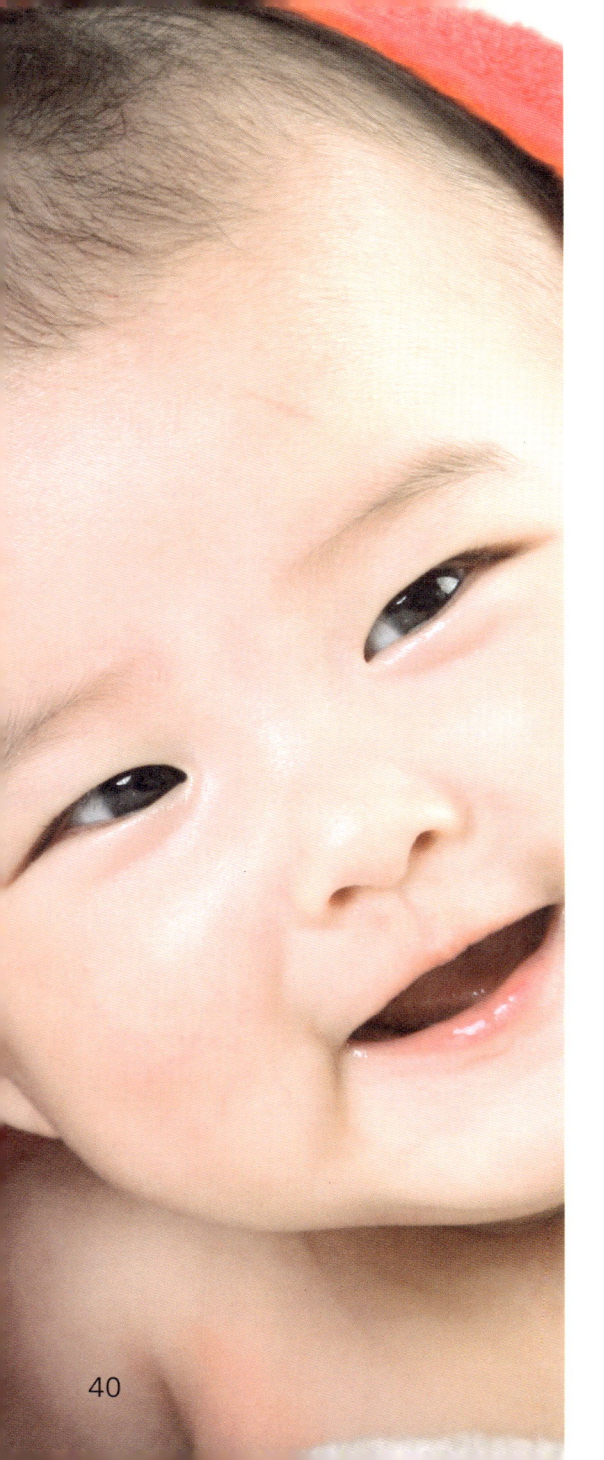

辅食种类更丰富

这个阶段的宝宝,一般每4小时喂奶一次,每天吃4~6餐,其中包括一次辅食。每次喂食的时间应控制在20分钟以内。在两次喂奶之间要适量添加水分或者果汁。这个月的宝宝辅食的品种可以更加丰富,让宝宝适应各种辅食的味道。

care 01 营养快线

用牛奶喂养的宝宝,即使是每日排便4~5次,只要宝宝健康就不用担心。另外,不是每日排便的宝宝,可在牛奶中加入2~3克麦芽糖,只要宝宝每日能排便就可以了。不过,若是没有达到这种程度,只要宝宝能健康成长,妈妈也不必放在心上。

在这一时期,一般需要把复合维生素加在奶粉中。因为平常简单的消毒方式是用热水消毒,而热水却会破坏牛奶中的一部分维生素,所以需选用复合维生素或果汁来补充维生素。

care 02 营养专家提醒

这个阶段的宝宝可以添加以下辅食:

半流质淀粉食物 如米糊或蛋奶羹等,可以促进宝宝消化酶的分泌,锻炼宝宝的咀嚼、吞咽能力。

蛋黄 含铁高,可以补充铁,预防宝宝发生缺铁性贫血。开始时先喂1/4个为宜,可用米汤或牛奶调成糊状,用小匙喂食1~2周后增加到半个。

★ **贴心叮咛**

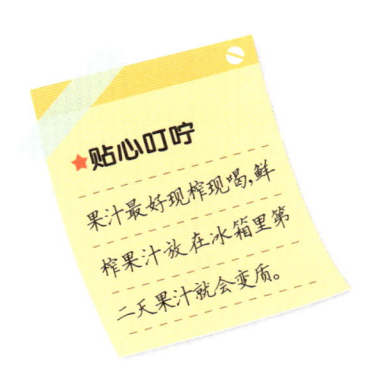

果汁最好现榨现喝,鲜榨果汁放在冰箱里第二天果汁就会变质。

水果泥 可将苹果、桃、草莓或香蕉等水果,用匙刮成泥喂宝宝,先一小匙,逐渐增至一大匙。

蔬菜泥 可将土豆、南瓜或胡萝卜等蔬菜,经蒸煮熟透后刮泥给宝宝喂服,逐渐由小匙增至一大匙。

另外,还可增加鱼类:如平鱼、黄鱼、鲅鱼等,此类鱼肉多、刺少,便于制作成肉末。鱼肉含磷脂、蛋白质很高,并且细嫩易消化,适合宝宝发育的营养需要。但一定要选购新鲜的鱼类。

care 03 喂养攻略

给这个阶段的宝宝喂辅助食物,爸爸妈妈一定要耐心、细致,要根据宝宝的具体情况加以调剂和喂养。除了要按照前面介绍的由少到多、由稀到稠、由细到粗、由软到硬、由淡到浓的原则外,还要根据季节和宝宝的身体状态添加。

如发现宝宝大便不正常,要暂停增加辅食,待恢复正常后再增加。另外,在炎热的夏季和身体不好的情况下,不要添加辅食,以免宝宝产生不适。要想让宝宝顺利地吃辅食也有一个技巧,就是在宝宝吃奶前、饥饿时添加,这样宝宝比较容易接受。另外,还要特别注意卫生,宝宝的餐具要固定专用,除注意认真洗刷外,还要每日消毒。

care 04 新妈妈须知

水果是宝宝喜爱吃的食物,而且维生素含量不少,其功用是相当大的。但从矿物质含量来说就不如蔬菜多。矿物质种类繁多,它们对人体各部分的构成和功能维持具有重要作用,比如钙和磷是构成骨骼和牙齿的关键物质;铁是构成血红蛋白、肌红蛋白和细胞色素的主要成分,是负责将氧气输送到人体各部位的血红蛋白的必要成分;铜有催化血红蛋白合成的功能;碘则在甲状腺功能中发挥着必不可少的作用。因此,爸爸妈妈不要认为,已经给宝宝喂水果了,就可以代替蔬菜好了,这是不科学和不可取的。应给宝宝既喂水果,又喂蔬菜。

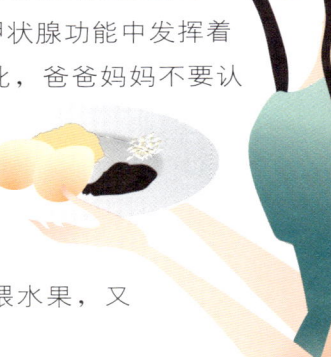

〔第·18·周〕

适当补充微量元素

微量元素的缺乏是一种较为普遍的现象，轻者不会出现明显的不适，但重者则会引发疾病。不同的微量元素对人体有不同的作用，不足时可能引起相应的症状，因此，爸爸妈妈需要对宝宝微量元素的补充有充分地了解，给宝宝及时适当补充身体所缺乏的微量元素。

贴心叮咛

微量元素在体内有一定含量比例，不能盲目给宝宝补充微量元素。

care 01 营养快线

判断宝宝是否患有微量营养元素缺乏症的关键，还是要看症状。一般而言，如果宝宝出现厌食、挑食、生长发育迟缓、反复感冒、口腔溃疡、贫血等症状时，都可能与某种微量元素缺乏有关。一旦宝宝有微量元素缺乏症或营养不良，最好及时去医院，在医生的帮助下选择合适的治疗方式。

care 02 营养专家提醒

一般来说，宝宝阶段最容易缺乏下列营养素与微量元素：

蛋白质 蛋白质主要由动物性食物和乳类及其制品提供。如果母乳不足而用人工方式喂养，以米粉、麦乳精或甜炼乳喂养都会造成宝宝缺少蛋白质。

钙 宝宝正处于生长发育阶段，对钙的需求量相对成人较多。母乳中钙的吸收率虽较高，但含量较低，而牛奶中钙的含量虽然较高，但由于磷的含量也较高，影响了钙的吸收。要特别注意牛奶不可与钙剂同时服用，因为两者相遇，可使牛奶沉淀。

铁 铁是造血原料之一。如果宝宝4个月后不及时补充含铁丰富的食物则可能出现营养性缺铁性贫血。鱼、肉类、猪肝、动物血中含铁较多且吸收率高，大豆中的铁含量也不低。维生素C可以促进铁的吸收，因此在补铁的同时应给宝宝适当补充维生素C。

维生素D 即使是母乳喂养的宝宝也可能缺乏维生素D，而用牛奶进行人工喂养、混合喂养的宝宝则更需要补给。维生素D缺乏会使宝宝骨骼发育受到影响，容易患佝偻病。

care 03 喂养攻略

目前，市场上有很多宝宝吃的小罐头、鸡肉松、鱼肉松等半成品。给这个阶段的宝宝喂食这些半成品，并不是最好的选择，妈妈自己做辅食，才是最佳选择。如果实在没有时间，那就等到下个月，或半岁以后再添加这些半成品。

care 04 新妈妈须知

以前只喂母乳的宝宝，在开始添加牛奶时要特别注意浓度，要比奶粉包装上标明的4～5个月宝宝低浓度用量还要少一些，调成180毫升的稀牛奶。如果宝宝愿意吃，5～6个月之后可按奶粉包装上标明的低浓度量喂。但如果吃了5日后体重增加达100克，还是按少一些的量调配奶粉为宜。

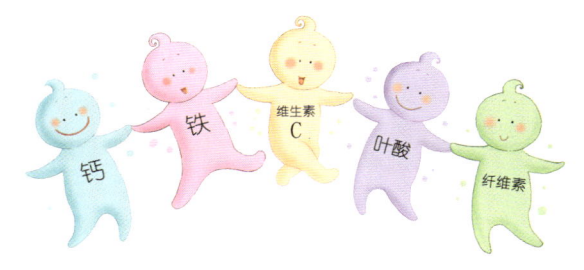

在给宝宝喂奶粉时要注意，不要在宝宝吃母乳后用牛奶补充不足的部分，而应在母乳分泌最不充足的时候（一般是下午4～6点）单独喂一次牛奶。

★延｜伸｜链｜接★

宝宝为什么拒绝吃奶

宝宝拒哺的原因主要有：

奶头不适。如人工喂养的奶瓶奶嘴太硬或奶头的吸孔太小，都会使宝宝厌吮。

宝宝鼻塞。因为鼻塞就必须用嘴巴呼吸，而吮吸时会妨碍用嘴呼吸，所以宝宝出现厌吮。

宝宝患病。当宝宝患消化道疾病、面颊肿胀时都会出现不同程度的厌吮。当宝宝口腔感染时，也会因疼痛而害怕吃奶。

生理缺陷。如果宝宝有唇裂、腭裂等生理缺陷，其吮吸就比较困难，也会出现厌吮现象。

〔第·19·~·20·周〕

进入喂养新阶段

在这个阶段可给宝宝添加一些固体食物，这标志着宝宝的成长迈上了一个新台阶，对宝宝的喂养也进入了一个新阶段。

care 01 营养快线

在给宝宝添加固体食物时，由于新的口感和味道的刺激，宝宝可学会在口腔中移动食物。此时添加辅助食物的另一个重要因素是为宝宝补充铁质，单纯母乳喂养已不能满足宝宝的生长需要了。如果宝宝的体重增加较慢，吃完奶后还显得意犹未尽，这可能就需要添加固体食物了。比如可将豆腐、土豆、蔬菜煮熟切丁给宝宝食用。

这一时期已进入离乳的初期，每天可给宝宝吃一些鱼泥、全蛋、肉泥、猪肝泥等食物，可补充铁和动物蛋白质，也可给宝宝吃烂粥、烂面条等食物补充热量。

care 02 营养专家提醒

在这个阶段，有的妈妈开始给宝宝喂米粥，为将来宝宝吃饭做准备和练习。从营养方面来讲，花费30分钟给宝宝喂100克的米粥的营养价值还不如用3分钟的时间给宝宝喂100克加糖牛奶高。米粥不仅

YANSHENLIANJIE

延伸链接

适当给宝宝添加蜂蜜

这时给宝宝添加一些蜂蜜是很必要的，尤其是便秘的宝宝，此时的宝宝不能吃泻药，而食用适量的蜂蜜可起到促消化、润肠、通便的作用。蜂蜜中含有许多人体所需的矿物质如钾、锌、钙、铁、铜、磷等，并含有各种维生素，可以强健宝宝的身体，促进脑细胞的发育，还能促进宝宝牙齿与骨骼的发育生长，提高机体的抗病能力。但一定要选择新鲜卫生的蜂蜜，千万不能给宝宝食用污染变质的蜂蜜，变质的蜂蜜中含有肉毒杆菌，食用后对宝宝的身体会产生很大的危害。

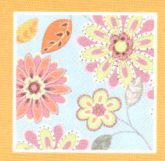

在热量方面提供得少，还缺少宝宝成长所必需的动物性蛋白，吃米粥过多只会导致脂肪堆积，这对宝宝的成长是极为不利的。

在给小宝宝喂食面条时，如果面条长度较长，不易咬断或吞食，会引发宝宝呕吐。应当在烹调前切短或是折短，面片应软而薄，使宝宝更容易食用。而且，在宝宝咀嚼、吞咽的能力还未完全养成的时候，面条要烹煮熟透至完全软烂为止。

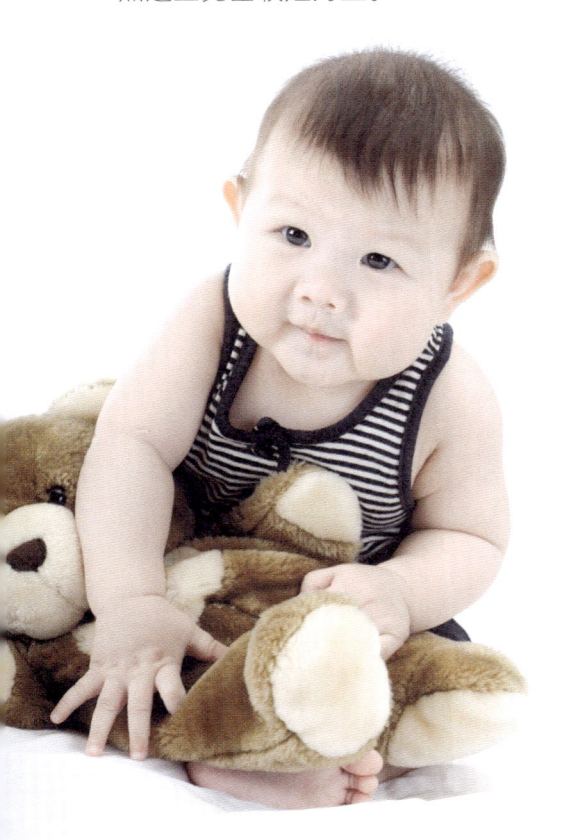

care 03 喂养攻略

大部分营养专家及儿科专家都认为在宝宝4~6个月时添加辅食最理想。这个阶段的宝宝，无论胃肠道、神经系统还是肌肉等的发育都较为成熟，而且舌头的排外反应消失，可以掌握吞咽动作。而过早添加固体食物，对宝宝的生理功能会造成不良的影响，因为宝宝的消化器官还没有成熟，消化能力有限，过早添加辅食，会给宝宝幼嫩的胃肠道和肾脏造成不必要的负荷，影响宝宝健康。

care 04 新妈妈须知

添加辅食时妈妈应注意以下问题：

如果宝宝由于吃惯了奶而对新的食物不感兴趣，这时妈妈不应勉强宝宝，一种食物不行，下次就再换一种尝试。

对于宝宝的饮食不能太教条，也不能完全按书本。宝宝的饮食习惯千差万别，吃多吃少以及吃哪种食物都应由宝宝的食欲与爱好来决定。

给宝宝添加食物一定要注意卫生，原料要新鲜，要现做现吃。

不要将剩饭菜煮得烂烂的给宝宝当辅食。

宝宝在吃番茄、西瓜或胡萝卜后大便会带红色，或吃青菜后大便带绿色，这都属正常情况，下次做辅食时可做得再细些。

尽管辅食要添加，但妈妈应该知道宝宝此时的主食仍然是乳类及乳制品。

〔第·21·周〕

每天要吃五类食物

这时的宝宝,一天的主食仍是母乳或其他乳品、乳制品。一昼夜仍需给宝宝喂奶3~4次,如果是喂牛奶,全天总量不应少于600毫升。晚餐可逐渐以辅食为主,并循序渐进地增加辅食品种。

care 01 营养快线

在这个时候,宝宝辅食添加品种有:

添加固体食物 如稀粥、软面条、小馄饨、烤馒头片、饼干、瓜果片等,以促进牙齿的生长并锻炼咀嚼吞咽能力,还可让宝宝自己拿着吃,以锻炼手的运动能力。

添加杂粮 可让宝宝吃一些玉米面、小米等杂粮做的粥。杂粮的某些营养素含量高,有益于宝宝的健康生长。

增加动物性食物的量和品种 可以给宝宝吃整只鸡蛋,还可增添肉松、肉末等。

为使宝宝的营养均衡,每天的饮食要有五大类,即母乳、牛乳或配方奶等乳类;粮食类;肉、蛋、豆制品类;蔬菜、水果类;油脂类。

care 02 营养专家提醒

如果能够充分利用成人饮食,有选择地作为宝宝的辅食,可以省力。但成人饭菜是否适合宝宝,妈妈往往没有把握。成人饭菜在口味、油量、生熟、品种和形式上,是不适宜宝宝的。宝宝应该吃更少的盐,更少的油,尤其是动物油,同时宝宝应该吃更熟烂的食物。有的食物不适宜宝宝食用,如辛辣、带刺、带筋的食物。宝宝更适宜汤类、羹类、粥类食物,而不适宜干饭,煎、炒、炸等形式。如果为了宝宝的辅食,爸爸妈妈就改变自己的饮食习惯,也是不合适的,毕竟这个月的宝宝仍然以乳类为主。

★ 贴心叮咛

宝宝的辅食品种要多样化,从而真正满足宝宝的营养需求。

care 03 喂养攻略

右表是这个阶段宝宝一天的饮食安排，能够保证宝宝的营养均衡，可供爸爸妈妈们参考：

●宝宝食谱

时间	食谱
6：00~6：30	母乳、牛奶或配方奶250毫升，饼干3~4块
9：00~9：30	鸡蛋羹1碗
12：00~12：30	粥1碗（约20克），加碎菜、鱼末、豆腐
15：00	苹果或香蕉1/2~1个（刮泥）
15：30~16：00	母乳、牛奶或配方奶200毫升、面包1小块
18：00~18：30	烂面条1碗（约40克），加肉末和碎菜
20：00~21：00	母乳、牛奶或配方奶220毫升

care 04 新妈妈须知

给宝宝制作辅食时，要避免营养成分的流失。注意不要添加其他调味料或成分，不要添加苏打粉，以免使维生素及矿物质受损。带皮的蔬菜或水果连皮一起蒸、烤或放入微波炉中，煮好后再剥皮。最好用蒸、加压或不加水的方法烹煮蔬菜，尽可能减少与光、空气、热和水接触，以减少维生素的流失。另外，不能用铜制锅盘器皿，以免破坏维生素C；不能用铝制器皿烹煮酸性食物，因为铝质会溶解在食物中并被食物吸收。

宝宝虽然开始长牙，但还不能咀嚼食物，所以应当选择柔软的，可以用舌头和牙床碾碎的食物。可以将豆腐、熟土豆、蒸蔬菜、面条捣碎或切细后喂宝宝。宝宝发育还离不开鱼肉、鸡肉、牛肉等蛋白质丰富的食物，这些也应该切碎，和蔬菜一同煮烂后喂宝宝。

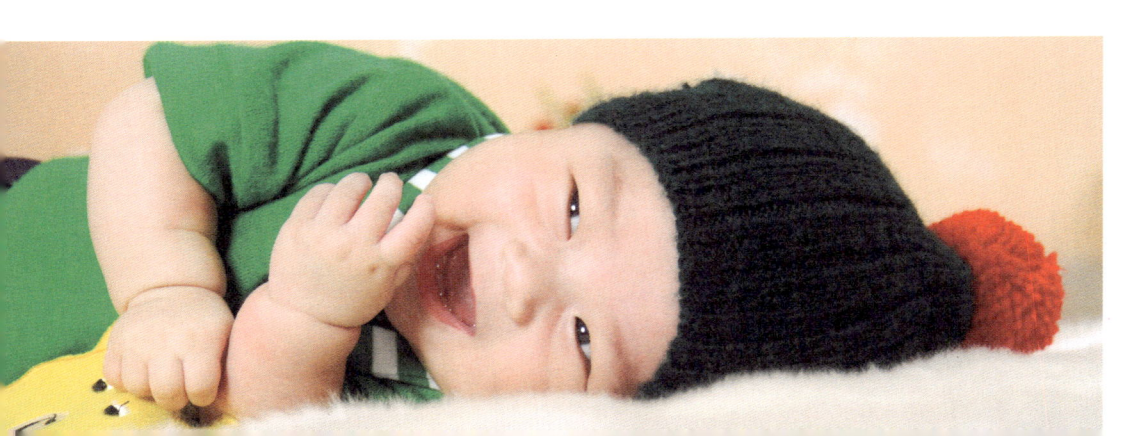

〔第·22·周〕

及时更换辅食种类

在这个阶段的宝宝喂养中,要注意添加辅食不能影响母乳喂养,同时,还要及时更换辅食的品种。

care 01 营养快线

母乳仍然是这个阶段宝宝最佳的食物,不要急于用辅食把母乳替换下来。上个月不爱吃辅食的宝宝,这个月有可能仍然不太爱吃辅食。但大多数母乳喂养儿到了这个月,就开始爱吃辅食了。不管宝宝是否爱吃辅食,都不要因为辅食添加而影响母乳喂养。

care 02 营养专家提醒

如果宝宝把喂到嘴里的辅食吐出来,或用舌尖把饭顶出来,用小手把饭匙打翻,把头扭到一旁等,都表明他拒绝吃"这种"辅食,妈妈要尊重宝宝的感受,不要强迫。等到下次喂辅食时,更换另一品种,如果宝宝喜欢吃了,就说明宝宝暂时不喜欢吃前面那种辅食,一定先停一个星期,然后再试着喂宝宝曾拒绝的辅食,这样做,对顺利过渡到正常饭食有很大帮助。

这个阶段可以采用多种食材制作食物,让宝宝品尝各种味道,但是绝不可以强制性地喂食。作为妈妈,切不可急躁,因为这个阶段宝宝依然是以母乳和奶粉为主食,只是用辅食补充缺乏的营养成分。如果一味地给宝宝喂辅食,很可能会导致宝宝营养不全面,妈妈们一定要牢记"过犹不及"。

另外,未满周岁的宝宝比较容易出现食物过敏,因此妈妈在给宝宝增加新的辅食品种时,一定要把每种食物都分开添加,以

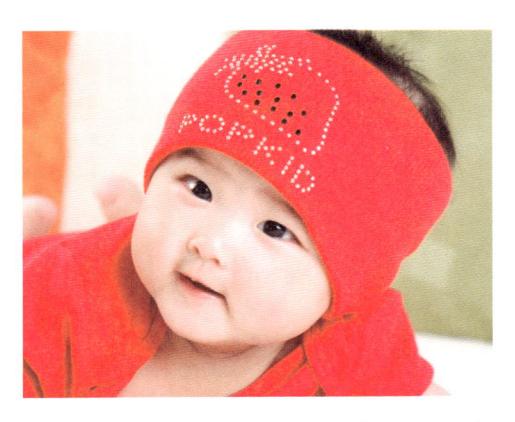

免分辨不清导致宝宝过敏的原因。在添加每种新食物时，要注意观察宝宝有没有过敏反应，如腹泻、呕吐、皮疹等，一旦出现这些症状，要马上停止喂这种食物。

care 03 喂养攻略

这个时期能吃的宝宝无论给多少牛奶也总是显出不够的样子，但不能为了满足宝宝的食欲而无限制地增加奶量，否则很容易使宝宝成为肥胖儿。因此，能喝牛奶的宝宝必须每10日测一次体重。正常宝宝在这个时期每10日增重150～200克。如果增重200克以上，就必须加以控制。超过300克就有成为巨型儿的倾向。这时爸爸妈妈可在喂奶之前或喝完奶后适当给予果汁或浓度小的酸奶。

care 04 新妈妈须知

一般能吃的宝宝不太在乎食物的口味，不管是米粥还是面包粥，各种各样的食物都爱吃。因此，那些喝200毫升奶还不够的宝宝可在喂奶前先喂些米粥或麦片粥，再喂些菜汤或清汤，然后喂200毫升牛奶（尽量只喂150毫升）。

对每日5次奶，每次180毫升就满足的宝宝，一般是先给代乳食物，然后再喂180毫升牛奶。对原来不太爱喝奶的宝宝，如果体重平均每日增加不到10克，应尽早开始吃断乳食物。

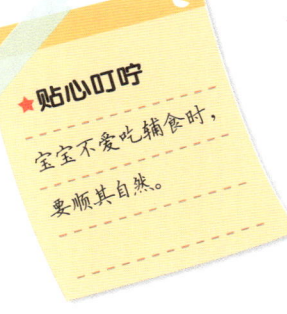

★ 贴心叮咛

宝宝不爱吃辅食时，要顺其自然。

延伸链接 YANSHENLIANJIE

宝宝喝水有讲究

宝宝的饮食要讲究，同样，宝宝如何正确地喝水也很重要。由于宝宝还没能养成良好的控制排尿的习惯，在大量喝水后很容易遗尿，而且还会因被尿憋醒而影响睡眠质量。爸爸妈妈在给宝宝喂水时也应注意，如喂水速度不可过快以免呛着宝宝，也不要给宝宝喝成人饮料，不可给宝宝多喂茶水等。

〔第·23·~·24·周〕

宝宝爱吃最重要

妈妈现在可以说为宝宝的辅食操碎了心，其实，没必要这么紧张，对于现阶段的宝宝来说，什么食物他爱吃才是最重要的。

care 01　营养快线

有不少妈妈想用日常家里现有的食物做断乳食物，但各种断乳食谱中几乎都少不了牛奶。可是一直吃母乳的宝宝却不爱喝奶粉和鲜奶。这时妈妈完全没有必要着急，因为牛奶并不是必不可少的。补充其他动物性蛋白质食物也完全可以，如鱼肉、鸡蛋等。有些超市售出的现成的宝宝食物中也含有牛肉及鸡肉。妈妈可以经过几次尝试后，找出宝宝最喜欢吃的食物，然后继续喂下去，不久宝宝就什么食物都能吃下了。

★贴心叮咛

不要看到宝宝大便有变化就不安，而应看宝宝整个身体状况。

care 02　营养专家提醒

宝宝如果遇到喜欢吃的食物就会表现出非常想吃的样子，这样很容易在不知不觉中喂多了。如果宝宝吃后没有什么异常，就说明宝宝有充分的消化能力，但也有宝宝吃后大便增多的情况。如果辅食没有问题（烹调器具用沸水充分消毒，做食物的人清洗干净双手，辅食原料新鲜），就是因为吃多了引起的，一般不会有什么危险。如果宝宝气色很好，爱喝奶，不发热，就没有必要担心。遇到这种情况时，不要给宝宝立即停止代乳食物，如果宝宝还喜欢吃，就可以继续喂食宝宝。

★ 延│伸│链│接 ★

宝宝用牙床咀嚼有利于萌牙

专家认为，高度的咀嚼功能是预防错牙和畸形牙最自然的方法之一。出生5~6个月后，宝宝的颌骨与牙龈已发育到一定程度，足以咀嚼半固体或软软的固体食物。乳牙萌出后咀嚼能力进一步增强，此时适当增加食物硬度，让其多咀嚼，反而有利于牙齿、颌骨的正常发育。

care 03 喂养攻略

代乳食物稍有增加后，有的宝宝大便就会发生改变，但也有些宝宝大便始终保持不变。大便异常的宝宝一般被认为是胃肠功能不好，这样的宝宝体重往往从开始断奶后有所减轻。这是因为减少吃奶量后，宝宝经常处于饥饿状态，所以体重变轻了。如果宝宝不发热，想吃东西，就不用担心宝宝有病。只是应注意在烹调食物时要严格消毒，否则宝宝会发生消化不良。

胡萝卜、菠菜等作为代乳食物喂给宝宝后，因宝宝还不能完全消化，有时会以原来的形状或颜色随着大便一起排出来。每个小宝宝都会如此，并不是消化不良引起的。

care 04 新妈妈须知

牛奶喂养的宝宝如出现便秘，不可用香油或猪油喂宝宝，以免宝宝的肠胃受伤，也不可使用开塞露。可将香皂切成小条，做成枣核形状，塞到宝宝肛门里；也可在牛奶中加些米汤，这样也可使大便稍松些。另外，也可给宝宝喂5%的蜂蜜水或5%的糖水以利于通便。

两个月以上的宝宝发生便秘，除按上述方法外，还可增加蔬菜汤、鲜橘汁、菠萝汁或其他果汁和苹果泥、土豆泥或香蕉泥等。这些食物富含膳食纤维，有利于促进肠蠕动，预防便秘。

〔第·25·周〕

逐渐步入断奶阶段

现在，宝宝身体需要更多的营养物质和微量元素，母乳已经不能完全满足宝宝生长的需要。所以，在母乳之外，依次添加其他食物越来越重要，使宝宝可以慢慢适应半固体的食物，逐步进入断奶阶段。

care 01 营养快线

这个时期是断乳期的开始。需要添加的辅食不是以糖类为主的米粉面糊，而是以蛋白质、维生素、矿物质为主要营养素的食物，包括蛋、肉、蔬菜、水果，其次才是糖类。所以，妈妈把喂了多少粥，多少面条，多少米粉作为添加辅食的标准是不对的。奶与米、面相比，其营养成分要高得多，如果由于吃了小半碗粥，而使宝宝少吃了一大瓶奶，那是不值得的。

★ 延│伸│链│接 ★

给宝宝做辅食的注意事项

给宝宝做辅食时除了前面提到的以外，还应注意以下几点：

所需蔬菜水果要新鲜、干净，并要煮3~5分钟；

所需原料应互相搭配以便营养成分互补；

不可让宝宝吃上顿剩下的食物。

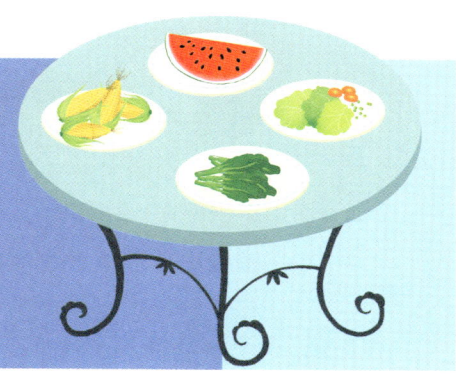

妈妈不要认为宝宝不吃自己家做的粥或面条，少吃自己家调制的米糊就会营养缺乏，其实辅食并不能削弱奶的作用。这个时期宝宝辅食主要通过吃蛋黄、绿叶蔬菜补充铁剂和蛋白质，通过吃新鲜水果、蔬菜补充维生素。如果花费了一个小时来喂一碗粥，而少带宝宝做户外活动或少陪宝宝玩，就更不划算了。

● **宝宝食谱**

7:00	牛奶200毫升
12:00	鸡蛋羹1个，饼干或馒头片2块
14:00	牛奶120毫升，馒头1片，水果泥少许
20:00	面条（加碎菜、动物血少许）
22:00	牛奶150毫升

care 02 营养专家提醒

随着代乳食物的增加，宝宝的喝奶量将相应减少。但究竟减至多少则是由宝宝决定的。宝宝喝奶不如以前多时，不要勉强宝宝喝。如果宝宝每日吃的面包粥、米粥等量合计达到100克，就可以减少一次喂奶。可以将用奶瓶喝奶粉改为用杯子喂鲜奶。不过，在宝宝睡觉前还是使用奶瓶喂比较好，如果奶瓶撤得过早，宝宝就会养成吮吸手指或咬被角的坏习惯。

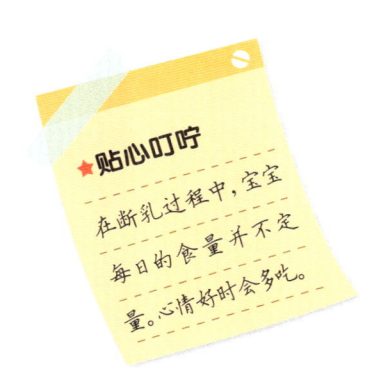

★ **贴心叮咛**

在断乳过程中，宝宝每日的食量并不定量。心情好时会多吃。

care 03 新妈妈须知

宝宝断乳食物的选择应包括蔬菜类、水果类、肉类、蛋类、鱼类等。因宝宝长到7个月时，已开始萌出乳牙，有了咀嚼能力，同时舌头也有了搅拌食物的功能，味蕾也敏锐了，对饮食也越来越多地显出了个人的爱好，喂养上也随之有了一定的要求。爸爸妈妈要多掌握几种饮食的做法，让宝宝吃得更加可口。

鉴于有的宝宝已经开始出牙，在喂食的类别上可以开始以谷物类为主食，配上蛋黄、鱼肉或肉泥，以及碎菜或胡萝卜泥等做成的辅食。以此为原则，在做法上要经常变换花样，并搭配些新鲜的碎水果。

宝宝6个月后，可以吃一般的水果。可将香蕉、桃子、草莓等水果压给宝宝吃，苹果和梨用匙刮成蓉吃，也可给宝宝吃葡萄、橘子等。

〔第·26·周〕

辅食添加要灵活

宝宝辅食添加要根据辅食添加的时间、数量、宝宝对辅食的喜欢程度、母乳的多少等情况灵活掌握。

care 01　营养快线

为了使宝宝能健康成长，必须及时给宝宝添加一些鸡蛋、鱼之类的食物。从营养方面来说，给宝宝吃用牛奶做的面包粥要比吃米粥好。从上个月起就开始吃鸡蛋或土豆的宝宝，经过一个月的练习，到这个月差不多都能吃鱼和动物肝脏（不过，一般宝宝都不太喜欢吃动物肝脏）了。若是上个月赶上盛夏季节，从近几天才开始吃鸡蛋和土豆的宝宝，也没必要特意练习一个月后再让宝宝吃鱼，只需半个月左右的时间就可以过渡到吃鱼。动物肝脏中鸡肝比较适合于这个阶段的宝宝。另外，鸡肉、牛肉都可以做得非常软烂再喂给宝宝吃。其他如茄子、胡萝卜、菠菜、圆白菜和番茄等都可以喂给宝宝。

care 02　营养专家提醒

要根据季节和宝宝身体状态来添加辅食，并要一样一样地增加，逐渐到多种。在炎热的夏季和身体不好的情况下，不要添加辅食，以免宝宝产生不适。

辅食要注意卫生，宝宝餐具要固定专用，除注意认真洗刷外，还要每日消毒。喂饭时，妈妈不要用嘴边吹边喂，更不要先在自己嘴里咀嚼后再吐出喂给宝宝。这种做法极不卫生，很容易把疾病传染给宝宝。

喂辅食时，要锻炼宝宝逐步适应使用餐具，为以后独立用餐具做好准备。一般6个月的宝宝就可以自己拿匙往嘴里放，7个月就可以用杯子或碗喝水了。

care 03 喂养攻略

从很早就添加辅食的宝宝，对辅食已经很熟悉了，妈妈和看护人也基本掌握了宝宝吃辅食的习惯。对于这样的宝宝，妈妈可继续按照自己的习惯喂养宝宝，只要生长发育很正常，并不用追求形式上的统一。

care 04 新妈妈须知

对不同情况的宝宝，妈妈要采取不同的喂养方法来灵活应对。

对于吞咽半固体食物有困难的宝宝 有的宝宝已经会吞咽半固体食物了，可有的却一点也不会。对于喂到嘴里的半固体食物，到了嗓子眼就干呕，还有可能被噎着，如果出现这种情况就只能喂流质辅食了。

对于吃辅食慢的宝宝 有的宝宝一天吃两次辅食也用不上一小时，可有的喂一次辅食就要花一个多小时的时间。对于这样的宝宝，就不能为了多加一次辅食而花费过多时间。

对于因吃辅食而减少吃奶的宝宝 如果一天吃两次辅食，宝宝只吃三次以下的奶，那就要减一次辅食，增加奶的摄入量。因为奶水仍是这个月宝宝的主要营养来源。什么时间添加辅食，要结合宝宝的睡眠习惯，不要因为要添加辅食而把熟睡的宝宝叫醒。

对于半夜要吃奶的宝宝 如果是母乳喂养，可以在傍晚或前半夜，宝宝醒了或换尿布时喂1～2次。如果是后半夜，即使醒了也不哭闹，换完尿布2～3分钟就睡了，就没有必要吃母乳了。

对于吞咽能力好的宝宝 如果宝宝吞咽能力很好，可给面包或饼干（磨牙棒）让他自己拿着吃，既可增加宝宝进食兴趣，也可锻炼宝宝的动手能力。

★ 延｜伸｜链｜接 ★

宝宝忌吃大豆食物

有时候妈妈会把以大豆为原料的食物作为宝宝的辅食，这是不科学的。大豆本身含有一种植物雌激素，如果摄入过多，会出现类似于人类雌激素摄入过多的副作用。

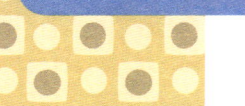

〔第 27～28 周〕

先吃辅食后喂奶

宝宝现在仍然坚持母乳或配方奶为主，但哺喂顺序与以前相反，先喂辅食，再哺乳，而且推荐采用主辅混合的新方式，为以后断母乳做准备。

care 01 营养快线

这个阶段，喂母乳的宝宝可在喂奶前先吃点辅食，如米糊、稠粥或煮得熟烂的面条等食物，刚开始不要太多，不足的部分再用母乳补充，等宝宝习惯后，可逐渐用一餐来代替一次母乳。食欲好的宝宝，可每天喂两顿辅食，包括1个鸡蛋、适量的蔬菜及鱼泥或肝泥。注意蔬菜要切得比较碎。也可让宝宝嚼些稍硬的食物（如较酥脆的饼干），以促进牙齿的长出及颌骨的发育。

care 02 营养专家提醒

如果宝宝不喜欢吃粥一类的食物，而对成人的饭菜感兴趣，也可以让他尝试吃一些软烂的米饭。只要没有出现消化不良的现象，以后就可以多喂他一些。这个时期给宝宝做的辅食品种应多种多样，以尽可能让他尝试更多的食物，促进宝宝的味觉正常发育。对经常便秘的宝宝可以选用菠菜、圆白菜、萝卜、洋葱等含纤维多的食物制作辅食，还要注意适当地给宝宝补充水果和蔬菜。在给宝宝吃水果的时候，也要注意尽量削皮、弄碎后再给宝宝吃，这样除了方便宝宝进食，还有利于宝宝记住嚼食果肉的快感而喜欢吃水果。而一般的宝宝都不太喜欢吃蔬菜，所以适当地给蔬菜加些宝宝喜欢的调味品再喂给他，然后慢慢地变淡调味，而让他喜欢上没有任何添加物的食物。

★ 延│伸│链│接 ★

选择含铁丰富的代乳食物

这个时期为了预防宝宝易患的贫血症，妈妈应选择含铁丰富的代乳品。蔬菜和谷类中含的铁要比动物蛋白质中含的铁难于被吸收，而动物蛋白质如鱼、鸡肉、猪肉、牛羊肉等和维生素C，可促进蔬菜和谷物中铁的吸收。所以妈妈要选择有互补作用的食物以帮助宝宝补铁。

但要注意牛奶和鸡蛋却没有这个作用，所以代乳食物中只有鸡蛋或牛奶是不行的。

care 03 喂养攻略

宝宝可能还不太适应刚刚接受的新食物，所以不会马上喜欢上这些食物。发生这种情况时，妈妈可将少量的新食物和他正在吃的食物混合在一起，再喂给他吃。例如，在蔬菜中加入奶油、糖、盐等调味品，让宝宝慢慢地喜欢上这些新的食物，但是要限制糖、盐的摄入量。偶尔吃一些甜的食物是可以的，如果完全不让宝宝进食糖，也可能造成他日后在甜食方面的进食困难，也是不利的。

care 04 新妈妈须知

宝宝一过7个月，与饮食有关的各种个性就会逐渐表现出来。喜欢吃粥的宝宝与不爱吃粥的宝宝，在吃粥的量上就拉开了距离。每次100克，每日吃2次的宝宝，妈妈会感到很骄傲，而若宝宝每日只能吃50克，妈妈则感到很懊恼。其实没有必要这样。

吃菜也一样，有喜欢吃蔬菜的，也有喜欢吃鱼类的。蔬菜和薯类可以直接切碎或磨碎后煮熟给宝宝吃，含脂肪较多的鱼开始不要给宝宝喂得太多，如果没有发生过敏反应，就可以继续增加。总之，代乳食物因宝宝个体差异而异。不过无论有多大的差别，有一点必须注意，就是7个月大用牛奶喂养的宝宝，每日的奶量不得少于500毫升。

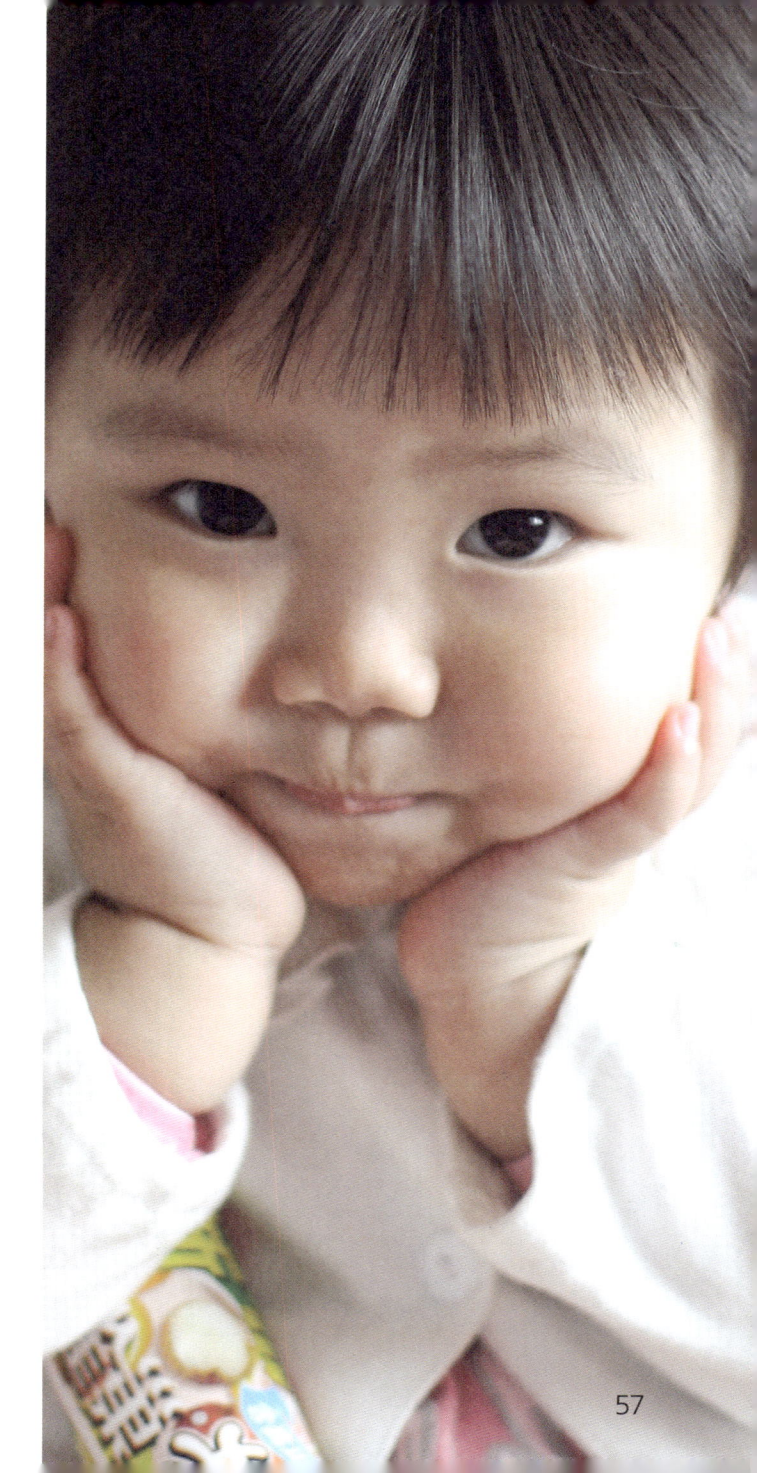

[第·29·周]

宝宝"发"牙了

当妈妈发现宝宝的牙龈开始冒出小小的、硬硬的白色小牙苞时,表示宝宝开始发"牙"了!长牙阶段是口腔保健的重要时期,爸爸妈妈的关注与正确保健,能为宝宝牙齿的健康生长奠定基础。

care 01 营养快线

现在,应该适当给宝宝吃些固体食物了。面包片、馒头片、饼干、磨牙棒等都可以给宝宝吃。许多宝宝到了这个月就不爱吃烂熟的粥或面条了,妈妈做的时候适当控制好火候。如果宝宝爱吃米饭,就把米饭蒸得熟烂些喂他好了。爸爸妈妈总是担心宝宝牙还没有长好,不能咀嚼这些固体食物,其实宝宝会用牙床咀嚼,并能很好地把咀嚼后的食物咽下去。

★ 贴心叮咛

宝宝口腔清洁,爸爸妈妈做好一线把关!

care 02 营养专家提醒

宝宝牙齿尚未长出前,就要做好口腔的清洁工作。

每当宝宝喝完奶,妈妈可先用纱布或棉花棒以温水蘸湿后,轻拭宝宝的舌头与牙龈。

当宝宝长出牙齿后,也要用纱布或棉花棒蘸湿后擦拭牙面,最好每次喂食后都要清洁,保持口腔干净,减少牙龈发炎的现象。

当宝宝喝完奶或吃完辅食后,可先让宝宝喝些温水漱口,避免让宝宝含着奶瓶睡觉,并少吃甜食。

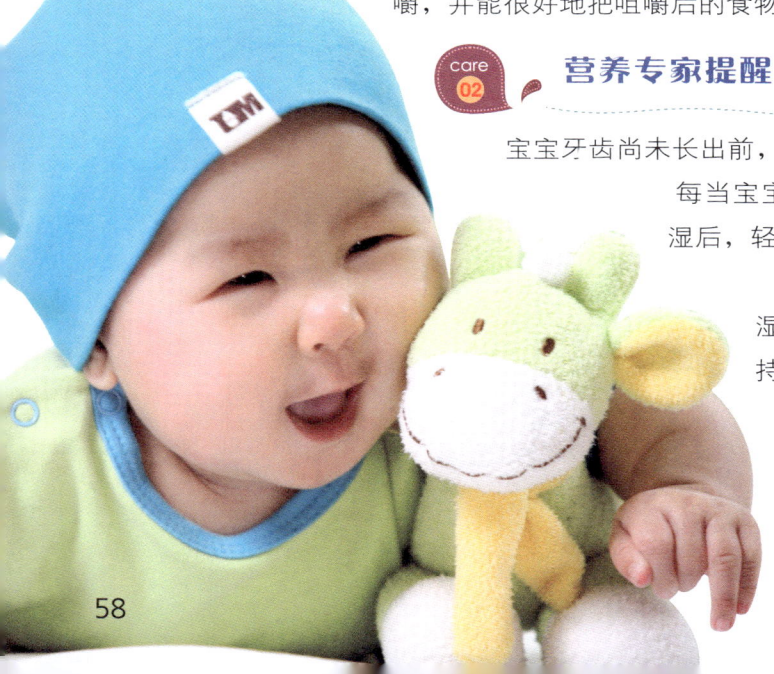

不可以吃从大人口中吐出来的食物。宝宝刚出生的时候是不携带变形链球菌的，但是这种菌可以通过唾液传染。大人的调羹不要喂食宝宝，大人咀嚼过的食物不要给宝宝吃，这是绝对禁止的。

care 03 喂养攻略

宝宝每日饮食包括：1/2杯的奶酪、原味优酪乳或原味干酪、2～4汤匙的加强铁质宝宝谷类2～3份；1/2片面包或2块饼干2～3份；3～4汤匙的水果2份；用杯子喝90毫升的果汁——加水稀释后再给他喝；3～4汤匙的蔬菜2～3份；如果让宝宝吃肉类产品，应要煮烂或绞得很细。

care 04 新妈妈须知

在宝宝长好牙而且确定他不会被食物噎到以前，妈妈要特别留意下列食物：

会碎成小片且坚硬的生食物 这些食物包括芹菜、胡萝卜、青椒、苹果、梨等。

香肠或腊肠 这种肉类就算切成薄片也不会变得安全。如果妈妈想让宝宝吃这些食物，将上面包裹的那层膜拿掉，每条纵切成四等份，然后再将每一等份切成0.5厘米的小段。

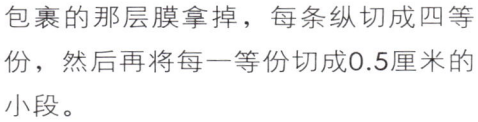

樱桃或葡萄 要将它们切成极小的片才可以喂给宝宝。

有子和果核的水果 如果要喂的话，挖掉果心，除去子及果核。将果肉捣烂再喂给宝宝。

YANSHENLIANJIE

延伸链接

乳牙的功能

当宝宝开始长出乳牙之后，他所能吃的食物也越来越多，从流质到固体，宝宝开始会咀嚼、吞咽食物；而且随着牙齿越来越齐全，颌骨的生长发育也越健全，对发音、说话也有帮助。但是若没有健全的乳牙，就没有办法完全咀嚼食物，口腔消化功能相对不佳、容易牙痛，严重的话还会影响日后恒齿的生长。

〔第·30·周〕

品尝不同的味道

从这周开始，可以把粮食和肉蛋、蔬菜分开给宝宝吃了，这样能使宝宝品尝出不同食物的味道，增添吃饭的乐趣，增加食欲，也为以后转入饭菜为主的饮食打下基础。

care 01 营养快线

宝宝除了继续添加以前的辅食，还可以添加肉末、豆腐、1个鸡蛋、1个苹果、猪肝泥、鱼肉丸子、各种菜泥或碎菜。未曾添加过的新辅食，不能一次添加两种或两种以上；一天之内，也不能添加两种或两种以上的肉类食物、蛋类食物、豆制品或水果。

care 02 营养专家提醒

妈妈可能都遇到过这样的情况，当将精心准备的新食物喂给宝宝吃的时候，他却将食物吐了出来。这时候妈妈不要感到惊讶或者受挫，所有的宝宝或多或少都会这么做，主要是食物的新奇感导致宝宝将食物吐出，而不是因为它不好吃或不合宝宝的胃口。

如果宝宝将食物吐出来好几次，就过一段时间再让宝宝吃，他可能是需要时间来适应新食物。可将少量的新食物和他正在吃的食物混合在一起。例如，将青豆加在红薯里让他习惯。如果他以往是吃三汤匙的红薯，那么就在碗里放两汤匙的红薯加上一汤匙的青豆。这样，宝宝便会逐渐习惯新的味道的食物。另外，也可以在宝宝的饮食中增加绿色蔬菜，要慢慢增加，一次给一种，每两周更换一次。

★ 延 | 伸 | 链 | 接 ★

不要让宝宝过量喝牛奶

有的宝宝只爱喝牛奶，不吃其他食物。有的妈妈也认为，宝宝喝的牛奶越多就越有营养，其实不然。牛奶中乳糖含量较多，宝宝摄入过量，乳糖将影响消化、吸收，导致腹泻。牛奶中的磷含量过高，会"排挤"体内的钙元素，引发低血钙抽筋。牛奶含铁很低，吸收也差，仅为人奶的20%，喂牛奶过多会致使铁不足而发生贫血。因此，不要让宝宝过量喝牛奶。

care 03 喂养攻略

让宝宝从不同的食物中获得热量是最好的，然而不是绝对必须的。经常提供新的食物，鼓励宝宝去尝试。但别为食物争斗，他不一定需要吃妈妈提供的每样东西，他小小的胃很快就会装满，而大部分的营养仍然是从母乳或宝宝配方乳中获得的。因此，妈妈应放轻松，让进食时间成为宝宝的愉快时光。当他对食物失去兴趣或变得焦躁时，他就暂时不会再吃了。

care 04 新妈妈须知

当宝宝胃里的东西涌入食道时，就会发生胃酸逆流。这种情形会让宝宝的喉咙不舒服，而导致他中断吸奶。他可能会暂时拒绝喂食，但接着就会立刻想再进食。

胃酸逆流在任何年龄都可能发生，每个人多少都经历过。唯有当问题频繁与持续时才是不正常的。胃酸逆流的问题通常不严重，大约到了一岁时便都能获得改善。宝宝可能出现胃酸逆流的症状包括：溢奶、呕吐（可能是强烈的呕吐）、体重减轻、喂食结束时作呕或噎住、呼吸不畅、焦躁易怒、打嗝、咳嗽、呼吸停止。

如果宝宝的状况不是很严重，可在喂食后帮宝宝打嗝，并将他抱直约30分钟以改善这个问题。应采取少量多餐方式喂食。改变宝宝椅或宝宝床头的姿势，让它更直立些。如果宝宝过度呕吐、体重减轻或有呼吸问题的话就该去医院看医生了。

★ **贴心叮咛**
宝宝的辅食种类要多样化，让宝宝多品尝不同食物的味道。

〔第·31·~·32·周〕

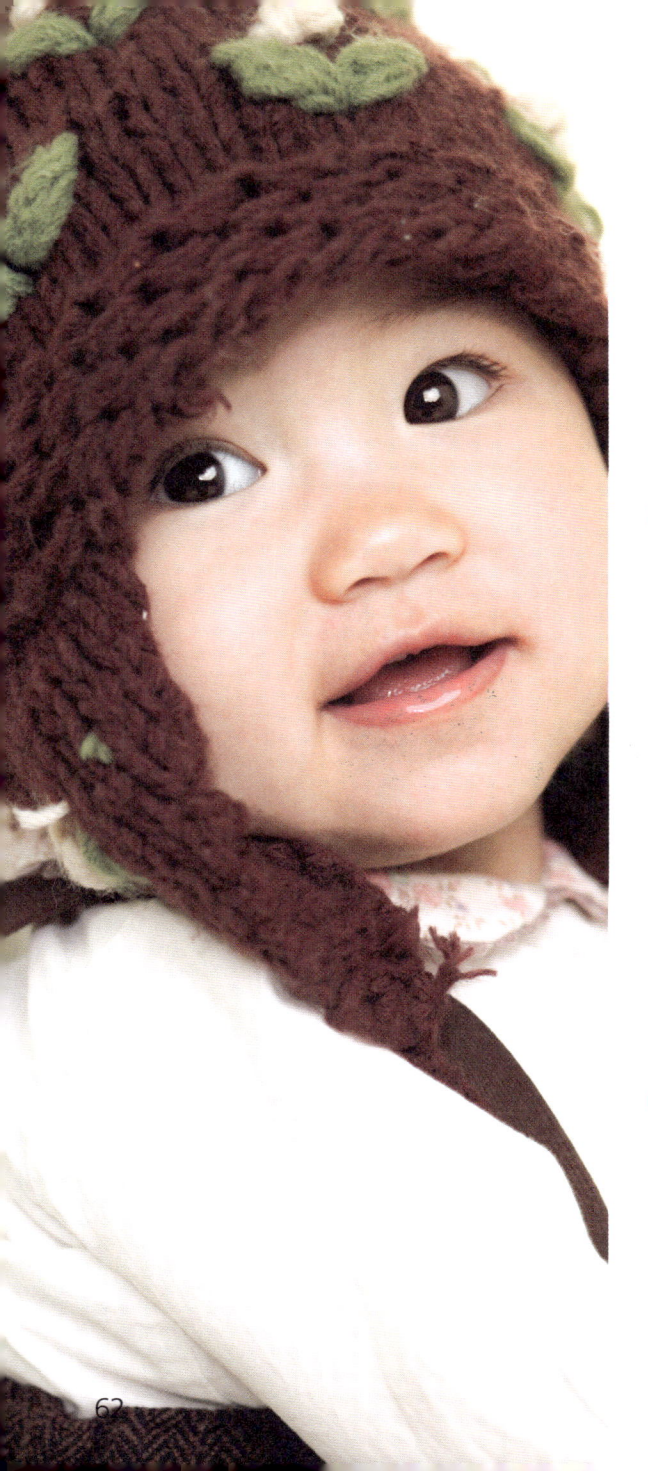

改变宝宝的饮食规律

在这个阶段的宝宝喂养中，要注意改变宝宝的饮食规律，并且在吃饭时给宝宝安排固定的餐位和餐具。色、香、味俱全，可促进宝宝食欲，增多食物摄入，加强其消化及吸收功能。

care 01　营养快线

在宝宝8个月的时候，可试着采用每天吃3顿奶、2餐饭的饮食规律了。一向吃母乳的宝宝，应逐渐让他习惯吃各种辅食，以达到增加营养、强健身体的目的。一旦让宝宝减少吃母乳的次数，就应该加些辅食。主食应以粥和烂面条为宜，也可以吃些撕碎的软馒头块。辅食除鸡蛋外，可选择鱼肉、猪肝泥、各种蔬菜和豆腐。喝牛奶的宝宝，每餐的量不应少于250毫升。

现在宝宝还不可以突然开始喂坚硬、大块的食物，但是可以把食物做得比以前稍硬且稍大些，使宝宝能用舌头碾碎后吞咽。米粥煮熟即可，面包片可以蘸汤或牛奶喂宝宝，蔬菜无需完全捣碎，切细后煮透即可。

care 02　营养专家提醒

糖果含有较高热量，但营养价值不高。虽然是该限制食用，但要完全排除宝宝饮食中的甜食可能有困难。即使妈妈不拿任何糖果给宝宝吃，其他人也可能会。如果妈妈完全不让宝宝吃甜食，他日后可能发生甜食方面的进食问题。

偶尔吃一些甜食是可以的，但宝宝真正需要的只是味道，如果妈妈只是偶尔且少量地让他吃甜食，那么吃甜食就不是问题。不过在第一年中，别让宝宝吃冰淇淋，他无法消化其中所含的牛奶蛋白。

care 03 喂养攻略

现在宝宝自己可以坐着了，因此，在给宝宝吃饭的时候，妈妈可以给宝宝准备一个宝宝专用餐椅，让宝宝坐在上面吃饭。如果没有条件，就在宝宝的后背和左右两边，用被子之类的物品围住，目的是不让宝宝随便挪动地方，而且最好把这个位置固定下来，不要总是更换，给宝宝使用的餐具也要固定下来，这样，会使宝宝一坐到这个地方就知道要开始吃饭了，有利于形成良好的进食习惯。

care 04 新妈妈须知

猪肝有些腥味，宝宝不会非常喜欢吃，这就需要在烹调方法上下点功夫，去其腥味，变不好吃为好吃。

为宝宝制作猪肝泥有两种方法：一是将生猪肝横剖开，剥去外皮，用刀刮下如酱样的猪肝泥；二是先把猪肝煮熟后，再剁成细碎泥状。然后加葱、姜、黄酒等后用油炒，同时去腥味，烧好后加些鸡精提鲜。如果宝宝还是不肯吃，可用7份猪肝泥和3份肉糜一起炒，有利于去掉猪肝腥味。经过实践证明，用这个方法制作的猪肝泥粥宝宝们是爱吃的。

对更大一点儿的宝宝来说，最好每周能吃上1~2次猪肝，能预防营养缺乏症。因此，更要强调烹调方法。采用猪肝与其他动物食物混烧，如猪肝丁和咸肉丁、鲜肉丁、蛋块混烧，或猪肝炒肉片等，宝宝们大都喜欢吃。将猪肝制成白切猪肝片或卤肝片，在宝宝还未进餐的时候，洗净手一片一片拿着吃也是个好方法。

YANSHENLIANJIE

延伸链接

正确对待宝宝偏食

宝宝现在对食物的好恶感越来越明显。当他们对妈妈给予的食物不喜欢时，就会用舌头顶出来，表现出"偏食"现象。很多妈妈会很担心，于是，有时非逼着宝宝吃这种食物。其实，妈妈不必着急，宝宝出现的这种所谓偏食现象只是一种很天真的反应。

正确认识配方奶

Baby

近年来，随着科学的发展，配方奶粉中添加了许多成分，使之在营养上最接近于母乳，有些配方奶粉中还强化了某些营养成分，能为宝宝补充所缺乏的营养。因此，在无法进行母乳喂养时，配方奶粉无疑是比较理想的选择。现在，我们就来了解一下配方奶粉中的营养成分以及如何选择优质安全的配方奶粉。

01 配方奶的成分

● **蛋白质** 按照国家药品食品监督管理局的规定：0~6个月宝宝配方奶粉，蛋白质含量必须达到10%~18%，6~12个月宝宝的配方奶粉，蛋白质含量应不低于12%。总体上，配方奶粉的蛋白质含量应该是在10%~20%之间。需要提醒一点，这个参照值应该根据不同年龄有一个波动范围。年龄偏小的孩子肾功能发育不成熟，蛋白质摄入过高，会产生肾负荷过强，造成脱水。

由此表明，并不是蛋白质含量越高越好，必须根据不同发育水平的孩子来设计配方。总的说来，只要是在10%~20%就符合了国家标准，能够满足宝宝生长发育的正常需求。

● **核苷酸** 核苷酸是母乳的天然成分，参与所有细胞的生命过程，具有提高免疫功能、抗癌、抗疲劳等功能，是人体遗传物质DNA和RNA的结构单位，存在于每个细胞中。普通人群可以自己合成核苷酸，但生长发育迅速的宝宝由于细胞繁殖分化快，核苷酸需要量骤增，所以在婴儿配方奶粉中添加相当于母乳量的核苷酸将有利于宝宝的生长发育。

● **必需脂肪酸** 必需脂肪酸是人体不能自行合成的营养物质，必须由食物供给，正常生长发育和维持健康必不可少的脂肪酸，包括α-亚麻酸和亚油酸。

● **DHA与AA** DHA和AA(ARA)在人乳中含量高，对大脑和视网膜发育起重要作用。AA(ARA)又名花生四烯酸，对人体的生长发育有重要作用。早产儿及缺乏母乳者，体内DHA不足。配方奶粉中供给适当的DHA和AA(ARA)是必需的，尤其对早产儿及无母乳者更为重要。

● **铁质** 铁是构成血红素的重要成分，而血红素在体内负责运输氧气。在大脑快速发展的时期，如果长期对组织供氧不足，会导致宝宝智力发展受限，甚至影响终生。胎儿从母体得到的铁质供宝宝出生后4个月使用。4个月后，铁质用尽，必须由食物中摄取铁质作为补充，因而配方奶粉应含有足够的铁。

02 找准配方奶粉的类别

市场上销售的婴儿配方奶粉一般根据宝宝年龄段的不同大致分为3类：适合0~6个月较小宝宝的Ⅰ段配方奶粉、适合6~12个月较大宝宝的Ⅱ段配方奶粉、适合1岁以上幼儿的Ⅲ段配方奶粉。

各段配方奶粉的营养成分都会根据宝宝生长发育的需要做些相应的调整，因此，选购配方奶粉首先应根据婴幼儿年龄大小选择合适的类别。

● **选择大品牌** 大品牌实力雄厚，各方面条件比较成熟，也更看重产品的信誉度，因此，产品质量比较可靠，比较有保证。

● **看包装** 正规厂家的包装应该完整无损，平滑整齐，图案清晰，印刷质量高，还应标有商标、生产厂名、生产日期、生产批号、净含量、营养成分表、执行标准、适用对象、食用方法等，消费者在选择时要特别关注保存期限和婴幼儿生产许可证编号。

● **听声音** 装在包装袋中的奶粉虽然看不见，但可通过声音判别其优劣。用手捏住包装摇动，优质奶粉会发出"沙沙"声，声音清晰。

● **价格合理** 根据国家标准，婴幼儿配方奶粉营养成分丰富、营养水准高，而且优质奶粉还根据婴幼儿的生理特点适当添加国家规定的特殊配方营养素，如DHA、核苷酸等，能更好地满足婴幼儿营养需求，所以售价往往不低。因此，如果发现市场上销售的婴幼儿配方奶粉售价过低，消费者在购买时就应慎重。

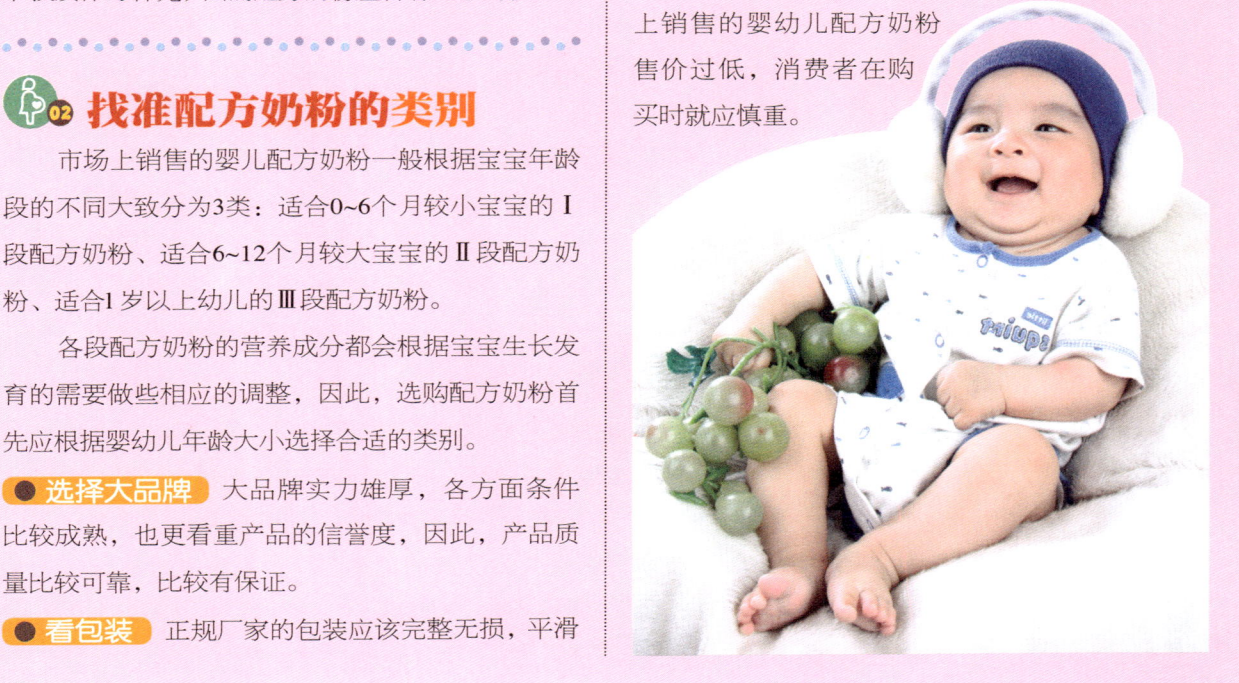

[第·33·周]

辅食成为主食

现在这个阶段是宝宝生命历程中一个比较重要的阶段,因为一件重要的事情将在此时发生,那就是乳汁将由宝宝的主食变为辅食。而原来的各种辅食,成了宝宝的主食。

care 01 营养快线

一般认为,8~12个月是断奶的最佳时期。此阶段,母乳充足的不必完全断奶,但不能再以母乳为主,喂奶次数应逐渐从3次减到2次,时间可以安排到早上6点起床后和晚上9点睡觉前。每天哺乳400~600毫升就足够了,而辅食要逐渐增加,为断奶做好准备。

这时期的宝宝已经长牙,有咀嚼能力了,可以让其咬食硬一点的东西,这样有利于乳牙的萌出。妈妈可以增加一些粗纤维的食物,如茎秆类蔬菜,但要把粗老的部分去掉。

给宝宝做的蔬菜品种应多样,如胡萝卜、番茄、洋葱等,对经常便秘的宝宝可选菠菜、圆白菜、萝卜、洋葱等含纤维多的食物。

宝宝满8个月后,可以把苹果、梨、水蜜桃等水果切成薄片,让宝宝拿着吃。香蕉、葡萄、橘子可整个让宝宝拿着吃。

care 02 营养专家提醒

蔬菜和水果两类食物不可偏废。不要因为水果口感好,宝宝乐于接受,而把蔬菜推向一边。实际上水果和蔬菜各有所长,全面衡量的话,蔬菜还要优于水果,其中许多营养是宝宝发育的"黄金"物。蔬菜还有促进食物中蛋白质吸收的独特优势。

这个阶段的宝宝要注意面粉类食物的添加，其中所含的营养成分主要为糖类，可以为宝宝提供每天活动与生长所需的热量。另外还有一定含量的蛋白质，促进宝宝身体组织的生长。

care 03 喂养攻略

如果宝宝每日早晨早早就醒，而在喂了一点母乳后，又可以一觉睡到8：00，那就可以继续喂母乳。午睡前如果抱着喂点母乳，宝宝能安然入睡，就可以把母乳喂养作为促进宝宝午睡的手段，可以继续喂母乳给宝宝。

宝宝晚餐在18：00吃，20：00再吃母乳后，能一直睡到第二天早晨的话，那睡觉前的母乳就不必停。宝宝夜里哭闹，如果喂了母乳就能又接着睡，也可以继续喂母乳。

如果宝宝比较喜欢活动，每天上午9：00～10：00，下午3：00～4：00必须要出去活动，而每日午睡2次，每次1小时且夜里1：00左右醒来吃一次母乳就安然入睡的话，那就可以只在早晨起床时、晚上睡觉前和半夜里喂母乳，而在其他时间一概不喂母乳，因为这个月龄的宝宝如果白天喂他母乳，就会向妈妈撒娇，不分时间地要求吃奶，这样一来，就不吃其他的辅食了。

care 04 新妈妈须知

如果宝宝从一开始就不爱吃粥而特别想吃饭菜，那么可以先试着给他喂一点，如果没有其他不适的反应，就可以给他喂米饭，只要宝宝的体重增加在每日5～10克的范围内，即使每日给他喂3次米饭都是可以的。宝宝并不会因为没有长牙就不吃米饭，有很多宝宝虽然牙还没有完全长出来，但并不喜欢吃粥而喜欢吃米饭，遇到这种情况时，只要把米饭煮得稍烂一些就可以了。

★ **贴心叮咛**
宝宝断奶前辅食要多种多样，只要适合宝宝生长发育就好。

YANSHENLIANJIE

延伸链接

减少宝宝对乳头的依恋

从这个月开始，妈妈要注意减少宝宝对乳头的依恋。如果乳汁不是很多，应该在早晨起来、睡前、半夜醒来时喂母乳。吃完饭菜或牛奶后，宝宝不会饿的，即使宝宝有吃奶的要求，妈妈也不要让宝宝吸吮乳头。

〔第·34·周〕

避免营养过量

对妈妈来说，当然不希望自己的宝宝缺乏营养，但也不能一味地添加营养素，否则，会对宝宝的身体不利。

care 01 营养快线

有的妈妈认为鱼肝油和钙是营养品，越多越好，这是一种错误的观点。补充过量的鱼肝油和钙可导致中毒现象。维生素A过量，可出现类似"缺钙"的表现，如烦躁不安、多汗、周身疼痛，尤其是肢体疼痛、食欲减低。维生素D过量，可导致软组织钙化，如肝、肾、脑组织钙化。

care 02 营养专家提醒

大部分宝宝在这个阶段，乳牙已经萌出四颗，消化能力也比以前增强，此时的喂养应该注意以下几点：

母乳充足时，除了早晚睡觉前喂点母乳外，白天应该逐渐停止喂母乳。如果白天停喂母乳较困难，宝宝不肯吃代乳食物，此时有必要完全断掉母乳。

用牛奶喂养宝宝的，此时牛奶仍应保证每天500毫升左右。代乳食物可安排3次，因为此时的宝宝已逐渐进入离乳后期。

适当增加辅食，可以是软饭、肉（以瘦肉为主），也可在稀饭或面条中加肉末、鱼、蛋、碎菜、土豆、胡萝卜等，量应比上个月增加。

★ 延│伸│链│接 ★

代乳食物喂多长时间好

代乳食物喂多长时间好，这一点因宝宝的吃饭速度不同而不同，并没有固定的标准。重要的是宝宝是否高兴吃。

对不大喜欢吃粥的宝宝用40~50分钟甚至更长的时间才喂进去儿童用碗中的2/3的粥，这显然称不上宝宝喜欢吃。把粥用匙喂到宝宝嘴里，但宝宝长时间含着，迟迟不下咽，这也是宝宝觉得不好吃的缘故，这时最多喂30分钟就可以了。

★ 贴心叮咛

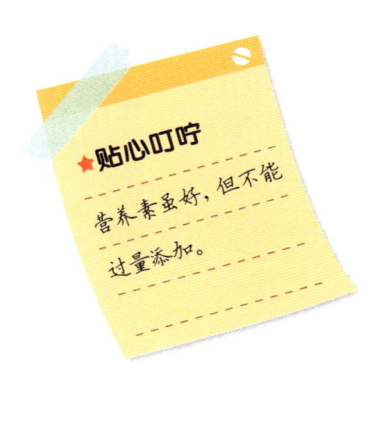

营养素虽好，但不能过量添加。

增加点心，比如在早午饭之间增加饼干、烤馒头片等固体食物。

补充水果。此月龄的宝宝，自己已经能将整个水果拿在手里吃了。但妈妈要注意在宝宝吃水果前，一定要将宝宝的手洗干净，将水果洗干净，削完皮后让宝宝拿在手里吃，一天一个。

care 03 喂养攻略

这个阶段宝宝的食谱可参照如下标准制定：

●宝宝食谱

7:00	粥1/2小碗，肉松适量，鸡蛋1个
9:00	牛奶100毫升，饼干1～2块
12:00	面条半小碗，加蔬菜、肉、鱼
15:00	牛奶200毫升，小点心1个
18:00	粥1小碗，碎菜、肝末
20:00	临睡前加一次牛奶，约150毫升

care 04 新妈妈须知

在辅食的添加过程中，爸爸妈妈应注意以下四点：

有的妈妈为了省事，就把辅食和粥放在一起喂，这样不好，应该分开喂，让宝宝能够品尝到不同饮食味道，享受进食的乐趣。

在辅食添加中，爸爸妈妈不能机械性照搬书本上的知识，要根据宝宝的饮食爱好、进食习惯、睡眠习惯等因素灵活掌握。

没有千篇一律的喂养方式，添加辅食也是这样。有的宝宝一天只能吃一次辅食，第二次辅食说什么也吃不进去，但能喝较多的牛奶，还吃母乳。妈妈不能强迫宝宝一定要吃两次辅食。

有的宝宝吃一次辅食需要1个多小时，妈妈为了腾出时间带宝宝到户外活动，一天喂一次辅食，不足部分用鲜奶补足，这也未尝不可。

〔第·35·~·36·周〕

和大人一起用餐

有的宝宝喜欢和大人一起吃饭，也喜欢吃大人的饭菜。妈妈完全可以利用宝宝的这一特点，在大人午餐和晚餐时添加两次辅食。

care 01 营养快线

如果宝宝较胖，为了防止宝宝继续长胖，可以多喂些蔬菜粥、果汁或水果等。蔬菜粥中的蔬菜可以用胡萝卜或南瓜等，也可在蔬菜粥中适当添加些动物肝脏或鸡肉等。

对经常便秘的宝宝要给一些菠菜、圆白菜等含膳食纤维多的蔬菜。另外，也可以把牛奶换成酸奶试一试。8~9个月的宝宝大部分已不再喜欢吃代乳食物罐头那样的糊状食物。点心也一样，多数宝宝已不再喜欢吃软的，而喜欢吃有点"嚼头"的食物。这对宝宝牙齿的生长也较为有利。

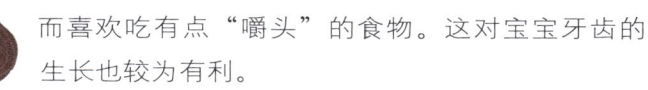

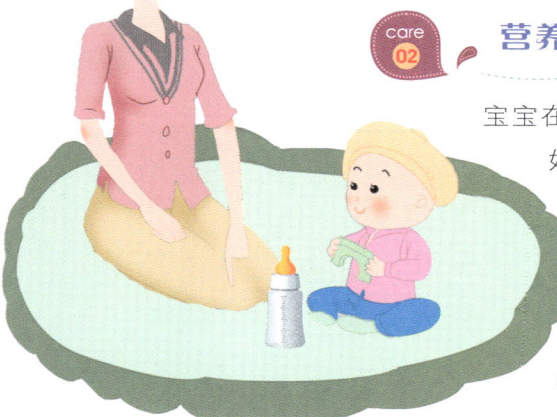

care 02 营养专家提醒

宝宝在和大人一起用餐时，妈妈要注意以下几点：

在烹饪时，要合宝宝的胃口，饭菜要烂，少放食盐，不放味精、胡椒粉等刺激性调料。

YANSHENLIANJIE

延伸链接

妈妈应下定决心给宝宝断奶

在给宝宝正式断奶的数日至一周内，妈妈要下定断奶成功的决心。断奶时，宝宝会有几天哭闹，但无论如何，也不要用母乳喂养，否则不但前功尽弃，还会影响宝宝的胃肠消化功能。断奶的关键是妈妈要痛下决心。

但是，要避免使用骤然断奶的方法。断奶的前期准备工作从逐渐添加辅食时开始。应在逐渐减少喂奶次数的同时，逐渐增加辅助食物的次数和数量，直至完全不喂奶时为止。

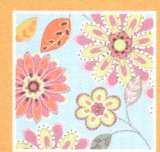

吃鱼时注意鱼刺。抱宝宝到饭桌上一定要注意安全，热的饭菜不能放在宝宝身边，宝宝可能会把饭菜弄翻，热汤会烫伤宝宝。宝宝皮肤娇嫩，即使大人感觉不是很烫，也可能会把宝宝烫伤。

不要让宝宝拿着筷子或饭匙玩耍，可能会戳着宝宝的眼睛或喉咙。

有的宝宝就喜欢吃辅食，无论如何也不爱吃奶，就要多给宝宝吃些鱼、蛋、肉，补充蛋白质。

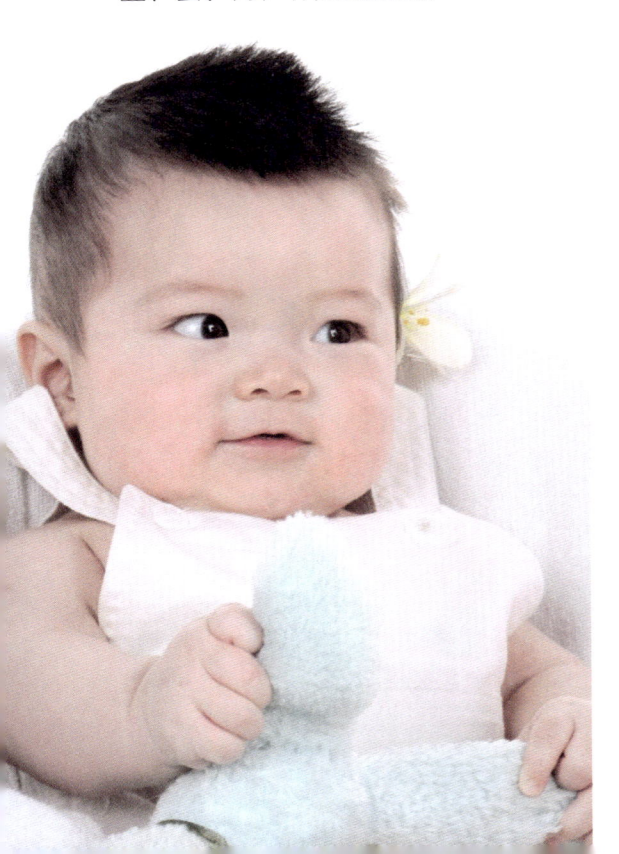

care 03 喂养攻略

妈妈可以在糊状食物中添加柔软的固体颗粒状辅食，如肉末、菜末、南瓜、胡萝卜、红薯、土豆等细丁（煮烂后加入到米糊、粥或面条中去）。也可给宝宝喂食蛋羹、豆腐等。添加的食物颗粒可以粗些，也可以不过筛，但豆沙仍要去皮，番茄和茄子也要去皮、去子。

水果如苹果、香蕉、桃可用匙喂食或切片，煮食会因为加热而损坏维生素C。米汤中由于脂肪含量低，可在其中加入肉汤或植物油（大豆油、香油等，每日5~10毫升）。

为增加钙质和铁、锌等多种营养素，可给宝宝添加骨肉糊（粉）及其制品（如强化乳儿粉等），以保证宝宝正常的生长发育。

★ 贴心叮咛

只要宝宝能吃，吞咽很好，能和大人一起进餐是很好的。

care 04 新妈妈须知

这个时候的宝宝常常想自己动手吃饭。饭前应将宝宝的手洗干净，然后训练宝宝自己使用杯、碗、匙等用具进食。开始时应少给些食物，并多加善意的指导，不要怕宝宝把餐桌搞得一团糟。

如果妈妈不让宝宝多练习独立进食，就很难尽快培养起宝宝对奶品以外的其他食物的兴趣，断奶也就难以成功。

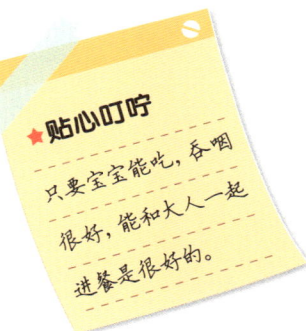

[第·37·周]

进入断乳后期

这个时期的宝宝如果能熟练地摆弄小匙，表现出吃东西的动作，而且不依靠妈妈，自己能往嘴里送东西，这就意味着宝宝已经到了断奶后期了。

care 01 营养快线

这周宝宝的营养需求和上周没有大的区别，添加辅食可以补充充足的维生素C、蛋白质、矿物质。鲜牛奶可以补充充足的钙质。现在，即使比较充足的母乳，也不能供给宝宝每日所需营养，必须添加辅食。所以，并不是到了这个月就要断母乳，但是要掌握好喂母乳的时间。一般是早晨起来、晚上临睡前、半夜醒来时喂母乳。这样，白天宝宝就不会总是要吃母乳，和妈妈撒娇，也就不影响宝宝吃辅食了。

care 02 营养专家提醒

这一时期，宝宝已经进入了离乳期，可以用几颗牙齿和牙床品味咀嚼食物的味道了。当宝宝能有节奏地运动嘴部、一次的进食量达到小碗的2/3时，就可以把喂辅食的次数增至3次。如果宝宝依然不喜欢咀嚼，则可以推迟1~2个月。

妈妈应分早、中、晚三次喂宝宝吃辅食，紧接着让宝宝吃足够的乳汁。如果宝宝吃下大量辅食，那么哺乳量自然就会降低。喂辅食的时间应当基本与大人的进食时间同步，如果大人在早、午、晚进

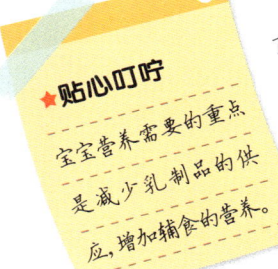

★ 贴心叮咛

宝宝营养需要的重点是减少乳制品的供应，增加辅食的营养。

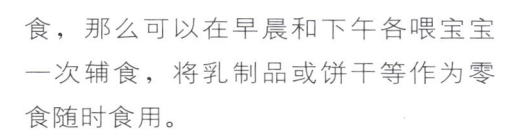

食，那么可以在早晨和下午各喂宝宝一次辅食，将乳制品或饼干等作为零食随时食用。

● 宝宝食谱

8：00	牛奶180毫升，面包2块（10厘米见方）
10：00	温开水100毫升，饼干2块（或馒头片）
12：00	米饭半小碗，鸡蛋1个，蔬菜
15：00	牛奶180毫升，小点心1个，水果
18：00	稀饭1小碗，鱼、肉末、蔬菜
21：00	鲜牛奶100毫升

care 03 喂养攻略

在给宝宝安排食谱时，可以参考以下方案：

中午吃的蔬菜可选菠菜、大白菜、番茄、胡萝卜等，将其切碎后与鸡蛋搅拌制成咸蛋卷给宝宝吃。下午加点心时吃的水果可选橘子、香蕉、草莓、葡萄等。

care 04 新妈妈须知

这时给宝宝喂的水果绝大部分可以不切碎、不榨汁，整个的给宝宝吃，宝宝也会喜欢。

母乳喂养的宝宝，在添加两次代乳食物后，都要喂牛奶。此外，还要再给一次点心和牛奶。母乳则在早晨醒来、晚上临睡前、夜里醒来时喂即可。这个时期如果只喂母乳，外加一点米饭的话，会导致宝宝营养不良。

这个阶段的宝宝，对牛奶以外的代乳食物差不多都习惯了，但他们吃东西的量会有很大的区别。爸爸妈妈不可因宝宝的食量小而担心，食量小是因为宝宝的身体只需要那么多能量的缘故，只要宝宝精神好，爸爸妈妈也不用担心。

延伸链接 YANSHENLIANJIE

应该让宝宝少吃的食物

爸爸妈妈在为宝宝准备食物的时候，一般应回避的食物有以下几种：

某些贝类和鱼类：如乌贼、章鱼、鲍鱼以及用调料煮的鱼贝类小菜、干鱿鱼等。

蔬菜类：牛蒡、藕、腌菜等不易消化的食物。

香辣味调料：芥末、胡椒、姜、大蒜和咖喱粉等辛辣调味品。

另外，大多数宝宝都爱吃巧克力糖，奶油软点心，软黏糖类，人工着色的食物，粉末状果汁等食物，这些食物吃多了对宝宝的身体不利，因此，不宜给宝宝多吃。

〔第·38·周〕

合理添加断奶食物

断奶对宝宝来说是一个危险期，断奶食物添加不当或营养素供给不足，容易导致宝宝营养不良。所以，合理添加断奶食物很重要。

care 01 营养快线

这个时候母乳如果很充足，白天最好只在早晨起床后或午睡前给宝宝喂一次。在晚上临睡前，为了让宝宝能快些入睡，也可给宝宝喂一些母乳。

如果让宝宝吃完代乳品就吃母乳，那么极有可能导致宝宝只简单地吃一点就要吃奶，这样就可能使宝宝摄取不到必需的营养。

★ 延｜伸｜链｜接 ★

给宝宝做饭多蒸少炸

给宝宝做饭时多采用蒸煮的方法，蒸煮比炸、炒的方式保留更多的营养元素，口感也较松软。同时，还保留了更多食物原来的色彩，能有效地激发宝宝的食欲。

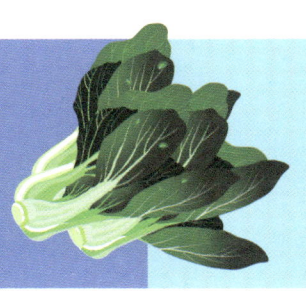

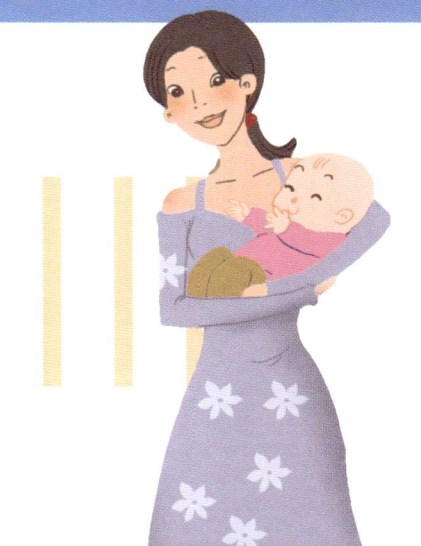

care 02 营养专家提醒

此阶段宝宝体重的增加一般是每日5～10克，如果宝宝体重平均每日增加10～20克，那么就应控制他的饮食了。饥饿的时候给他喂适量酸奶或果汁。如果体重增加达不到平均值，就应给他补充牛奶或是再添加一次辅食，以使宝宝的体重增长达到均值。

★ 贴心叮咛

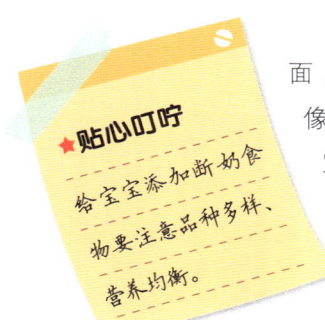

给宝宝添加断奶食物要注意品种多样、营养均衡。

在辅食方面，仍然可以像上周一样给宝宝做些鸡蛋、豆腐、胡萝卜、菠菜等食物吃，量也可以增加一些。鱼也并不是只有白色的才能给宝宝吃，像青花鱼就可以喂给宝宝，但一定要注意剔净鱼刺。开始时，给宝宝吃的量要少一些。待确定宝宝没有食物过敏反应后，才可以逐渐增加。

在贝类食物中，牡蛎可以给宝宝多吃些，虾、蟹类的应少给一些。牛肉末、猪肉末、鸡肉末也可以喂给宝宝吃。

care 03 喂养攻略

这个时期宝宝长出了牙齿，咀嚼、消化能力增强了许多，糊状食物内加的动、植物辅食颗粒可以粗一些，以锻炼宝宝的咀嚼能力。可以给宝宝吃烂饭、碎面条、面片以及去皮的碎豆瓣、肉末等。这时可再减1～2次母乳或乳制品，增加一次类似成人的普通食物。

母乳喂养次数视不同的宝宝断奶时间而定，每日仅喂1～2次母乳，就比较容易完全断奶。

随着以后添加的动、植物辅食物种的不断增多，硬度也可以逐渐增加，但由于宝宝乳牙未长齐，缺少磨牙（大牙），所以食物不可过硬，不能给宝宝喂坚硬食物。

care 04 新妈妈须知

如果每日给宝宝3次代乳食物，其中有两次在吃完代乳食物后喂母乳，无论怎样也断不了母乳的情况下，是否要采取强制性措施停止喂母乳，需要根据喂母乳是否影响宝宝吃代乳食物而定。如果宝宝虽然断不了母乳，但并不少吃代乳食物，喂母乳也没关系。

对只想着吃母乳，而排斥代乳食物的宝宝，则必须要想办法停止喂母乳。如果只停喂白天的母乳有困难，则可以连晚上的也一起停喂。

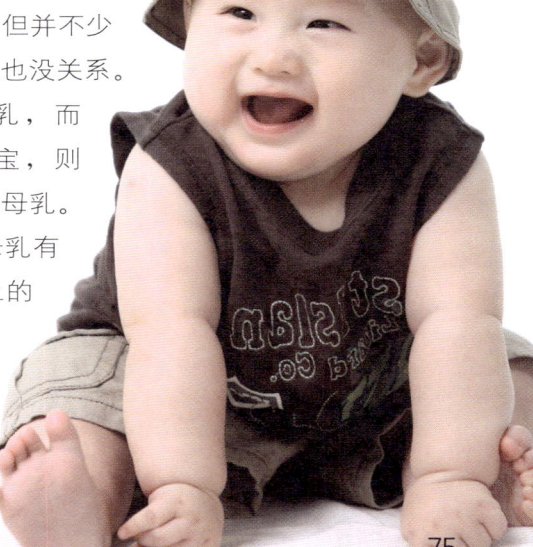

〔第·39·~·40·周〕

宝宝的点心

这个阶段的宝宝可以吃各类点心了，如饼干、蛋糕等，这些都是宝宝的最爱。

care 01 营养快线

有的妈妈认为给宝宝吃了点心，他就不吃粥了，所以一点儿也不给宝宝吃，其实这没有必要。要知道，饼干是糖质，粥也是糖质，没必要特意选择从宝宝不喜欢的糖质食品中获取能量。而且，给饼干而把粥减下去，在营养上也不会有什么影响。

care 02 营养专家提醒

如今多数宝宝一过10个月，就不大喜欢吃粥而吃米饭了。这主要是由于断奶时间提前了，宝宝的消化器官发育速度加快的结果。

有的宝宝从10个月起就开始吃米饭，蔬菜可以是菠菜、胡萝卜或圆白菜等，另外还可以提供一些动物蛋白质，午后则提供一些草莓、香蕉等水果，晚餐就和爸爸妈妈吃一样的饭食。而有的宝宝非常爱吃粥，一点米饭都不吃。

还有一些宝宝，代乳食物吃得也很好，不过如果母乳仍然很充足，可以给喂一些母乳。这些情况都是因人而异。所说的断乳食谱只是为大多数妈妈提供一个依据而已。5个月的宝宝或许可以依照统一的断乳食谱喂哺宝宝，但10个月的宝宝就没有这么简单了。

宝宝的断乳进行得是否顺利，并不是用断乳食谱来衡量的，而是要看所选择的饮食能否让宝宝快乐。只要宝宝的日平均体重增加5~10克就可以了。

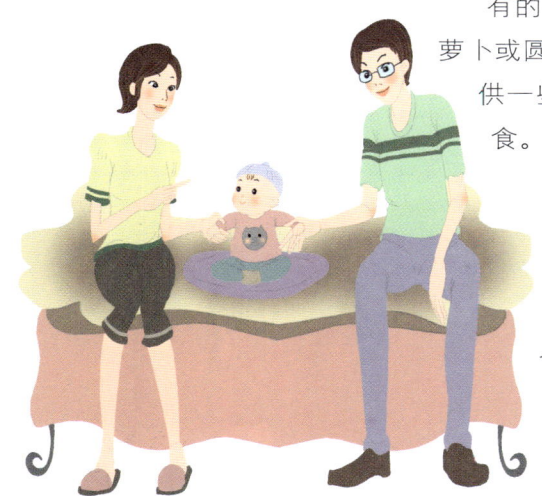

★贴心叮咛

虽然可以给宝宝适当吃些点心，但不能让点心取代断奶食物。

care 03 喂养攻略

在以前一直只吃粥的宝宝，如果一次能吃100克粥，应该给一次米饭试一试。开始时，在喂粥之前喂2～3匙米饭，如果宝宝喜欢吃，就可以逐渐增加分量。总之，在宝宝饮食问题上不可强制，只要能确定宝宝喜欢吃什么就可以了。

care 04 新妈妈须知

有的宝宝总是不好好吃饭，妈妈可以试试以下方法，让用餐对妈妈和宝宝都更容易些。

妈妈自己先吃，用夸张的方式吃饭，表现出很喜欢食物的样子。如果宝宝认为妈妈喜欢，他可能也会非常想要尝试。喂宝宝时，将一汤匙的食物放入他嘴里，同时拉抬汤匙，他的上嘴唇于是会将汤匙清干净，这样也有助于让食物留在宝宝口中，让他双手忙碌。有些宝宝会伸手想要自己拿汤匙，有些喜欢将液体倒在高脚椅的托盘上，有些喜欢让食物掉在地上。

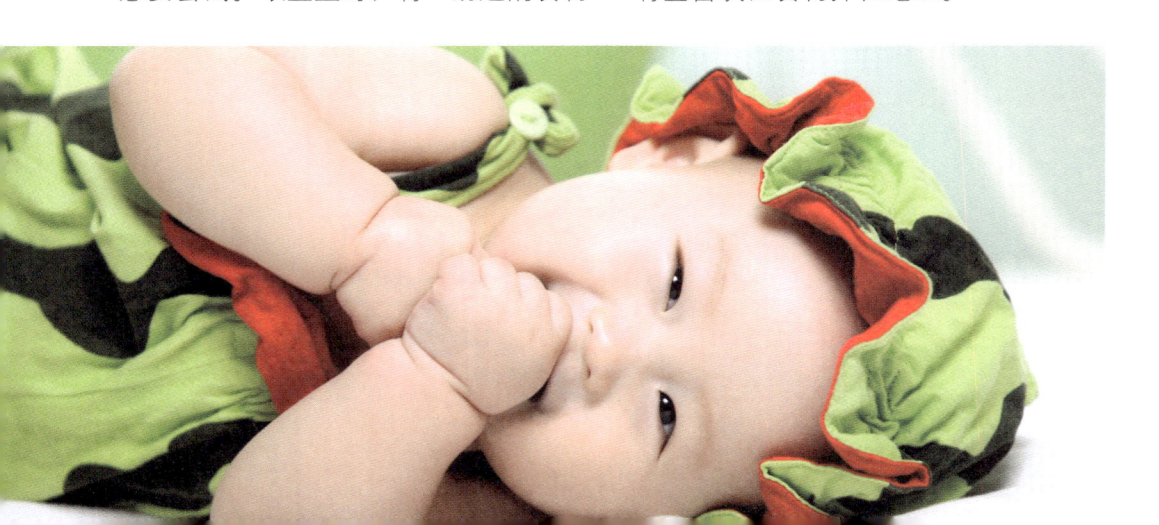

★延|伸|链|接★

让宝宝练习使用杯子

这一时期，宝宝要逐渐离乳，并以其他食物替代母乳或配方奶。宝宝除了练习吃食物外，使用杯子的本领也该加强了。可以将水或果汁等倒在杯子里给宝宝饮用，待操作熟练后就可以将牛奶倒在杯子里让宝宝喝。

刚开始使用杯子时，妈妈可以坐在宝宝的后面，握着宝宝的双手，练习把杯子放到嘴边再拿开的动作。宝宝如果做得好，就要用称赞进行鼓励，使宝宝乐于独立使用杯子。开始练习时，宝宝可以先用塑料杯，熟练后可使用较重的杯子。

〔第·41·周〕

正确摄入脂肪

脂肪虽然是很重要的营养素，但摄入不合理，同样也会给宝宝的身体带来一定的影响和危害。

care 01 营养快线

怎样才能正确地给宝宝摄入脂肪，有以下几种措施：

制定合理食谱 爸爸妈妈在为宝宝制定食谱时，应考虑宝宝的需要量，不宜过多，也不宜过少。如果供给脂肪过多，会增加宝宝肠道的负担，容易引起消化不良、腹泻、厌食；如果供给脂肪过少，宝宝的体重不增，易患脂溶性维生素缺乏症。

摄入含不饱和脂肪酸的食物 脂肪的来源可分为动物性脂肪与植物性脂肪两种。动物性脂肪包括动物肉、蛋、奶等，含饱和脂肪酸。植物性脂肪主要为不饱和脂肪酸，是必需脂肪酸的最好来源，应该多选用植物脂肪。

care 02 营养专家提醒

几种蛋白质食物互相搭配食用，比单纯只吃一种营养价值要高。这是因为各种蛋白质食物中，所含的氨基酸种类不同，多种食物彼此搭配，可以相互补充，从而提高营养价值。主食除各种粥以外，还可吃软米饭、面条（片）、小馒头、面包、薯类等，各种带馅的包子、饺子、馄饨也是宝宝很喜欢吃的，只是馅应剁得更细一些。为了促进宝宝良好的食欲，饭菜的种类要经常变换，并且要做得软烂一些，利于宝宝消化吸收。

★ 延 | 伸 | 链 | 接 ★

控制宝宝的饮食

这个时期的宝宝已会主动要东西吃，不爱吃的东西吃两口就不肯再吃了，而爱吃的东西，吃完后还要，不知节制。爸爸妈妈应注意加以控制，不要因为宝宝爱吃某种食物，就不加限制地喂食，这样会造成宝宝消化不良，损伤宝宝的脾胃。

需要注意，不要认为宝宝又长了一个月，饭量就应明显增加，这会使爸爸妈妈总是认为宝宝吃得少，使劲喂宝宝，这也是很多爸爸妈妈的通病。要科学喂养宝宝，不要填鸭式喂养。

care 03 喂养攻略

在给宝宝安排食谱时，可以参考以下方案：

● 宝宝食谱

时间	食谱
7：00	1小碗粥，肝泥或鸡蛋
9：00	150毫升牛奶
12：00	1小碗米饭，2匙肉末，3匙蔬菜
15：00	1个小花卷，1片苹果
19：00	1小碗软面条，鱼、蛋、蔬菜或豆腐
21：00	牛奶100毫升

care 04 新妈妈须知

这个阶段的宝宝，已经可以用餐具进食了，妈妈可以每次让宝宝坐在固定的场所和座位上（一般常选在推车上或宝宝专用椅上）来喂饭，让宝宝使用自己专用的小碗、小匙、杯子，让宝宝明白，坐在这个地方就是为了准备吃饭，每次坐下后，看到这些餐具便条件反射地知道该吃饭了。

这时宝宝对吃饭的兴趣是比较浓的，急于想吃到东西，很愿意听从爸爸妈妈的安排，坐在自己的饭桌前，高兴地等待香甜饭菜。久而久之，坐在一处吃饭的良好习惯就养成了。

如果等宝宝到了1岁多再来培养就晚了。1岁的宝宝兴趣日益广泛，再也不会把大部分精力集中在吃饭上，根本不会老老实实地坐着吃饭，而是老想着玩。这样宝宝也会养成边吃边玩的习惯。

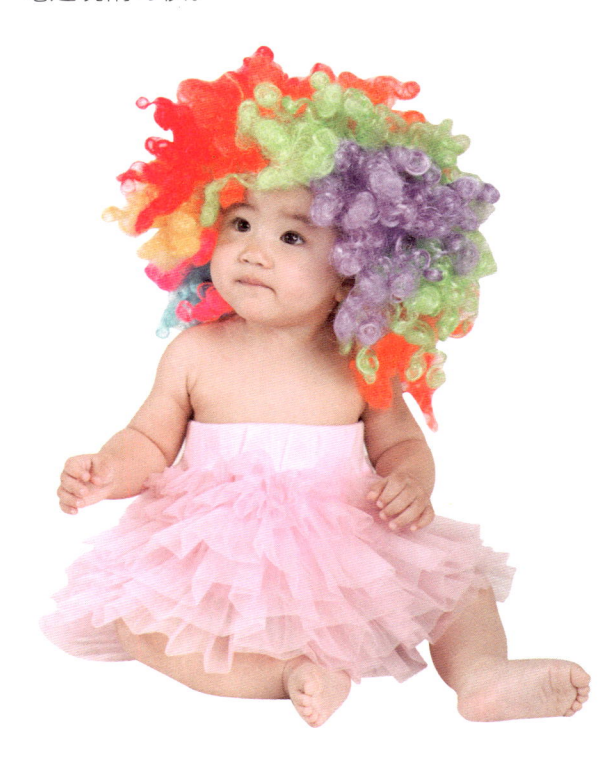

〔第·42·周〕

让宝宝的食物更丰富

这时宝宝的消化能力已有所增强,各种肉类只要切碎煮烂就可以吃;能吃的蔬菜种类更多了,各种豆制品也可以食用;鱼肉和动物内脏也应经常吃一些。

care 01 营养快线

这个阶段宝宝的主食包括粥、面条、面包(或馒头、窝头)等(一日不可超过50克)。

辅食每日包括鸡蛋1个,鱼肉50克,或瘦肉末50克,或豆腐70克,或各种肉松、鱼松适量,蔬菜100克,水果50~100克。吃奶时还可以给几块饼干当点心。

注意各种食物要轮换给宝宝吃。对于严重超重的肥胖儿,一定要适当控制饮食,牛奶量要减少。每顿饭可多加些蔬菜,尽量减少脂肪多的食物,饼干、点心等甜食要少给予,而代之以水果。同时要增加活动量,多到户外做运动。

在食物的搭配制作上也要多样化,最好能经常更换花样,如小包子、小饺子、馄饨、馒头、花卷等,以提高宝宝的食欲和进食的兴趣。

care 02 营养专家提醒

是否离乳不能由宝宝决定,要由妈妈把控。大部分妈妈在开始离乳后,看到宝宝哭或吵闹,就会忍不住继续喂奶。也有些妈妈认为,宝宝不能吃足够量的辅食,如果连母乳都不喂,会造成营养不足,因此会选择继续哺乳。事实上,离乳绝非易

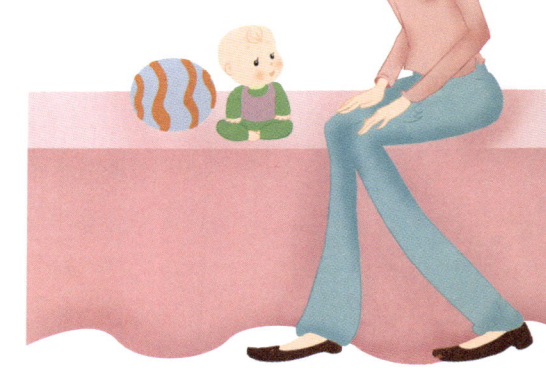

★贴心叮咛

注重食物搭配,经常更换食物花样。

事。但是，只要此前一直不间断地喂辅食，并合理地调节哺乳量，就不必担心。通常只要妈妈和宝宝忍耐1周左右，就可以完全离乳了。

care 03 喂养攻略

宝宝的餐具应选择色泽鲜艳、样式新颖的，这样会引起宝宝的兴趣，以促进他的食欲。另外，注意给宝宝使用的餐具必须耐煮、易消毒，因为餐具的清洁是很重要的。

还要注意安全，如小匙的边不要太锐利，匙把要较圆钝，不易打碎，以免误伤宝宝。现在市场上流行的耐高温的聚胺塑料制品是比较理想的。

care 04 新妈妈须知

有些爸爸妈妈在宝宝吵闹的时候或在宝宝睡觉前给宝宝嘬空奶瓶，其实这是不好的。这不仅达不到哄宝宝的目的，而且宝宝嘬空奶瓶是一种坏习惯。嘬空奶瓶时容易把大量的空气吸入胃内，引起宝宝腹部不适、呕吐或腹泻。长期如此还容易造成宝宝牙齿生长不整齐。

如果宝宝已经形成了不嘬空奶瓶就不睡觉的习惯，爸爸妈妈要帮宝宝改掉。爸爸妈妈可以利用转移宝宝注意力的方法，使他忘记空奶嘴，即使宝宝大声哭闹，也不可让步。可以让他先哭一会儿，不理睬他，过一会再给他（她）喜欢的玩具，让宝宝在不知不觉中忘记空奶瓶。

YANSHENLIANJIE

延伸链接

让宝宝自己吃水果

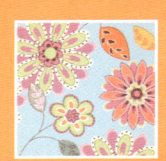

爸爸妈妈可以将水果切成小片，让宝宝自己拿着吃，既可锻炼咀嚼能力又能增加乐趣。如果吃西瓜或番茄，再健康的宝宝粪便中也会排出原物，因此，吃这些水果或蔬菜后大便略带红色，并非消化不良，不必担忧。对于那些不爱吃水果或只吃很少水果、蔬菜的宝宝，每天可喂些果汁，以补充维生素之不足。

〔第·43·~·44·周〕

注重饮食的效果

对于现在的宝宝来说，吃得多不如吃得有营养，妈妈在日常饮食中要注意营养均衡，保证宝宝的饮食效果。

care 01 营养快线

宝宝普遍已长出了上下中切牙，能咬较硬的食物。相应的，这个阶段的哺喂也要逐步向宝宝方式过渡，餐数适当减少，每餐量增加。婴儿期最后两个月是宝宝身体生长较迅速的时期，需要更多的糖类、脂肪和蛋白质。

宝宝开始表现出对特定食物的好恶。对于宝宝喜爱的食物，不能让其上顿下顿连续吃，在保证营养充足的基础上，合理安排宝宝的食谱，还要注意变换烹调方式，引起宝宝对食物的兴趣，以防偏食。在每次喂饭前的半小时给宝宝喝20毫升的温开水，有助于增加宝宝的食欲。

care 02 营养专家提醒

在生活中，有许多同月生的宝宝，有的胖乎乎、圆滚滚；而有的却较瘦或比较适中。体重问题一方面取决于遗传、疾病；另一方面取决于营养。但对一个体重超标的宝宝而言，禁食不如择食好。宝宝体重过重时，妈妈应给宝宝选择含热量少，但营养均衡的食物；而对于体重相对不足的宝宝，增加热量及营养均衡二者并重才是最根本的解决办法。

水果、蔬菜、全麦面包都是营养高、热量低的食物，适合于体重超标的宝宝；而花生酱、香蕉、乳酪、酪梨等，则属高热量并富含营养的食物，是体重偏轻的宝宝的最佳选择。总而言之，不论宝宝体重过轻或过重，选择含有多种营养的食物或是注意食物种类变化，是均衡饮食的法宝。

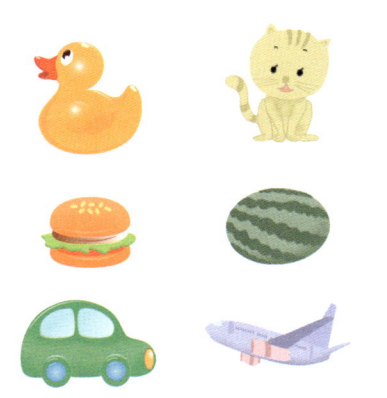

care 03 喂养攻略

这时，宝宝可以开始吃块状的浓汤食物了。或许妈妈已经让宝宝吃饼干和小奶酪片了，可添加米饭和去皮的土豆，要确定食物块不得大于豌豆。

给宝宝一只汤匙，让他自己吃。别给他你一向用来喂他的宝宝汤匙，选一把有大把手的汤匙，让他易于抓握。别担心他所制造的脏乱，他需要多练习才能将汤匙和汤匙内的食物送到嘴里。

让宝宝和家人同桌进餐是很有趣的。他可能无法和家人一起吃，但可以和家人互动。如果妈妈要选购一张高脚椅，可考虑买附有大托盘的椅子，可以用来放宝宝的玩具和食物。

care 04 新妈妈须知

如果宝宝在10～12个月龄时仍未萌出一个乳牙，则可视为乳牙晚萌。疾病原因导致的乳牙晚萌可以找医生检查，然后对症治疗。由于缺乏营养素而导致的乳牙晚萌，则应加强日常饮食调摄。

富含蛋白质且适宜宝宝食用的食物主要有糯米、粳米、嫩豆腐、紫菜、猪肉、肉松、蛋类和鱼类等。

富含钙、磷、铁且适宜宝宝食用的食物主要有血糯米、嫩豆腐、土豆、胡萝卜、圆白菜、菠菜、空心菜、莴苣、茄子、山楂糕、肉松等。

★延｜伸｜链｜接★

不可用炼乳给宝宝作主食

炼乳虽然是乳制品，但在制作过程中使用了加热蒸发、加糖等工艺，因而更易保存，但其水分含量仅为牛乳的2/5，蔗糖含量却高达40%。按这个比例计算，宝宝吃炼乳时要加4～5倍水稀释甜度才合适，但此时炼乳中的蛋白质、脂肪含量却又很低了，不能满足宝宝的营养需要。即使宝宝暂时吃饱了，也是因为其中糖分多。如果考虑蛋白质、脂肪含量合适而少兑水，炼乳会过甜，不适合宝宝食用。

〔第 45 ~ 46 周〕

一日三餐加两点

此时宝宝已经或即将断母乳了，食物结构会有较大的变化，乳品虽然仍是主要食物，但添加的食物已演变为一日三餐加两顿点心，这些提供总热卡2/3以上的能量，成为宝宝的主要食物。

care 01 营养快线

宝宝的牛奶应继续补充。牛奶可以补充宝宝所需的必要的蛋白质，至于牛奶的量可根据宝宝吃鱼、肉、蛋的量来决定。一般来说，宝宝每天补充牛奶的量不应该低于250毫升。

★ 延 | 伸 | 链 | 接 ★

宝宝的食物要少用味精

一般说来成人适量食入味精是有益的，而宝宝则不宜多食用。多食味精会使宝宝缺锌。味精的化学成分是谷氨酸钠，大量食入谷氨酸钠，能使血液中的锌变成谷氨酸锌，从尿中排出，造成急性锌缺乏。

锌是人体内必需的微量元素，宝宝缺锌会引起生长发育不良、弱智、性晚熟，同时，还会出现味觉紊乱，食欲不振。因此，宝宝菜肴中不宜多放味精，尤其是对偏食、厌食、胃口不好的宝宝更应注意。

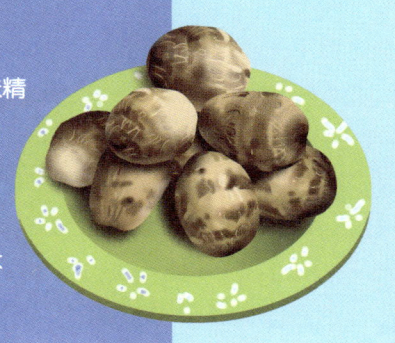

care 02 营养专家提醒

这个阶段宝宝能吃的饭菜种类很多，基本上可以吃和大人一样的食物。这时选择的食物营养应该更全面和充分，除了瘦肉、蛋、鱼、豆浆，还应有蔬菜和水果。但由于宝宝的臼齿还未长出，不能把食物咀嚼得很细，因此，饭菜要做得细软一些，以利于宝宝消化。食物要经常变换花样，巧妙搭配，以提高宝宝进食的兴趣。

★ 贴心叮咛

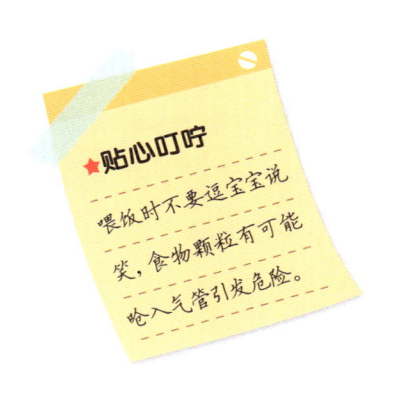

喂饭时不要逗宝宝说笑，食物颗粒有可能呛入气管引发危险。

在长牙时期，宝宝会喜欢咬硬的东西，妈妈可以为他准备磨牙口胶或磨牙棒、磨牙饼干或者面包片等，让宝宝放在口中咀嚼，以锻炼宝宝的颌骨和牙床，使牙齿萌出后排列整齐。也可将胡萝卜、苹果或其他稍有硬度的蔬果切成条状，让宝宝咬。但妈妈要格外小心，不要让宝宝咬太多而被噎着。

care 03 喂养攻略

从一定意义上讲，人工处理过的食物，有时甚至比养分流失的食物更无益，所以说天然而未经处理的食物最能保存其原有的养分。由于宝宝的身体还未发育成熟，对食物的代谢比不上成人，因此，人工添加物及一些不明物质，可能会给宝宝造成身体上的伤害。无论采取什么手段加工和烹饪菜肴，食物的养分在处理过程中都在所难免流失一部分。因此，爸爸妈妈在为宝宝准备适合的菜肴时，应选择最新鲜的原料，多用蒸、煮等最简单的方式，少用或不用煎、炸、烤，这才是最佳的饮食加工和烹饪方式。

care 04 新妈妈须知

这时很多宝宝已经完全离乳，开始吃普通食物了。但宝宝的身体仍然长得很快，每天的活动量也很大，身体需要大量的营养。因此，每天只吃三餐不能满足宝宝的生长发育需要，还应该在两餐之间进行一次加餐。点心一般都很香甜，宝宝特别喜欢吃，所以很多妈妈喜欢在加餐中给宝宝吃点心。但如果经常在加餐中给宝宝吃点心，会对宝宝的健康产生不良影响。点心的营养含量并不高，其中主要是糖类。吃得太多不仅会影响宝宝对营养的摄取，还会影响宝宝正餐的食欲和消化能力。

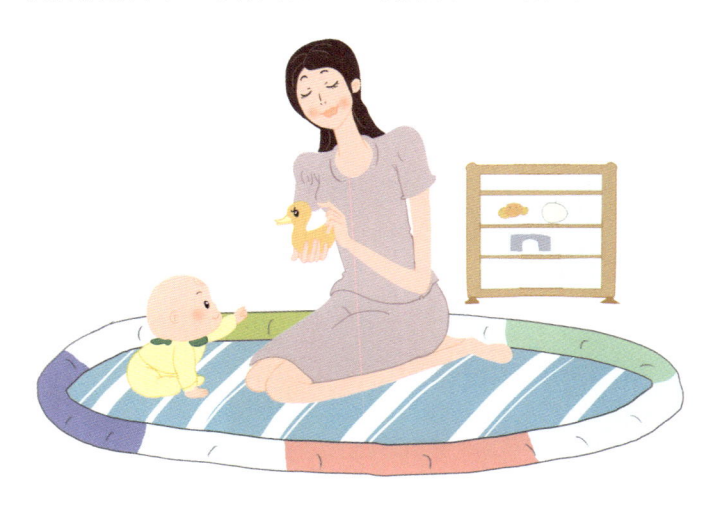

〔第·47·~·48·周〕

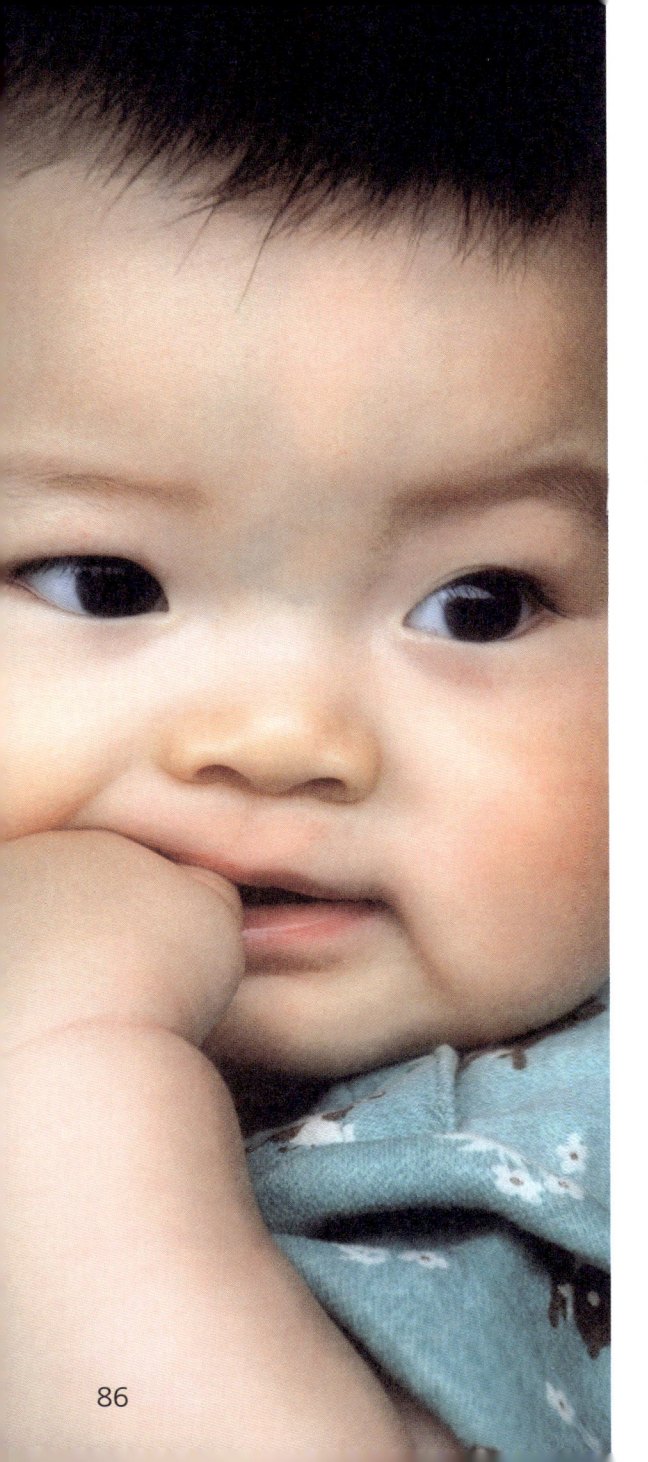

宝宝饮食有规律

宝宝在饮食上已经渐渐地参与到家庭生活里来了。爸爸或妈妈的饮食制作、饮食习惯都与能否让宝宝养成良好饮食规律息息相关。

care 01 营养快线

宝宝用餐要按时按点,不能因为大人的原因省略正常进食的某一餐。因为宝宝需要充分的营养,少了正餐或点心都会导致血糖降低,进而导致宝宝情绪不稳定。

尤其是学步期间的宝宝,由于活动量增大,消耗多,宝宝会饿得快,这就需要中间加点儿点心来补充热量,但往往宝宝吃了点心后又可能不好好吃正餐,所以在这种情况下,在给宝宝吃点心时不要让宝宝吃得太多,以宝宝能正常吃正餐为原则。

care 02 营养专家提醒

近周岁宝宝的饮食已初具一日三餐的模样了。除三餐外,早晚还要各吃一次牛奶。母乳可由早晚各喝一次,逐渐减为晚上一次,最后完全停掉并以牛奶取代。宝宝现在能吃的饭菜种类很多,基本上可以和大人吃一样的食物,如面条、面包等。但不要让宝宝吃生的、香味浓烈的食物,以及鱿鱼、贝类、质韧的肉等难以消化的食物。

延｜伸｜链｜接

不能太早喝全脂牛奶

儿科医生一般都会建议妈妈要等到宝宝满一岁后才能喝全脂牛奶。这是由于宝宝的消化系统尚未成熟，肾脏和消化系统无法安全处理全脂牛奶中的蛋白质与矿物质。如果在这之前就让他喝全脂牛奶，可能会对他的肠壁造成轻微的伤害。

主食可以吃粥、软米饭、面条、饺子、包子、小花卷、面包等。副食可以吃蛋、肉、鸡、鱼及豆制品，各种应时蔬菜以及海带、紫菜等。宝宝每日膳食应包括糖类、脂肪、蛋白质、维生素、矿物质和水等营养素。

care 03 喂养攻略

除了让宝宝品尝各类食物之外，最重要的是让宝宝养成良好的饮食习惯。这一时期，宝宝可能会独自挪动到自己想去的地方，沉迷于玩具和游戏中，对食物失去兴趣，因此，原有的饮食习惯容易变得混乱。经常可以见到宝宝一边拿着玩具一边吃饭，或者妈妈拿着饭碗追着宝宝吃饭的情景。作为妈妈，应当从一开始就培养宝宝良好的饮食习惯，这一点非常重要。

在这个阶段，宝宝经常会某一餐吃得津津有味，但下一餐又不想吃了。千万别强迫宝宝吃东西。改变食物的味道与质地，这样可让用餐更好玩、更有趣。

★贴心叮咛

应避免饮食单一，多种食物合理搭配才能满足宝宝需要。

care 04 新妈妈须知

宝宝同大人一起吃饭时，让他自己拿小匙吃几口饭。宝宝经过练习已经会用匙子舀到食物，并且能自己送到嘴里，这就很不容易了，应当得到称赞。在宝宝饥饿时，让他自己吃几口，等到累了大人接着喂，有的宝宝可经过一段休息后自己再吃几口。鼓励宝宝锻炼自理能力，尽量诱导他的主动性。

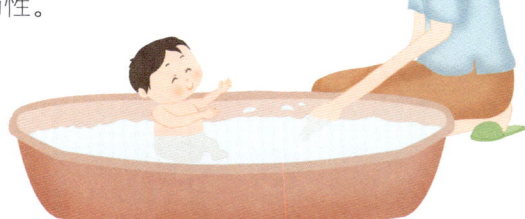

[第·49·~·50·周]

家庭中的小成员

这个时期的宝宝，消化吸收能力显著加强，能够比较安静地坐下进食，用手拿小匙的本领也有长进，俨然是家庭成员中的一分子了。

care 01 营养快线

这个时期的宝宝对营养的需求和上个月并没有什么太大差别，每日每千克体重需要供应的热量大概为110千卡，蛋白质、脂肪、糖类、矿物质、维生素、膳食纤维的摄入量和比例也差不多。蛋白质的来源主要靠副食中的蛋、肉、鱼虾、豆制品和奶类，脂肪来源靠肉、奶、油，糖类主要来源于粮食，维生素主要来源于蔬菜水果，膳食纤维来源于蔬菜，矿物质来源于所有的食物，包括水。

care 02 营养专家提醒

宝宝的成长离不开营养，爸爸妈妈在给宝宝补充营养时，要注意以下这些问题：

豆制品 虽然含有丰富的蛋白质，但是所补充的主要是粗质蛋白，宝宝对粗质蛋白的吸收利用能力差，吃多了，会加重肾脏负担，最好一天不超过50克豆制品。

高蛋白不可替代谷物 为了让宝宝吃进更多的蛋肉、蔬菜、水果和奶，而不给宝宝吃粮食的做法是错误的。宝宝需要热量维持运动。粮食能够最直接地提供宝宝所必需的热量，而用蛋、肉、奶提供热量，需要一个转换过程。在转换过程中，会产生一些人体不需要的废物，不但增加

YANSHENLIANJIE

延伸链接

1岁以前少喝蜂蜜

1岁的宝宝保暖能力较差，完全靠自己来保持正常体温非常困难，爸爸妈妈要为此采取一些措施。平时的室温保持在24℃，给宝宝穿一身小衣服，盖上一条小被子就可以了。宝宝的冷暖可以通过手脚的冷暖来粗略地估计，如果宝宝的小手暖而不出汗，说明温度适宜。

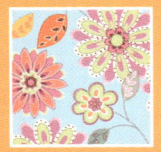

体内代谢负担，还可能产生对身体的危害。

额外补充维生素 宝宝快1岁了，户外活动多了，也开始吃正常饮食了，是否就不需要补充鱼肝油了呢？不是的，仍应该额外补充，只是量有所减少，每日补充维生素A800国际单位，维生素D200国际单位。不爱吃蔬菜和水果的宝宝维生素可能会缺乏，粮食、奶和蛋肉中也含有维生素，所以宝宝一定要均衡膳食。

care 03 喂养攻略

在饮食生活方面，宝宝已成了家庭中的一员。宝宝此时已结束了以喝牛奶、奶粉为主的饮食生活，完成了断奶期的任务。但是，认为结束了断奶期就必须停止喂牛奶或奶粉，却是错误的想法。

随着宝宝的成长，身体的各部分组织都需要增加养料。人体的血液、肌肉和脏器都是由蛋白质构成的，为了制造这些蛋白质，就需要动物性蛋白质，也就是说鱼、肉、蛋类的食物无论如何都不可缺少。尽管如此，也还有不喜欢吃这类食物，或是连续吃就烦了的宝宝。

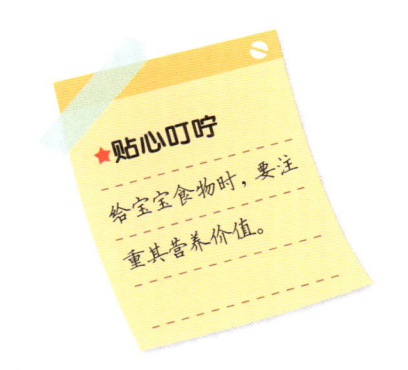

★贴心叮咛

给宝宝食物时，要注重其营养价值。

动物性蛋白质既不令人喜欢也不让人讨厌，连续吃也不腻人，动物性蛋白质最好的是牛奶（奶粉），牛奶喝起来省时方便，价格也比较便宜。所以结束了断奶期的宝宝，也可把牛奶作为动物性蛋白质的来源，继续喂给宝宝。

care 04 新妈妈须知

手指灵巧的宝宝，在快1周岁时，基本上能把食物用小匙舀起来送到嘴里。如果有些宝宝觉得练习用小匙吃饭麻烦，就会用手抓着吃，即使这样也不要斥责宝宝，宝宝长大了自然不会用手抓着吃饭了。

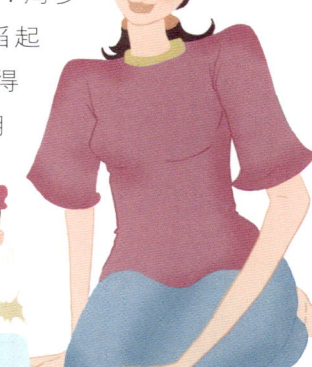

[第·51·~·52·周]

宝宝周岁了

宝宝1周岁了，一般都能吃爸爸妈妈日常吃的食物，所以即使不为宝宝做特别的食物，吃现在的食物也可以了。

care 01 营养快线

这个阶段的宝宝有的完全能和爸爸妈妈一样吃饭了，也有的宝宝每日只吃半碗米饭，给点心也不爱吃，而只爱吃鱼、肉和蛋类食物。这样的宝宝需要大量补充维生素C，所以应多给他（她）喝些果汁。

有些宝宝既吃不下米饭，动物蛋白质也摄入不够，那就应该像以前一样喂些牛奶，当然并不是说快1周岁的宝宝必须施行以米饭为主，牛奶、奶粉等为辅的饮食结构。

加餐也因宝宝的个性不同而不一样。总的来说，食量小的宝宝，喜欢吃带咸味的食物，食量大的宝宝则饼干、蛋糕等什么都喜欢吃。

care 02 营养专家提醒

宝宝1岁时，一般都长出5～6颗乳牙。这时，就不能像刚添加辅食那样，只吃比较碎烂的食物，而应在饮食中加一些稍硬的早点或午点。这样不仅能更好地促进宝宝的咀嚼肌肉发育，提高咀嚼功能，还可以促进唾液腺分泌，有助于食物消化，并促进大脑、颌面部及乳牙发育。同时，也可避免颌骨大小和牙齿大小不协调，造成牙齿排列不齐。虽然甜食并不是引起龋齿的唯一原因，但其中含有大量糖分，护理不当很容易诱发龋齿，因此少吃甜食

★ 延 | 伸 | 链 | 接 ★

对宝宝牙齿有益的食物

杂粮、蔬菜、水果、奶制品、瘦肉、蛋类含有丰富的维生素和蛋白质、矿物质等，可促进牙齿钙化，增强抗龋能力。

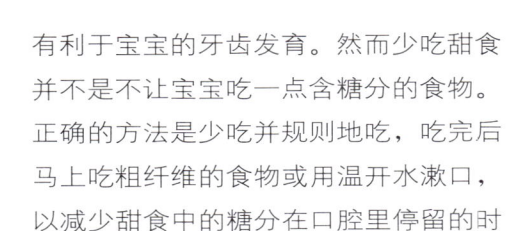

有利于宝宝的牙齿发育。然而少吃甜食并不是不让宝宝吃一点含糖分的食物。正确的方法是少吃并规则地吃，吃完后马上吃粗纤维的食物或用温开水漱口，以减少甜食中的糖分在口腔里停留的时间，避免形成龋齿。

care 03 喂养攻略

宝宝在吃断奶食物时，就可以看出他爱吃什么、不爱吃什么了。这一时期常有这样的事，到昨天还碰都不碰的食物，今天却突然大吃起来。相反，最爱吃的食物也会在不知不觉中吃腻。因此，不要过早地下结论宝宝爱吃什么，不爱吃什么。开始时不吃的东西，以后可变换一下外形或稍微调调味，宝宝可能就会吃了。

妈妈最好不要因为宝宝"不爱吃"而取消那类食物。有些爸爸妈妈为了让宝宝多吃一口，采取哄骗的办法引逗宝宝吃饭。有的宝宝吃饭没有固定地点，爸爸妈妈四处追着喂饭。长此以往，宝宝会形成条件反射，离开特定环境，就激不起食欲。爸爸妈妈要试着给宝宝喂他能吃的各种食物，不要人为地造成宝宝挑食、偏食的坏习惯。

care 04 新妈妈须知

现在的宝宝，看到大人吃东西时往往会表现出想吃的样子。这时，很多妈妈会觉得宝宝已经长出了牙齿，就会给宝宝吃很多东西。但其中有一些东西并不适合宝宝，如花生、瓜子或较硬的豆状小食物等。宝宝虽然长牙齿了，但咀嚼能力还不够强，吞咽功能也没有发育完善，那些光滑较硬的小食物很容易呛入宝宝的气管里，引起窒息。另外，宝宝会走了，身体活动也更加灵活，房间里的一些未能妥善放置的小物品，宝宝一旦发现就习惯性地放入嘴里，一不小心就会呛入气管里发生窒息。

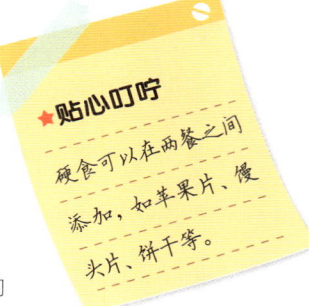

因此，家长要特别注意，房间里的豆状物品一定要妥善放置，如纽扣、硬币等，不要给宝宝吃花生、瓜子仁或小糖果丸，即使吃橘子、苹果等水果，也一定要注意先把核取出来，以免呛入宝宝的气管里。

★ **贴心叮咛**

零食可以在两餐之间添加，如苹果片、馒头片、饼干等。

Chapter 02

1—3岁，幼儿膳食八堂课

宝宝满周岁后，身体发育有了很大的变化，也即将结束断奶期，从这时起，宝宝的饮食营养进入了一个新阶段。

〔1·岁·1·~·3·个·月〕

"小大人"的多样化食谱

宝宝到了这一阶段已进入断奶食结束期，可以吃非粉末状的各种食物了。这个阶段日常饮食的重点，是要对宝宝的饮食进行多样化的营养搭配，注意膳食的营养均衡。

care 01 营养快线

宝宝此时即可结束断奶食，跟大人一样，一天吃早、中、晚三餐。这个时期的宝宝喜欢自己进食，可以在一定程度上使用匙子。而且，开始使用杯子，能够独自喝牛奶或喝水。虽然能吃和大人相同的食物，但由于其消化功能仍不完善，还是应该尽量给予易于消化的食物。米饭尽量做得软烂一些，蔬菜及水果尽量切得细小再喂食给宝宝。

care 02 营养专家提醒

这个阶段的宝宝，膳食的安排尽量做到花色品种多样化，荤素搭配，粗细粮交替。安排各种食物如鱼、肉、蛋、豆制品、蔬菜、水果等。保证维生素C等营养素的摄入。最好每日给予1～2杯豆浆或牛奶，每日3次正餐加1～2顿点心。

care 03 喂养攻略

宝宝这个时候可以吃大部分谷类食物了，小米、玉米中含胡萝卜素，谷类的胚芽和谷皮中含有维生素E，应让宝宝适量摄入。

但是，谷类中某些人体必需氨基酸的含量低，不是理想的蛋白质来源。而豆类中含有大量这类营养物质，因此，谷类与豆类一起吃可以达到互补的效果。

此时宝宝的咀嚼功能还不够发达，仍应该坚持每天单独为宝宝加工、烹调食物，少用油炸，以防脂肪摄入过多，食物过硬，宝宝的食物加工要细且体积不宜过大；要引导和教育宝宝自己进食，进餐要有规律，进餐时让其暂停其他活动，集中精力进餐。

> **★延｜伸｜链｜接★**
>
> **宝宝的食物要单独制作**
>
> 宝宝的食物应单独制作，质地应细、软、碎、烂，避免刺激性强和油腻的食物。食物烹调时还应具有较好的色、香、味、形，并经常更换烹调方法，以刺激宝宝胃酸的分泌，促进食欲。加工时应尽量减少营养素的损失；烹调应注意色香味，口味以清淡为好，不宜食用酸、辣、麻等刺激性食物。

care 04 新妈妈须知

这时，妈妈可能会注意到学步的宝宝食欲明显下降，突然对吃的食物挑剔起来，刚刚吃一点就将头扭向一边，或者到了吃饭的时间拒绝到餐桌旁。这时，妈妈应该采取的措施是在每次吃饭时，准备一些营养丰富的食物，让他选择想吃的食物，尽可能变换口味并保持营养。如果他拒绝吃任何食物，可以等着宝宝想吃东西时再让他吃。

〔1·岁·4·~·6·个·月〕

照顾娇嫩的消化系统

宝宝虽然现在已经可以吃成人食物了，但由于此时消化功能还没有发育成熟，因此要尽量喂易消化的食物。

care 01 营养快线

此阶段宝宝的消化器官尚在完善中，虽然已经可以吃普通食物了，但不能与成人饮食完全相同，应强调碎、软、新鲜，忌食煎炸、过甜、过咸、过酸和刺激性的食物。主食以谷类为主，要勤换花样，保证肉、蛋、奶各类蛋白质丰富的食物的供应，以满足这个时期宝宝身体发育的需要。饮食要讲究搭配平衡，不能仅以吃饱为目的。

care 02 营养专家提醒

1岁半的宝宝，已有一定的咀嚼和消化能力了，当宝宝能接受碎块状食物后，爸爸妈妈就应该适当给宝宝吃些较硬的食物，这样对宝宝的营养和吸收都有好处，不仅为宝宝提供更多的食物，还能锻炼宝宝的咀嚼系统。如果只吃柔软的食物，宝宝不需要太多的咀嚼就吞咽了，长期如此，宝宝的牙床和脸部肌肉得不到运动，颌部的发育一定会受到影响。

有的爸爸妈妈会担心宝宝的牙没长齐，吃不下较硬的食物，其实这种担心是没有必要的。相反，宝宝的能力往往都高于爸爸妈妈的估计，宝宝早在婴儿期就能凭牙床和舌头把块状食物碾烂咽下，何况现在宝宝已有8颗左右的乳牙，而且，如果给宝宝咀嚼有困难的食物，宝宝就会自动吐出来，这也是人的一种本能。

care 03 喂养攻略

此阶段以后是宝宝智力发育的黄金阶段，多吃富含卵磷脂和B族维生素的食物，大豆制品、鱼类、禽蛋、牛奶、牛肉等食物都是不错的选择。应尽量避免摄入过咸的食物及含过氧化脂质的食物，如腊肉、熏鱼等；含铅的食物，如爆米花、松花蛋等；含铝的食物，如油条、油饼等，以免妨害宝宝的智力发育。

care 04 新妈妈须知

宝宝现在可以自己进食了，但是自我控制能力还很差，只要是自己喜欢吃的食物，就会不停地吃，没有节制；尤其是在节假日或家庭聚会时，热闹的气氛使宝宝更加活跃。而吃了过量的油腻、冷甜食物，把宝宝的小胃胀得鼓鼓的，这样很容易引起消化不良，食欲减退，中医学中称之为"积食"。

宝宝"积食"后，常常有腹胀、不思饮食或恶心、呕吐等症状。因为宝宝的消化系统发育仍不完善，胃酸和消化酶分泌较少，而且消化酶的活性相对较低，对于食物在质和量发生较大的变化时很难较快地适应，加上神经系统对胃肠的调节功能比较弱，很容易引发胃肠道疾病。因此，爸爸妈妈一定要避免宝宝"积食"。当宝宝出现"积食"时，在饮食方面要进行调节，首先节制进食量，较平常稍少一点即可；食物最好软、稀且易于消化，比如米汤、面汤之类；尽量少食多餐，以达到日常总进食量。同时还要带宝宝多到户外活动，以促进其食物消化和吸收。

★ **贴心叮咛**

硬性规定食量，会让宝宝产生厌食情绪。

延伸链接

给宝宝营造良好的就餐环境

营造安静、舒适、秩序良好的进餐环境，可使宝宝专心进食。环境嘈杂，尤其是吃饭时看电视，会转移宝宝的注意力，并使其情绪兴奋或紧张，从而抑制食物中枢，影响食欲与消化。另外，在就餐时或就餐前不应责备或打骂宝宝，因为发怒时，消化液分泌会减少，从而降低食欲。进餐时，应有固定的场所，并有适于宝宝身体特点的桌椅和餐具。

【1·岁·7～9·个·月】

让宝宝愉快进餐

现在常听到年轻的爸爸妈妈抱怨自己的宝宝"什么都不想吃",该如何使宝宝"见饭香"呢?

当然,除了提高烹调水平这一基本点外,还要讲究些方式、方法,让宝宝愉快的进餐。

care 01 营养快线

这个阶段宝宝的乳牙大部分已经出齐,消化能力进一步提高。在膳食安排上可以比照成人的饮食内容。但此时宝宝吞咽功能尚不完善。花生米及其他类似食物,如有核的枣、瓜子等不要让宝宝食用,以免误吞入气管,发生窒息的危险。

care 02 营养专家提醒

宝宝在婴儿期以奶为主,4～6个月时开始添加辅食,6～10个月时断奶,然后到一岁半左右时食物种类向成人过渡,在这个食物的转变过程中,必须做到各种营养素的摄入平衡,也就是人们常说的"平衡膳食"。要做到平衡膳食,需遵循以下原则:

品种多样化 粗细粮合理搭配,肉、蛋、鱼、蔬菜、水果、植物油、糖等食物都要吃。

各类食物的比例适当 蛋白质、脂肪和糖类最好按12%～15%,25%～30%,60%～70%的比例供给。也就是说,身体需要的热量有50%以上应由糖类供给,并且数量要保证足够。

食物之间要调配得当,烹调合理 要注意动物性食物与植物性食物的搭配、粗粮与细粮的搭配、干稀的搭配、甜与咸的搭配。

每顿饭食的量要合适 既要考虑到宝宝的食量,也要考虑到宝宝能摄入到足够的各种营养素。

care 03 喂养攻略

1～2岁宝宝的食谱为"三餐一点":早餐应占总热量20%,午餐占35%,晚餐占30%,点心占15%。下面举例介绍一天的食谱,供爸爸妈妈参考:

●**宝宝食谱**

早餐	牛奶200毫升,面包25克,鸡蛋50克
午餐	稀饭75克,瘦肉末50克,蔬菜泥30克,水果50克
点心	牛奶100毫升,饼干20克
晚餐	稀饭75克,土豆泥30克,鱼肉50克,牛奶100毫升

care 04　新妈妈须知

为了能让宝宝愉快进餐，爸爸妈妈在日常生活中要做到以下几点：

宝宝进餐使用的桌、椅、碗、筷等的大小、形状均要适合宝宝的年龄特征，否则会影响宝宝的进食兴趣。

饭前半小时至一小时内不要让宝宝吃任何食物，特别是甜食如糖果等，否则会影响吃饭时的食欲。

饭前应让宝宝做些较平缓的活动，避免宝宝过度兴奋。应让宝宝养成这样的好习惯：饭前15分钟把玩具收好，上厕所，然后用肥皂洗手，等候在餐桌旁准备开饭。

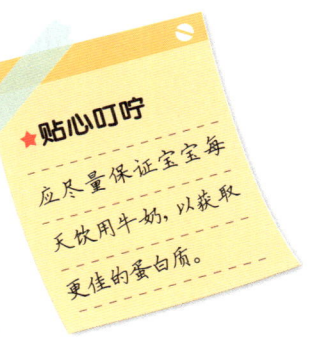

> ★ 贴心叮咛
> 应尽量保证宝宝每天饮用牛奶，以获取更佳的蛋白质。

★ 延 | 伸 | 链 | 接 ★

爸爸妈妈要做宝宝的榜样

宝宝对食物的好恶，常受爸爸妈妈的影响。所以爸爸妈妈应做宝宝的榜样，对各种有益身体发育的重要食物夹放在自己碗里。爸爸妈妈必须以身作则，不批评饭菜不好，不谈论其他儿童特殊的饮食习惯。尤其要避免对健康食物做不利的评论。

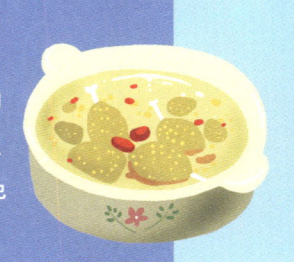

在进餐过程中，要提醒宝宝细嚼慢咽，不要边吃边玩，不能边吃饭边看电视。要鼓励宝宝多吃，但不要让宝宝过量进食，更不可强迫。若是宝宝食欲不振，爸爸妈妈应该先查明可能存在的原因，然后进行解释与鼓励，不可不分青红皂白地训斥宝宝。

食物的种类和花样要不断更换。在给宝宝食用一种新食物时，可用讲故事的方式向宝宝讲解新食物的营养价值，对人体生长发育的作用。在给宝宝吃新食物前，不要让宝宝吃其他食物，这样有利于增加宝宝的食欲。

[1·岁·10·~·12·个·月]

粗细搭配，营养更好

爸爸妈妈不要一味给宝宝吃精细食物，要注意粗细搭配，这样才能让宝宝得到最全面、最均衡的营养。

care 01 营养快线

精制食物的营养成分通常丢失过多，宝宝应少吃精细食物。另外，精细食物往往含膳食纤维少，不利于肠蠕动，容易引起便秘。但是，提倡宝宝少吃精制食物，并不是说宝宝吃的食物越粗糙越好。就拿米面来说，加工太粗吃起来难以消化吸收，甚至还会影响其他食物充分吸收消化，这并不适合该时期宝宝的消化特点。因此，给宝宝吃的食物，既不要过于精制，也不要太粗糙，两者都要兼顾。

care 02 营养专家提醒

爸爸妈妈如果用点心给宝宝补充一些营养，或调剂一下宝宝的胃口，是可以的。对那些食欲不佳，饭量小的宝宝，应该吃一些点心。但不要在正餐时间吃，以免影响宝宝正常的食欲。可以在两餐之间，以作为营养的补充。

给宝宝吃的点心，爸爸妈妈要加以选择。在选购点心时，注意不要买口味太甜的点心。因为太甜的食物，容易让宝宝伤食，对牙齿也有害。吃完点心后，要让宝宝喝些温开水，清除一下口腔中的食物残渣，这对宝宝的牙齿是非常有利的。

爸爸妈妈给宝宝吃点心，只应作为一种额外的补充，不能代替宝宝的正常饭菜，如果觉得点心已在宝宝的饭食中占有一定的量，爸爸妈妈应该及时给宝宝限量。

★贴心叮咛

宝宝点心要定时、定量、限品种，不要让点心影响宝宝正餐。

care 03 喂养攻略

与植物类食物相比较，宝宝更容易从肉类食物中摄取铁质，所以要强调肉类的重要性，平均每天给宝宝吃15～30克的肉食。经常让宝宝吃些深海的鱼类，如鲑鱼、鲭鱼、沙丁鱼、秋刀鱼等，因为其中富含对宝宝脑部发育非常重要的DHA成分。

care 04 新妈妈须知

宝宝的生长发育需要大量的营养，特别是维生素类物质，对预防宝宝的一些疾病有非常重要的作用。那么怎样保护好蔬菜中的维生素，使之发挥应有的作用呢？

一棵菜中，外层菜叶的维生素C要比内层菜叶的含量多，叶部较茎部多，因此，要尽量少丢弃叶边和外层菜叶。

蔬菜要先洗后切，洗时不要在水中久泡，以免蔬菜中可溶性维生素和矿物质损失。

由于维生素C等在酸性环境中比较稳定，所以在做菜时最好加些醋，既改善了口味，提高了宝宝的食欲，又保护了蔬菜中的营养成分。

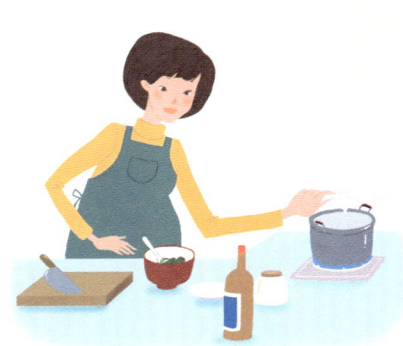

煮菜时最好先将水烧沸后再将菜放入，且不宜久炖，以减少维生素C的损失。

YANSHENLIANJIE

延伸链接

不要让宝宝吃汤泡饭

一些爸爸妈妈喜欢用汤或开水泡饭吃，这种不良的习惯也会逐渐影响到宝宝；还有一些宝宝不爱吃蔬菜，爸爸妈妈为了避免宝宝营养素摄入不足而用汤给宝宝泡饭吃。其实，宝宝多吃汤泡饭会对其身体健康产生危害。

汤汁或开水泡饭吃，就会有很多饭粒还没有嚼烂就咽下去了，这样会加重胃的负担，增加患胃病的机会。而且汤水较多的话，还会把胃液冲得很淡，这也不利于食物在胃肠道的消化。所以说宝宝常吃汤泡饭对生长发育不利。

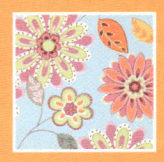

[2·岁·1·~·3·个·月]

更多热量，更多能量

2岁以后，宝宝的营养需求比以前有了较大的提高，每天所需的总热量达到1200～1300千卡。其中蛋白质、脂肪和糖类的摄入量比例约为1：0.6：4～5。

care 01 营养快线

宝宝由于胃容量的增加和消化能力的完善，从现在起每天的餐点要仍为5次，但每次的量应适当增多。一天的膳食中要满足食物多样化，有供给优质蛋白的肉、蛋类食物，也有提供维生素和矿物质的各种蔬菜。

粗粮中含有宝宝生长发育需要的赖氨酸和蛋氨酸，这两种蛋白质人体不能合成，因此可以适当给宝宝吃些粗粮。

巧克力中蛋白质含量偏低，脂肪含量偏高，营养成分的比例不符合儿童生长发育的需要，而且在饭前吃巧克力会影响宝宝食欲，妈妈不能给宝宝过多食用。

care 02 营养专家提醒

这个阶段体重轻的宝宝，可以在食谱中多安排一些高热量的食物，配上番茄鸡蛋汤、酸菜汤或虾皮紫菜汤等，开胃又营养，有利于宝宝体重的增加。

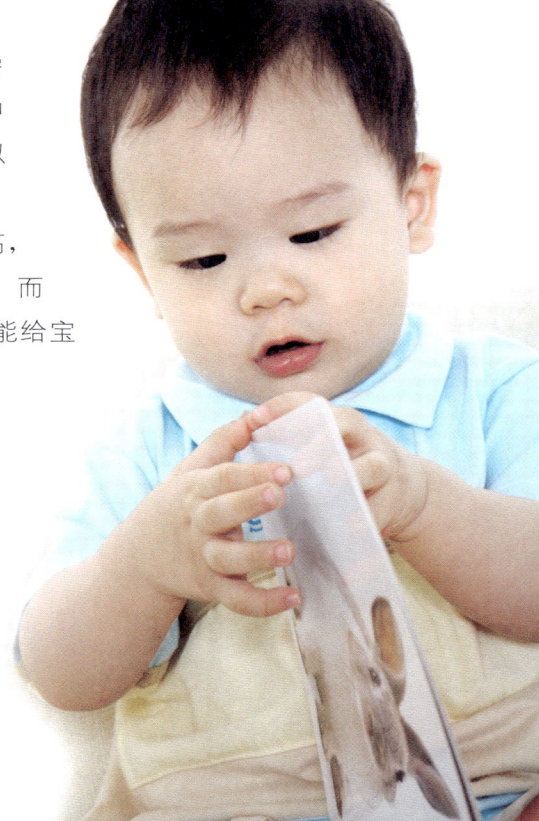

★贴心叮咛

补充热量不能盲目，要根据宝宝体重来增减高热量食物。

已经超重的宝宝，食谱中要减少吃高热量食物的次数，多安排一些粥、汤面、蔬菜等易饱腹的食物。包饺子和包馅饼时要多放菜少放肉，减少脂肪的摄入，而且要皮薄馅大，减少糖类的摄入，同时还要适当限量。超重的宝宝要减少甜食，不吃巧克力，不喝含糖的饮料，冰淇淋也要少吃。但无论宝宝体重过轻还是超重，食谱中的蛋白质一定要保证，牛奶、鸡蛋、鱼、瘦肉、鸡肉、豆制品等可轮换提供，蔬菜、水果每日同样必不可少。

care 03 喂养攻略

很多妈妈喜欢看宝宝狼吞虎咽般的吃饭，认为这样说明宝宝吃得香。但一般来说，宝宝吃饭时应咀嚼慢一些。饭菜在口中多嚼嚼，能使食物跟唾液充分混和，唾液中的消化酶能帮助食物进行初步消化，使吃下去的食物消化得更好，吸收利用得更多些。

同时，充分咀嚼食物，还有利于宝宝颌骨的发育，增加宝宝牙齿和牙周的抵抗力，并能使宝宝感到食物的香味，从而增加食欲。

care 04 新妈妈须知

妈妈最好不要在宝宝玩的时候喂饭，这样不利宝宝的消化吸收，因为吃饭不仅仅是嘴巴吃进去再咽下的事，而是涉及一系列全身的反应。

人在进食时看到饭菜首先在大脑里引起兴奋，在大脑的支配下，又使胃肠道系统有规律地运动、兴奋，分泌消化液，帮助食物很好地消化吸收，整个进食是一个有机的、完整的过程。如果吃饭心不在焉，大脑的刺激和支配作用会减弱，以致于整个消化系统处于涣散状态，不利于食物的消化吸收。

YANSHENLIANJIE

延伸链接

什么叫"生理性厌食"

此年龄段的宝宝会出现一段对吃饭的兴趣减低的时间，使得不少家长感觉到宝宝吃饭成了一件难事。我们把它称为"生理性厌食"。主要是由于此时宝宝对外界探索的兴趣明显增加，因而对吃饭失去了兴趣。对此，家长应当理解，要经常更换食物的花样，让宝宝感到吃饭也是件有趣的事，增加他吃饭的兴趣。

〔2·岁·4·~·6·个·月〕

避免营养补充的误区

在这个阶段，宝宝的饮食状况基本稳定，但爸爸妈妈要注意避免营养补充的误区和不合理的进食方式。

care 01 营养快线

每个宝宝身体内部都有自觉调理功能，而目前家庭中出现了给宝宝滥用营养补充剂的势头，今天让宝宝补铁，明天让宝宝补钙，后天又改成补锌。给宝宝吃营养滋补品的爸爸妈妈大有人在，这样会对宝宝造成不利影响。

如果宝宝比较瘦弱，首先要查明宝宝瘦弱的原因，是先天不足，喂养不当，还是宝宝患有某种疾病。只有找到原因，才能对症治疗。千万不能因为宝宝瘦弱，就盲目给宝宝吃营养品，甚至把成人吃的营养品给宝宝吃。

care 02 营养专家提醒

许多爸爸妈妈怕饮食中的营养成分不够全面，不能满足宝宝生长发育的需要，因此会买些营养品或补品给宝宝吃，如牛初乳、微量元素补充剂等，认为这些食物是补药，会促进宝宝的生长发育。其实，这些营养补品的营养价值并不高，有些补品更含有激素，有引起宝宝性早熟的可能。

也有些爸爸妈妈总是担心宝宝缺这缺那而给宝宝恶补，如给宝宝吃了鱼肝油，同时又吃多种维生素，吃了钙粉又吃多种矿物质增补剂，造成某种营养素摄入过多或营养素之间的比例失调，这对宝宝身体发育十分不利。因此，在吃任何保健品之前要先了解宝宝的身体状况，如通过静脉血测定体内矿物质的情况，确实是某种元素缺乏再给予补充，并且要在医生的指导下进行。

care 03 喂养攻略

1岁前的宝宝应该多喝牛奶，但是再大些的宝宝就不宜喝过多的牛奶。因为牛奶是流质，不利于胃肠道蠕动，长此以往会导致胃肠功能下降，而且牛奶喝多了，饭菜自然就吃得少了，不利于宝宝生长。注意，2岁左右的宝宝最好选用配方奶粉，尽量不用鲜奶。因为鲜奶中牛乳蛋白质中的酪蛋白含量太高，不利于宝宝消化；牛乳中蛋白质、钙、钠、钾等的高含量与宝宝未成熟的肾脏功能不相适应。

另外，睡前喝牛奶会影响胃肠休息。对于2岁以上的宝宝，至少应在睡前两小时喝牛奶。

care 04 新妈妈须知

宝宝饭前、饭后半小时和吃饭时都不宜喝水。有些宝宝在吃饭时总喜欢边吃饭边喝水，这是不符合饮食卫生的。饭前饭后半小时内喝水会影响胃的消化功能。人的胃肠等器官，到了平时吃饭的时间，就会条件反射地分泌消化液，如牙齿在咀嚼食物时，口腔会分泌唾液，胃分泌胃酸和胃蛋白酶等，与食物碎末混合在一起，这样，食物中的大部分营养成分就被消化成易被人体吸收的物质了。

如果在饭前饭后半小时内喝茶饮水，势必会冲淡和稀释了唾液和胃液，并使蛋白酶的活力减弱，影响消化吸收。如果宝宝在饭前口渴得厉害，可以先少喝点温开水或热汤，休息片刻后再进餐，就不致影响宝宝肠胃的消化功能了。

★ 延 | 伸 | 链 | 接 ★

酸奶过多不利消化

过量饮用酸奶会改变胃肠酸碱平衡，进而使胃肠功能紊乱，长期下去会降低宝宝自身免疫力，容易感染呼吸道疾病。饭前喝过多酸奶易出现饱胀感，影响食欲。

〔2·岁·7~9·个·月〕

完成饮食过渡期

此时宝宝已经完成了由液体食物向固体食物的过渡，不过每天还应饮用适量配方奶，保证钙的吸收。同时多吃含钙高的食物，每天保证一定时间的日照。

care 01 营养快线

2岁半后，宝宝的乳齿刚刚出齐，咀嚼能力不强，消化功能较弱，而需要的营养量相对高，所以要为他们选择营养丰富而易消化的食物。饭菜的制作要细、碎、软，不宜吃难消化的油炸食物。要保证充足的优质蛋白质。宝宝旺盛的物质代谢及迅速的生长发育都需要充足且优质的蛋白质。宝宝膳食中蛋白质的来源，50%以上应来自动物蛋白质及豆类蛋白质。热量适当，比例合适。热量是宝宝活动的动力，但供给过多会使宝宝发胖，长期不足则会影响生长发育。膳食中的热量来源于三类产热营养素，即蛋白质、脂肪和糖类，三者比例有一定要求。

宝宝的要求是：蛋白质供热占总热量的12%~15%，脂肪供热占25~30%，糖类供热占50%左右。各类营养素要齐全，在一日的膳食中要有以谷类食物为主，要供给优质蛋白质的肉、蛋类食物，还要有供维生素和矿物质的各种蔬菜。

care 02 营养专家提醒

该时期的宝宝，愿意自己做事，不愿按成人意见办事，但喜欢模仿别人动作。心理活动受外界的影响，是被动的。开始有语言和思维，开始形成习惯。在进食方面，喜欢自己吃饭，用自己固定的碗和勺，并坐在固定的座位上。因此，对3岁前的宝宝要注意培养良好的饮食习惯，从小给予宝宝多种食物，让宝宝接触、接受各种味道，以免宝宝出现挑食、偏食的现象，只有这样才能获得全面均衡的营养。

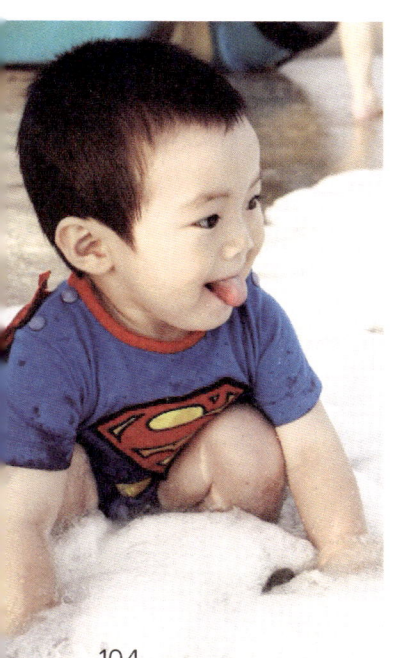

★ 延│伸│链│接 ★

宝宝不能吃含铅食物

铅是脑细胞的一大"杀手"，食物中含铅量过高会损伤大脑，引起智力低下。有的宝宝常吃爆米花，但爆米花在制作过程中机罐受高压加热后，罐盖内层软铅垫表面的铅会有一部分变成气态铅。而皮蛋在制作过程中，其原料中含有氧化铅和铅盐，铅具有极强的穿透能力，吃皮蛋也会影响智力。

care 03 喂养攻略

传统观念认为，吃辣的东西对宝宝有百弊无一利。但许多资料表明，辣味食物不仅对大脑没有不良影响，而且还有健脑作用。

如：大葱含有维生素C、B族维生素，以及脂肪油、辣椒素等功能活性成分，大葱与鱼肉一起做菜，除它本身的营养价值外，还具有调味解腥、增进食欲、开胃消食和抑制细菌生长的作用。大葱还可以入药，用作健胃剂、发汗剂及健脑剂等。

但要注意不可食用过量，以防上火。辣味食物刺激性很大，过量食用会使味觉细胞的辨味能力降低，致使宝宝食欲下降而偏食。

care 04 新妈妈须知

大部分妈妈给宝宝提供的食物都倾向于高蛋白质、高热量食物，而蔬菜的营养价值并没有引起大家足够重视，因而屡屡造成宝宝偏食，只爱吃肉不爱吃菜。为了宝宝的营养均衡，妈妈必须采取积极的方法，鼓励宝宝多食用蔬菜。

炒菜时注意色、香、味的搭配 在正餐前应加点拼盘，有助于宝宝食欲的增加。

生熟搭配 可以生吃的蔬菜可不必加工，以避免维生素的破坏和流失。但胡萝卜等富含脂溶性维生素的食物必须用油脂炒才能使胡萝卜素和维生素被人体充分利用。

荤素搭配 可增加宝宝的营养，使营养物充分地被吸收，合理利用，避免宝宝挑食、厌食。

〔2·岁·10~12·个·月〕

让宝宝慢慢用餐

宝宝在此阶段普遍已经能够独立进餐，但会有边吃边玩的现象，爸爸妈妈要有耐心，让宝宝慢慢用餐，以保证宝宝真正吃饱，避免进食不当导致的营养不良。

care 01 营养快线

宝宝在2岁半后户外活动增加，饮食种类逐渐多样化。因此，对于健康的宝宝来说，就不需要专门补充维生素D和钙剂了。这个阶段的宝宝肠胃功能还处在不断完善的过程中，要鼓励宝宝充分咀嚼，以减轻胃肠道消化食物的负担，保护胃肠道，促进营养素的充分吸收和利用。

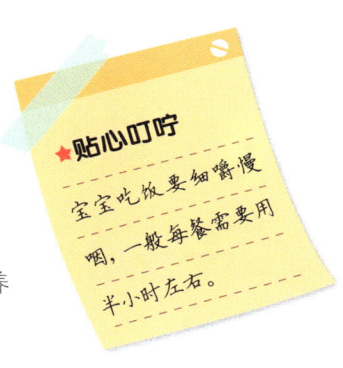

★贴心叮咛

宝宝吃饭要细嚼慢咽，一般每餐需要用半小时左右。

care 02 营养专家提醒

爸爸妈妈应该合理安排宝宝每天吃饭的时间、次数和食量，切勿让宝宝暴饮暴食。

所谓暴饮，就是在短时间内喝大量的水。暴饮可致胃急性扩张，并冲淡胃液，同时大量的水分可于短时间内进入血液及组织内而导致水肿。若暴饮后引起细胞水肿是相当危险的。

所谓暴食就是指一次吃的量太多，超过了正常的胃容量。许多宝宝遇到特别喜欢吃的食物时就会猛吃一顿，这样在短时间内有大量食物进入胃肠，消化液供不应求，就会造成消化不良；由于胃内容量过大，使得胃失去了蠕动能力，机械性膨胀，可造成胃下垂或急性扩张；暴食也可能导致胃肠道血液大量集中，脑、心脏等重要脏器缺血缺氧而感到困倦无力；也可能会使胰腺的负担加重而发生胰腺炎。

专家忠告，爸爸妈妈不可让宝宝暴饮暴食，否则不利于宝宝的生长发育。

care 03 喂养攻略

粗纤维食物在我们日常生活中不可缺少。营养学家指出，吃的粮食过于精细，会造成维生素或某些必需微量元素的缺乏，引起营养性疾病。

粗纤维食物主要包括玉米、黄豆、大豆、绿豆、蚕豆、燕麦、荞麦等。此外海产品如海带、海蜇，菌类食物如木耳、银耳、蘑菇等也都富含粗纤维。给宝宝适量增加粗纤维食物，可促进宝宝咀嚼肌及牙齿、下颌骨的发育，能促进胃肠蠕动，增加胃肠平滑肌的收缩功能，防止宝宝便秘，同时可起到预防龋齿和结肠癌作用。

在为宝宝做粗纤维食物时，要做得细、软，以便于咀嚼。

care 04 新妈妈须知

就是否给宝宝吃零食这个问题，爸爸妈妈们的意见各有不同。其实对吃零食，应因人而异，只要把握好"度"就可以，不必遵循教条。有的宝宝消化功能比较好，但胃容量有限，适当补充零食可以缓解饥饿，同时增加营养来源，有利于生长发育。

食欲不佳的宝宝，要控制零食的摄入，以免造成负面影响。在正餐前给宝宝吃零食会大大减少正餐量，造成恶性循环，导致消化吸收功能紊乱。

零食的选择要科学合理，且应有助于宝宝的生长发育，一般选择易消化、易吸收的，如薯类、水果、果汁、牛奶及乳制品等，既增加水分，又增加维生素的摄入。而且要以清淡为主，太甜、多油脂的食物会造成饱食感，使宝宝无法在正餐时进食，久而久之，宝宝会出现一系列营养不良的症状，如体重偏低、发育迟缓等。巧克力、奶油不易多吃，这些食物极易引发龋齿和肥胖。

每天上午10：00、下午15：00为添加零食的最佳时机。

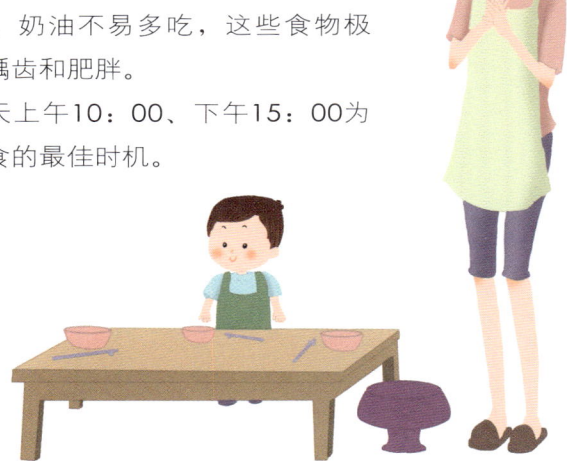

Chapter 03

3-6岁，为宝宝量身定制营养餐

宝宝3岁以后，已经像一个小大人了，妈妈要适时调整宝宝的营养方案，让宝宝在人生的新阶段得到充足的营养。

〔3·~·4·岁〕

宝宝已经懂饥饱了

这个时候，爸爸妈妈没有必要为宝宝吃多少而担忧，因为宝宝已经懂得饥饱，妈妈和爸爸应该在饮食的内容上动一些脑筋，把宝宝的饮食安排得丰富些，做得有滋有味些。

care 01 营养快线

3~4岁的宝宝不但自己能够独立吃饭，而且消化能力和吸收能力比以前有了很大的提高，大部分的宝宝基本能与妈妈爸爸吃同样的饭了。虽然宝宝可以和成人吃一样的食物，但消化能力与成人相比仍然是比较弱的，对宝宝来说，有些食物还是不吃或者少吃为好。比如，粽子、糯米糕、凉粉、麻辣烫等，这些食物既不好消化，又有刺激性。

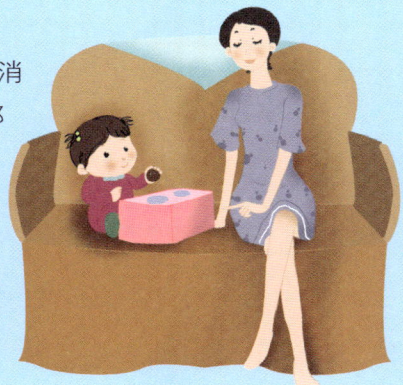

care 02　营养专家提醒

妈妈爸爸在安排宝宝的早餐时要注意保证宝宝早餐吃得饱，吃得有营养，以便让宝宝能够应付一上午的学习与活动。

早晨的时间，对于年轻的妈妈爸爸来说是十分宝贵的，千万不能因为急着上班，就给宝宝和自己随便做点什么，吃上几口，这是不可取的，也是对宝宝不负责任的行为。因为宝宝的主要活动都在上午，如果没有足够的能量供给，宝宝就会显得无精打采、思维迟钝。

care 03　喂养攻略

这一时期的宝宝，活动量大，体能消耗相对增加，如何给宝宝提供营养均衡的饮食非常重要，妈妈可以参考下面的一天饮食安排方案：

●宝宝食谱

7：30	起床
8：00	半个馒头约30克，200毫升牛奶，1个鸡蛋
10：00	5片饼干，1个苹果
12：00	1碗米饭约50克，鱼、蔬菜
14：00	半个面包，200毫升牛奶
18：00	1碗面条约50克，肉、蔬菜、水果

care 04　新妈妈须知

这个时期的宝宝，对饮食的要求比较高，这是因为宝宝的饮食结构虽然正逐渐向成人饮食靠拢，但既不像成人的饮食，又不同于婴儿时期的饮食，即对饮食的营养和消化吸收有着更高的要求。因此，宝宝的饮食应有一定的原则和要求，具体有：

食物要多样化　无论是蔬菜、水果、禽、肉、鱼等等，都要给宝宝选择多个品种、多个花样，使之吃出不同的营养和不同的口味。

粗细粮要搭配　细粮口感好，粗粮营养多，各有优点，因此给宝宝的饮食中，要粗粮细粮搭配着吃，都要兼顾到。

食盐要限量　给宝宝做的饮食不要太咸，稍微有点咸味就可以了，因为盐对心脑血管都有影响，食物太咸容易使血的黏稠度增高，会引起一系列的心脑血管疾病，保护血管要从小抓起。

一日三餐要合理　要根据宝宝的营养需求、身体状况、活动量和饮食特点，为宝宝配置一日三餐。

〔4·~·5·岁〕

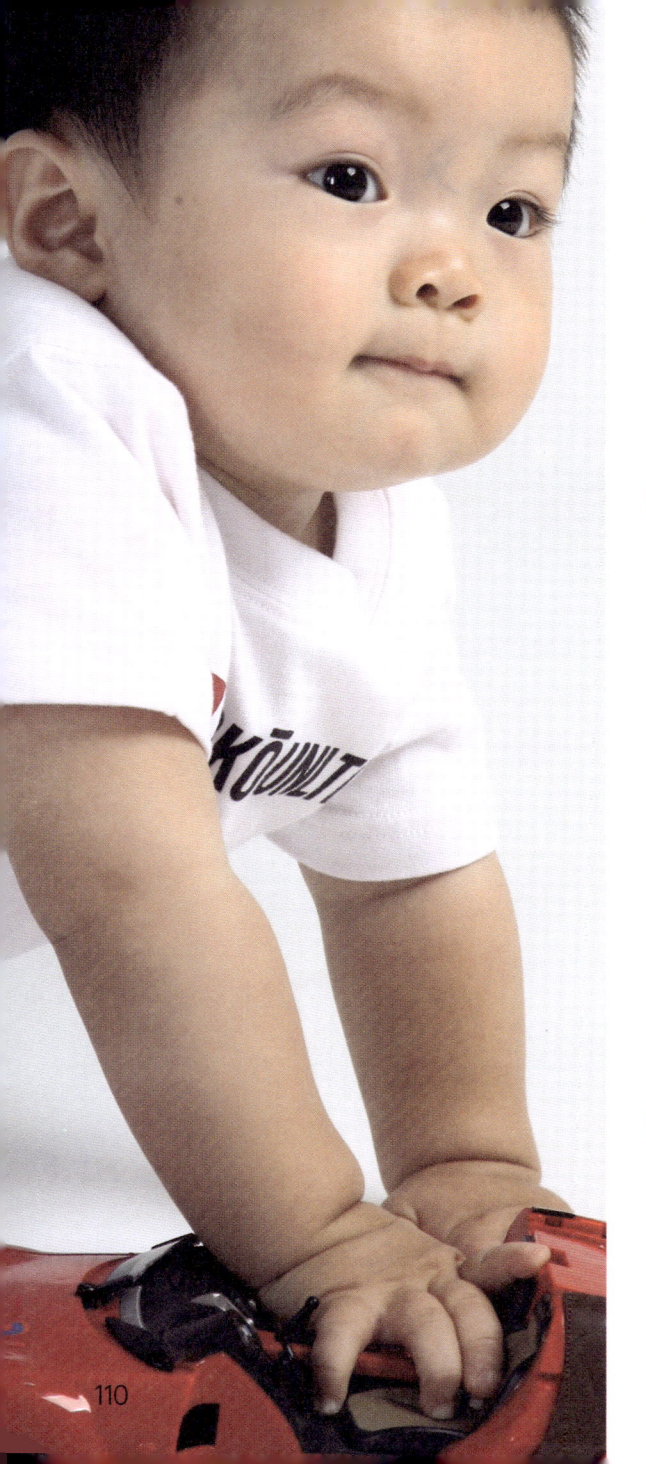

饭菜讲究色、香、味

这个时期要多给宝宝多吃蛋白质含量高的食物，以及维生素、矿物质含量丰富的蔬菜和水果。给宝宝的饭菜要讲究色、香、味，以促进宝宝的食欲。宝宝吃的食物要温度适宜、软硬适中，特别要注意饮食卫生。

care 01 营养快线

4~5岁的宝宝尽管吃饭时吃得很饱，但因活动量大、消耗得多，在吃下顿饭之前就已经饿了，因此，妈妈爸爸在两餐之间要给宝宝吃一次点心。但要少吃糖果、巧克力等甜食，以免损坏宝宝的牙齿。

多喝粥有益健康，特别是4~5岁的宝宝，脾胃较弱，发育较快，更适宜多喝有营养的粥。例如各种肉粥、菜粥、蛋粥、奶粥、豆粥、薏米粥、莲子粥和八宝粥等。这些粥营养丰富，易于吸收，非常有助于4~5岁孩子增强体质、健康成长。另外，粥对某些疾病还有很好的治疗效果。特别是在夏天，宝宝食欲差，出汗多，很容易患一些中暑、发热和肠炎之类的"夏天病"，这时多喝一些有食疗作用的粥，能收到令人满意的效果。

care 02 营养专家提醒

柑橘酸甜可口，宝宝非常爱吃，但柑橘吃多了也容易出现问题。正确的吃法是，宝宝每天吃柑橘不要超过1个，若食用过多，过量地摄入维生素C，体内代谢的草酸就会增多，容易引起尿结石、肾结石。另外，妈妈在给宝宝吃柑橘的时候，不要同时给宝宝喝牛奶。因为牛奶中的蛋白质易与橘子中的果酸和维生素C发生反应，不仅影响宝宝的消化吸收，还会使宝宝出现腹胀、腹痛、腹泻等。

care 03 喂养攻略

宝宝一日食谱举例，供妈妈参考：

● **宝宝食谱**

早餐	200毫升豆浆，1个馒头约30~35克，1个煮鸡蛋
中餐	1碗米饭约55克，黄花炒木耳、甜椒炒肉丝、紫菜虾皮汤，1个面包、1个苹果
晚餐	1碗米饭约50克，鱼、蚝油生菜、肉末豆腐汤
睡前	200毫升酸奶

care 04 新妈妈须知

不少宝宝有边吃饭边喝水的习惯，这很不好。原因是：食物吃后一方面是通过牙齿和咀嚼肌将食物切割磨碎进行机械性消化，另一方面是口腔内唾液腺分泌大量唾液对食物进行化学性分解消化。食物经口腔初加工消化成食团，送入胃肠进一步消化、吸收食物中的营养素。如果边吃饭边喝水，水会将起消化作用的唾液冲淡，减少了唾液的消化作用；同时也易使食物未经口腔仔细咀嚼就进入胃肠，势必加重胃肠的负担。缺乏咀嚼还可影响牙齿的发育。如果喝水过多还会冲淡胃酸，削弱胃对食物的消化功能，使食物营养成分未经充分消化吸收就被排出体外，大量喝水还会占去宝宝有限的胃容量，容易产生饱腹感，影响食欲，减少进食量。

★ 延 | 伸 | 链 | 接 ★

生吃水果一定要削皮

水果皮富含大量的维生素，但是营养专家提出严重警告：生吃水果一定要洗净削皮，而且皮削得要深。为了防病虫害，果农给果树喷洒了大量的农药，农药残留在水果上，如果没有彻底洗净和削皮，食用后对宝宝的身体有很大的危害。

〔5~6岁〕

一日三餐巧安排

宝宝马上就要入学了，爸爸妈妈要遵循早餐吃得饱，午餐吃得好，晚餐吃得少（不过量）的饮食原则。把宝宝一日热量的摄入科学地分配一下，让宝宝摄入足够的营养去适应各种活动，不至于感到身体疲乏、缺少学龄前儿童应有的生机与活力。

care 01 营养快线

宝宝早餐要吃饱吃好，并不是说吃得越多越好，也不是说吃得越高档、越精细越好，而是应该进行科学搭配。

科学的早餐应该由三部分组成，蛋白质、脂肪和糖类。比如：现在最常见的宝宝早餐是牛奶加鸡蛋、馒头加咸菜或是油条加豆浆等，这样看起来似乎是吃饱吃好了，实际上也有其不科学的地方，营养搭配不够均衡。

举例来说，光喝牛奶吃鸡蛋还不够，这里虽然有了脂肪和蛋白质，但缺少糖类，即提供热量的淀粉类食物，如果除牛奶鸡蛋外再吃几片面包营养就全面了。油条加豆浆的早餐缺少蛋白质，应该加一个鸡蛋。只吃馒头咸菜的早餐就更不科学了，倒不如吃鸡蛋挂面更好些。

总之，爸爸妈妈必须重视宝宝饮食的科学安排，特别是早餐，如果宝宝早餐吃不好，营养和热量不足，长期下去会影响宝宝的身体发育和精神面貌。

care 02 营养专家提醒

有些家庭喜欢吃西餐，在制作食物的时候会加入许多动植物油脂，吃这些食物对宝宝的健康是不利的。

动植物油脂和各种食用糖等统称为纯能量食物，在西餐中更是常见。这类膳食并不适合宝宝。其含有

★延│伸│链│接★

少让宝宝吃菠菜

菠菜不宜多吃，菠菜最大的缺点就是含草酸较高，不但吃时发涩，而且会妨碍食物中钙和铁的消化吸收。菠菜中的铁利用率很低，而且吃多了还影响宝宝骨骼及牙齿的发育。

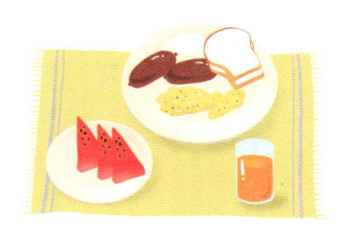

过多的脂肪，摄入过多很容易导致肥胖。宝宝的饮食要保持以植物食物为主，动物食物为辅，以粮食作为基本的能量来源。

care 03 喂养攻略

5~6岁宝宝的消化和吸收能力已经很强了，一般家庭的日常饮食对于宝宝来说基本都能吃了。但是，由于宝宝正处于生长发育阶段，只有摄入足够的能量和营养，才能保证宝宝有良好的体格发育，迎接人生的第一个学生时期的到来。因此，妈妈爸爸要根据生活规律安排好宝宝的饮食，以下列举一个"宝宝一日饮食安排"供爸爸妈妈们参考：

● 宝宝食谱

早餐	1碗稀饭约10克，半个花卷约25克，1个鸡蛋
中餐	1碗米饭约60克，青椒炒鸡丁，清蒸鱼
点心	一个面包，1根香蕉
晚餐	3个羊肉包子约55克，香菜海带豆腐汤
点心	1瓶牛奶，1个苹果

care 04 新妈妈须知

一些家长经常对医生反应"宝宝不爱吃饭"，要求医生诊治。其实，宝宝不爱吃饭真正是由于疾病引起的并不多，绝大多数是由于心理因素造成的。

怎样才能使宝宝保持正常的食欲呢？首先，要使宝宝养成良好的饮食习惯，要有规律地进餐。5~6岁的宝宝，两顿饭之间相隔时间应大于3个小时，使他能够产生正常的空腹感。食欲与空腹有着密切的关系，大脑的摄食中枢与满腹中枢相互交替与相互抑制，产生周期性的食欲。宝宝经常吃零食，或者爸爸妈妈给宝宝频繁地进餐，无疑会使宝宝的满腹中枢一直处于兴奋状态，而摄食中枢却一直处于被抑制的状态，自然会使食欲下降。

Part 02

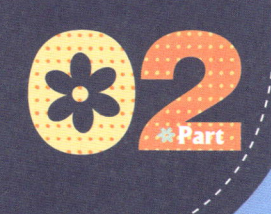

新手妈妈哺喂难题一点通

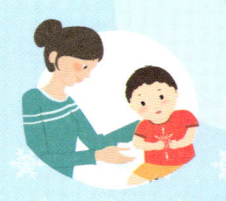

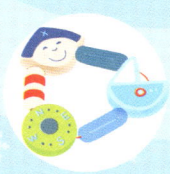

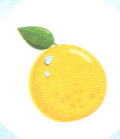

精心喂养为宝宝一生健康打基础

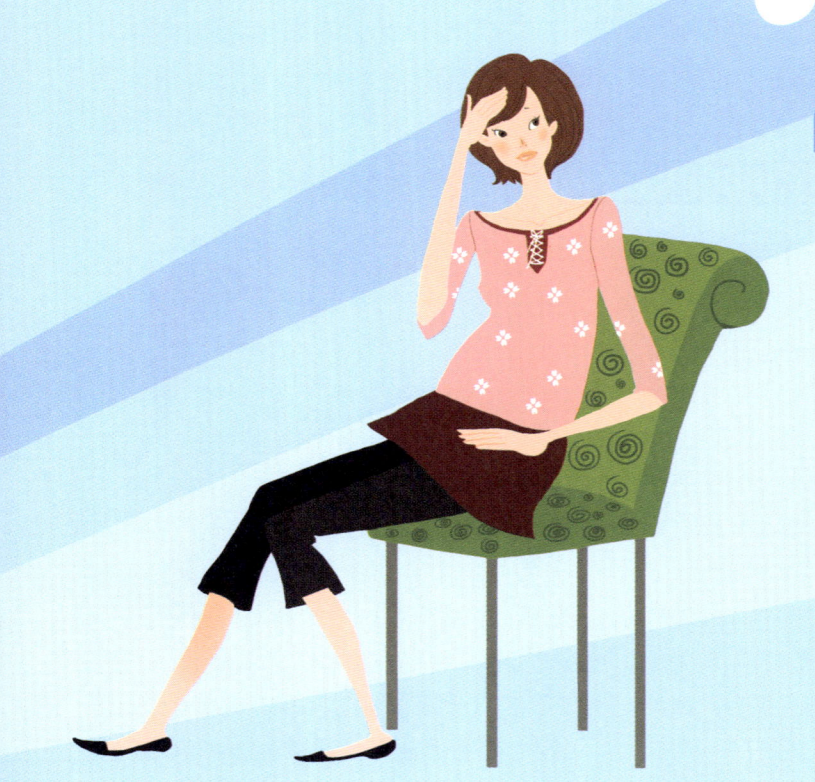

Mother & Baby

成为妈妈是女人一生中最幸福的事情，
但幸福却往往伴随着苦恼。
面对宝宝喂养的种种问题，
新妈妈会因手足无措而感到茫然，
母乳、牛奶、辅食……
攻克宝宝喂养中的一道道难关，
不要做手忙脚乱的新妈妈。
让从容、淡定围绕妈妈左右！

Chapter 01 新手妈妈必备喂养经

新妈妈不要把宝宝的喂养看得太复杂，只要掌握了正确的方法和技巧，成功喂养其实是一件很简单的事。

正确的姿势让哺乳更轻松

母乳喂养时，抱宝宝的姿势很重要。很多新妈妈由于没有经验，常常会手忙脚乱，导致自己不舒服，宝宝也吃很痛苦。

care 01 顺产妈妈的哺乳姿势

一般产后第一天，新妈妈因身体虚弱或伤口疼痛可以选择侧卧位哺乳；从产后第二天可下床后，可选择坐位哺乳。选择坐位时，妈妈应舒适地坐直，背靠在椅子上，膝上放一个枕头，可以抬高宝宝，承受重量，妈妈要一手托住宝宝，使宝宝的胸腹部紧贴你的身体，宝宝下颌紧贴你的乳房，另一手的食指沿着胸壁的乳房根部把整个乳房托起。哺乳时应确定宝宝的腹部是正对自己的腹部，这有助于宝宝正确地"吮住"或"攀着"。也不要只用双手抱着宝宝，而是要将宝宝搁在自己的大腿上。否则，哺乳后往往会腰酸背痛。

双胞胎喂养姿势，妈妈使用两边一样长的L形枕头来支撑宝宝。也可以将两个宝宝都用摇篮式抱法喂奶。还可以把一个宝宝放在手臂之下，另一个以摇篮式抱法喂养。

care 02　帮宝宝吸到乳头

怎样使新生儿吸到妈妈的乳头？可利用新生儿的觅食反射，让新生儿的头脸转向乳头方向。新生儿由于饥饿张开嘴巴时，妈妈应把乳头塞进新生儿的口腔中，把乳头放在其上腭的下面和舌的上面，用这样的方法使新生儿有效地吸到妈妈的乳头。

care 03　剖宫产妈妈床上坐位哺乳法

现在许多妈妈选择剖宫产，剖宫产的妈妈由于最初几天腹部切口疼痛，因此在母乳喂养体位方面建议采用床上坐位的方式。

妈妈取坐位或半坐卧位，在身体的一侧放小棉被或枕头垫到适宜高度，同侧手抱住宝宝，宝宝下肢朝妈妈身后，臀部放于垫高处，胸部紧贴妈妈胸部，妈妈对侧手以"C"字形托住乳房，宝宝张大嘴巴含住同侧乳头及大部分乳晕吸吮，嘴巴和下颌能贴住妈妈乳房为宜。

care 04　剖宫产妈妈床下坐位哺乳法

将坐椅放于床边，妈妈坐于椅上靠近床缘，身体紧靠椅背，以使背部和双肩放松，妈妈身体的方向要与床缘成一夹角。宝宝放在床上，可用棉被或枕头垫到适宜高度，妈妈环抱式抱住宝宝哺乳，其他姿势同床上喂奶法。

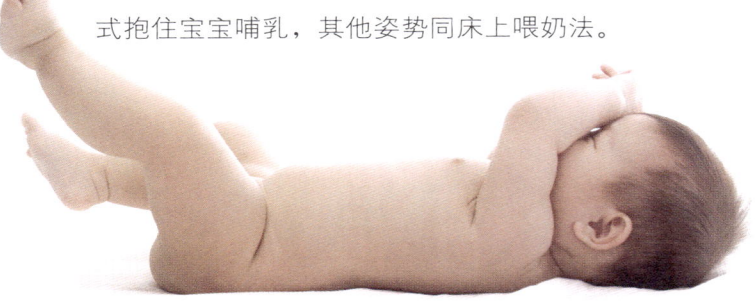

YANSHENLIANJIE

延伸链接

躺卧在床上哺乳要小心

有的妈妈喜欢躺在床上给宝宝喂奶，认为这样母子都比较舒适轻松，但是，这种喂奶方式有一定的危险性。躺着喂奶时，有时奶或宝宝的呕吐物会流到宝宝的耳朵里去，加之这时宝宝的免疫功能尚不健全，极易诱发急性化脓性中耳炎，如治疗不及时，还可能导致耳聋。另外，新妈妈还没有适应抚养宝宝，会因为疲劳在不知不觉中睡着，乳房的压迫会使宝宝窒息，如果是大一些的宝宝，会因为痛苦而反抗，但是只有1~2个月大的宝宝没有力气反抗。妈妈一定要小心，切勿因一时安逸，造成终生遗憾。

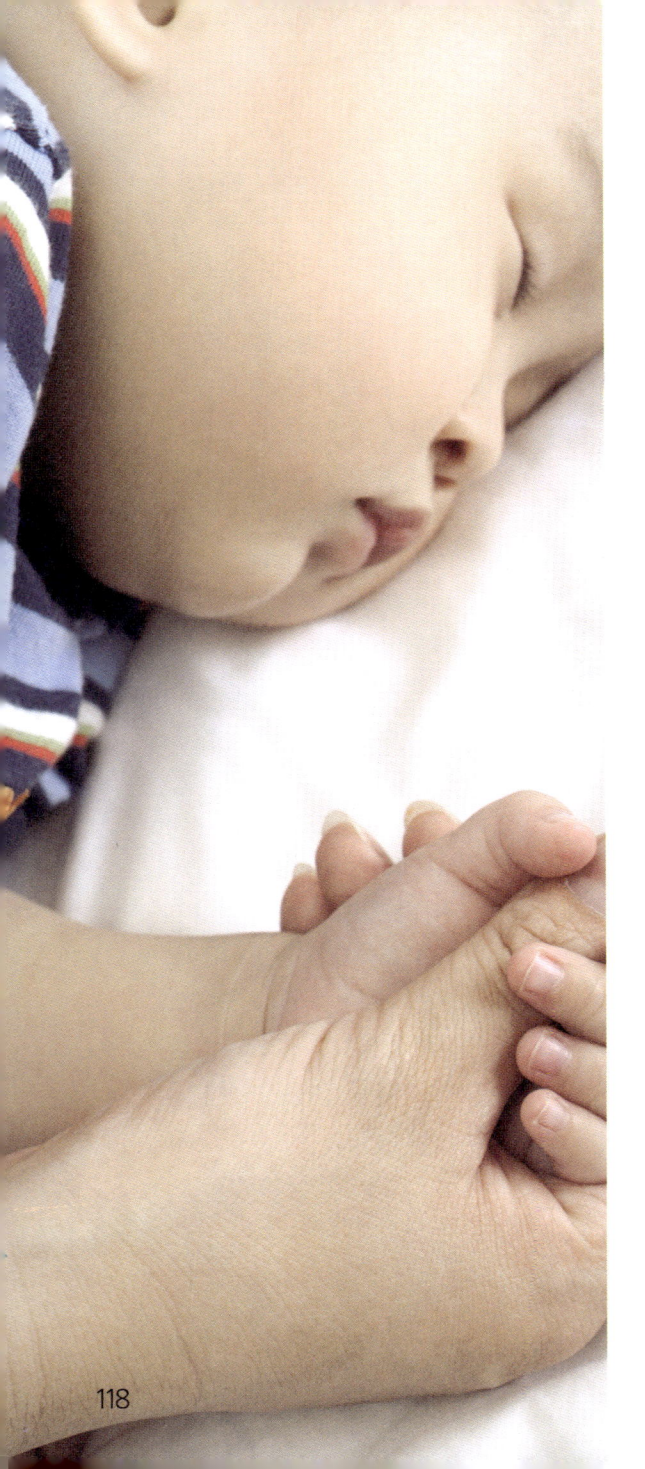

如何在夜间给宝宝哺乳

一般来说，白天给宝宝哺乳比较好办，那么夜里怎样给宝宝哺乳呢？

care 01 5个月以内的宝宝需要夜间授乳

出生后1～2个月的宝宝，由于不会区分昼夜，所以授乳也没有昼夜之别，只要宝宝饿了，或是想吃奶时就必须授乳。3～5个月的宝宝一般每隔三个半小时喂一次奶，每日6次，如果夜间不给宝宝奶吃，宝宝就会因饥饿而啼哭。

5个月以上的宝宝由于胃容量增大，每次食奶量也增大了，这样日间可每隔4小时授乳一次，晚间间隔8小时授乳一次，全天授乳5次，宝宝便不会因为饥饿而在夜间醒来。

care 02 需要慢慢调整夜间授乳的习惯

宝宝吃奶也是有习惯性的。如果宝宝有吃夜奶的习惯，这样就很难改变。有些宝宝10个月仍然要吃夜奶，这种习惯要改就更难了。

所以妈妈要在宝宝早期使宝宝适应夜间不吃奶的习惯，逐渐形成正常的生活习惯。

一般情况下，尽可能让宝宝在早上6点吃第一次奶，夜间10点吃当天中的最后一次奶，然后入睡。改变宝宝夜间吃奶的习惯，并使宝宝最晚一次尽量吃饱，从而使母婴都得到充足的睡眠。如果母乳不够，可在最后授乳时加喂一点牛奶。

哺乳妈妈用药需谨慎

哺乳期妈妈服用的药物，大多可以通过血液循环进入乳汁中，经过宝宝的吸吮，药物又会进到他们的身体里。所以，哺乳期妈妈用药一定要慎重，必须在医生的指导下，采取合理用药原则，否则对宝宝的身体会造成更大的损害。

care 01　不可自己随意服药

哺乳期妈妈不能自作主张，自我诊断，自己给自己开药吃，需要用药时，应向医生咨询，说明自己正在喂奶。

care 02　不应随意中断哺乳

除了少数药物在哺乳期禁用外，其他药物在乳汁中的排泄量很少超过妈妈用药量的2%，这个剂量不会损害宝宝的身体，只要服药在安全范围内，就不应该中断哺乳。

care 03　服药后要调整哺乳时间

服用药物时，为了减少宝宝吸收的药量，妈妈可以在哺乳后马上服药，并尽可能推迟下次哺乳时间，最好是间隔4小时以上，以便药物能更多地代谢分解，使母乳中药物浓度降低。

care 04　不宜服用避孕药

避孕药中含有睾丸酮、黄体酮以及雌激素类衍生物等，这些物质进入妈妈体内，会抑制泌乳素生成，使乳汁分泌量下降，分泌的母乳不够宝宝吃。而且，避孕药物中的有效成分会随着乳汁进入宝宝体内，使男婴乳房变大及女婴阴道上皮增生。

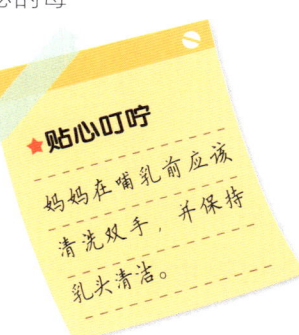

> **★ 贴心叮咛**
> 妈妈在哺乳前应该清洗双手，并保持乳头清洁。

★ 延│伸│链│接 ★

深夜哺乳的注意事项

深夜授乳要特别注意的是，不要一听到宝宝啼哭就把奶头塞到宝宝嘴里，甚至宝宝睡着了还不拉出奶头，这既会影响宝宝的睡眠，也不利于宝宝养成好的习惯，而且还有可能由于妈妈熟睡后，乳房压住宝宝的鼻孔，造成宝宝窒息死亡。所以夜间喂奶时妈妈一定要坐着抱起宝宝，即使喂牛奶也应抱着宝宝。

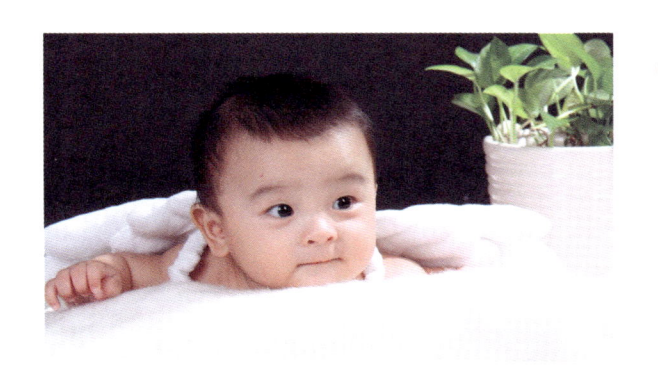

怎样保证母乳的质与量

母乳对宝宝来说至关重要，因此，新妈妈一定要保护好自己的母乳，并想方设法来提高母乳的质量，并掌握解除胀奶与暂时性缺奶现象的技巧。

care 01 新妈妈要注意营养全面

宝宝的生长发育需要足够的矿物质和维生素。蛋白质是母乳的重要组成部分，哺乳期妈妈需要比正常状态下更多的蛋白质供应；哺乳妈妈每天大约需要摄取1000～1200毫克的钙，才能使分泌的每升乳汁中含有300毫克以上的钙；维生素D有调节钙、磷代谢作用，对宝宝十分重要；锌是50多种酶的组成部分，缺乏可影响宝宝大脑神经系统的正常发育。B族维生素在哺乳期应摄入5倍的需要量，才能保证乳汁内的含量。维生素B_2、维生素B_{12}及维生素C、维生素E等，都应增大摄入量。

care 02 新妈妈要多吃这些食物

富含蛋白质的食物包括豆类、食用菌类、家禽内脏和肉类、蛋类等；黄豆、豆腐、豆腐干和奶制品都是"高质"的补钙食物；海产品中牡蛎、鱼类含锌量较高；动物性食物中的瘦肉、猪肝、鸡肉、牛肉等也含一定量的锌。另外，豆类、坚果等都是补锌的好食物；米糠、全麦、燕麦等杂粮中含有丰富的族维生素B_1。新妈妈应注重膳食平衡，均衡营养吸收。必要时可在医生指导下服用维生素和微量元素制剂。

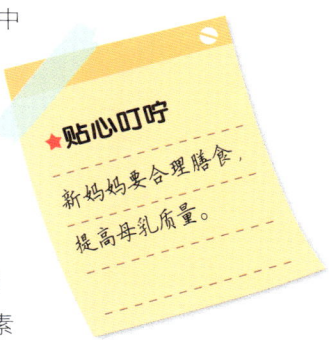

★贴心叮咛

新妈妈要合理膳食，提高母乳质量。

care 03 讲究食物的卫生

新妈妈的食物要新鲜，更要讲究卫生条件。农药污染的蔬菜、瓜果，经常使用化学洗涤剂、清洁剂或使用含有铅、汞等有毒性作用的染发剂、唇膏等化妆品的妈妈，都有可能致使自身乳汁污染。

哺乳妈妈不要吃刺激性的食物，也不要吃寒凉生冷之物。过冷过热都会影响乳汁分泌，对母子健康不利。

care 04 解除胀奶的技巧

当新妈妈发现乳房变得比平时硬挺，有胀痛、压痛甚至发热的感觉，而乳房看起来光滑、充盈，乳头也变得坚挺，并有疼痛感，宝宝也不容易含住乳头时，就要考虑自己是胀奶了。这时，可以采取如下措施：

热敷 当妈妈胀奶疼痛时，可以自己用热毛巾热敷乳房，使阻塞的乳腺变得通畅，改善乳房循环。热敷时注意避开乳晕和乳头部位，因为这两处的皮肤较嫩。热敷的温度不宜过热，以免烫伤皮肤。

按摩 热敷后，可以进一步按摩乳房。一般以双手托住单侧乳房，并从乳房底部交替按摩至乳头，再将乳汁挤在容器中的方式为主。乳房变得较为柔软了，宝宝才容易含住奶头，缓解胀奶。

借助吸奶器 妈妈若感到胀奶且疼得厉害时，可使用手动或电动吸奶器来辅助挤奶，目前市售的吸奶器效果还是不错的。

care 05 解决暂时性缺奶的技巧

宝宝出生后，原本乳汁分泌旺盛，可是有一天突然就没有了胀奶的感觉，乳房胀不起来，宝宝饿得哭闹，检查时也没有发现妈妈有什么症状，这种缺奶症状是暂时性的，大多发生在产后3个月内，几乎每一位初产妈妈都可能发生。引起暂时性缺奶的原因很多，如环境突然改变、身体疲劳、对母乳喂养缺乏信心，或是产妇月经恢复，或是宝宝突然生长加快等。暂时性缺奶只是暂时现象，在确定不是乳房损伤或者妈妈身体疾病的前提下，一定要坚持不加喂牛奶、奶粉或其他辅助食物，一定不用奶瓶，最多坚持7～10天，暂时性缺奶就会有所好转。

新妈妈乳房异常时如何哺乳

乳房既是宝宝取之不尽、用之不竭的粮仓，又是女性健康美丽的风向标。但很多妈妈都会遭遇乳头皲裂、乳管阻塞以及乳腺炎等问题。新妈妈在这些乳房异常时期哺乳时各有一些需要注意的问题。

care 01 乳头皲裂

乳头皲裂不但影响哺乳，还会引起妈妈的相关疾病。由于吸吮致痛，妈妈常常不能坚持把乳汁排空，造成了乳汁淤积，细菌由裂口进入，容易发展成急性乳腺炎、乳房脓肿等。

哺乳前妈妈应热敷乳房和乳头3～5分钟，同时按摩乳房以刺激排乳反射，挤出少量乳汁，使乳房变软，并选择舒适松弛的喂哺姿势，利于宝宝吸吮。

★ 延｜伸｜链｜接 ★

乳头皲裂的预防

孕后6~8个月时，每天用毛巾蘸热水反复擦洗乳头，使之表皮增殖，变厚，富于弹性，经得起宝宝吸吮。

分娩后保持乳头清洁，用植物油或矿物油涂在乳头上。

不让宝宝含着乳头入睡，否则乳头浸软易裂。

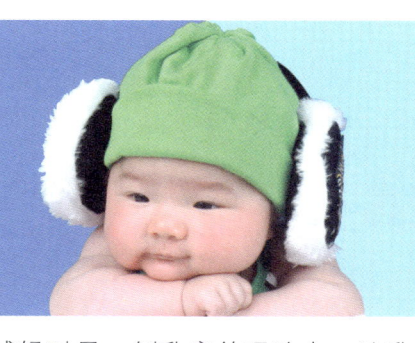

哺乳时应先在疼痛较轻的乳房开始，以减轻对另一侧乳房的吸吮力。让乳头和一部分乳晕含吮在宝宝口内，因为乳晕下面乳汁集中，当宝宝用力吸吮时，可以达到保护乳头的作用，以防乳头皮肤皲裂加剧。并交替改变抱婴位置，使吸吮力分散在乳头和乳晕四周。

在喂哺结束后，待宝宝放下乳头，再抱离乳房。如果妈妈由于某种特殊原因不得不中断喂哺，则应用食指轻轻按压宝宝下颌，温和地中断吸吮。

哺乳后，挤出少许乳汁涂在乳头和乳晕上，短暂暴露、干燥乳头。因为乳汁具有抑菌作用，且含有丰富的蛋白质，能起到修复表皮的功能。

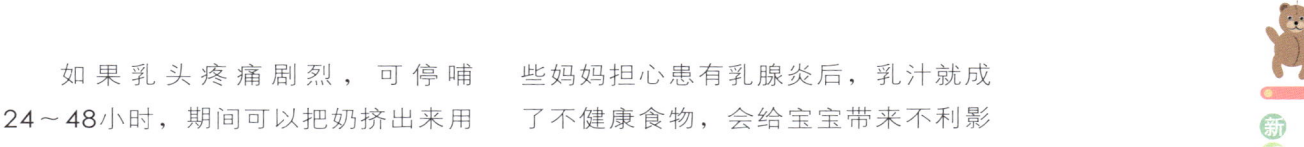

如果乳头疼痛剧烈，可停哺24～48小时，期间可以把奶挤出来用小杯或小匙喂养宝宝，等乳头伤口痊愈时，才能恢复哺乳。

care 02 乳管阻塞

乳管阻塞是由于不经常哺乳、乳汁淤积、吸空乳汁不完全以及乳房局部受压等所致，严重者可引发乳腺炎。

哺乳前将患侧乳房湿热敷3.5分钟，并随后柔和地按摩、拍打和抖动乳房，以利于乳腺管的畅通。

哺乳时应在阻塞的一侧乳房进行哺乳，因饥饿的宝宝吸吮力最强，有利于吸通乳腺管。

哺乳同时按摩患侧乳房，有助于阻塞乳腺管畅通。

频繁地哺乳，将乳汁排空，如果宝宝因某种原因不肯吸奶则将奶挤出。

如果乳房还未通畅，该侧的乳房不应再哺乳，如果乳房局部红、肿、痛，并伴有发热，很可能得了乳腺炎，应及时到医院诊治。

care 03 乳腺炎

乳腺炎常由乳汁淤积、乳头皲裂或乳腺管阻塞治疗不及时所引起。一些妈妈担心患有乳腺炎后，乳汁就成了不健康食物，会给宝宝带来不利影响，因此中断哺乳。其实，乳腺炎是乳腺管外的结缔组织炎症，并非乳腺管内炎症，所以患有乳腺炎的妈妈可以放心地继续哺喂宝宝。

哺乳前，做好乳头护理工作，用干净湿毛巾擦拭乳房和乳头，并热敷患侧乳房3～5分钟，以保持清洁卫生，并使乳头皮肤变结实，增强局部皮肤的张力。

早开奶，勤吸吮，保持乳汁流出畅通，及时纠正乳汁淤积。如果出现乳汁淤积，可用干净湿毛巾热敷以后，再将乳汁吸空，避免乳汁淤积，从而减少细菌繁殖的机会。

要避免乳头损伤，以减少感染途径，不要让宝宝养成含着乳头睡觉的习惯。

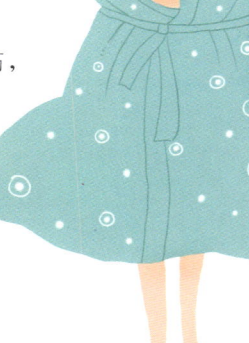

新妈妈上班后的母乳喂养

许多妈妈在宝宝三四个月以后，就得回单位上班了。然而，这个时候并不是让宝宝断掉母乳的最佳时期。找到一些适合自己的方法，注意一些要点，一样可以将母乳喂养继续，并且保质保量。

care 01 让宝宝提前适应

在即将上班的前几天，妈妈就要根据上班后的作息时间，调整、安排好哺乳时间。

可以让家人给宝宝喂奶瓶，让宝宝习惯叼着喂奶瓶，并要注意循序渐进。应尽量地把喂辅食的时间安排在妈妈上班的时间。

家里人不要在妈妈回家之前的半小时内喂奶。

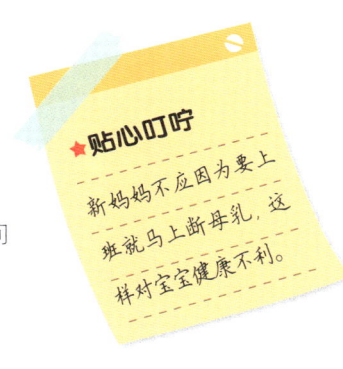

> ★贴心叮咛
> 新妈妈不应因为要上班就马上断母乳，这样对宝宝健康不利。

care 02 上班时收集母乳

妈妈上班时携带奶瓶，在工作休息时间及午餐时在隐秘场所挤乳，然后放在保温杯中保存，里面用保鲜袋放上冰块。

妈妈每天可在同一时间吸奶，这样到了规定的特定时间就会出奶，建议在工作时间每3个小时吸奶一次。如果新妈妈希望将母乳喂养坚持到底，每天就要至少泌乳3次（包括喂奶和挤奶），因为如果一天只喂奶一两次，乳房受不到充分地刺激，母乳分泌量就会越来越少，不利于延长母乳喂养的时间。

下班后携带母乳的过程中，仍然要保持低温，回家后立即放入冰箱储存，所有储存的母乳要注明吸出的时间，便于取用。

care 03 母乳储存

储存挤下来的母乳要用干净的容器，如消毒过的塑胶桶、奶瓶、塑胶奶袋等装好。

给装母乳的容器留点儿空隙。不要装得太满或把盖子盖得太紧，以防冷冻结冰而胀破。如果长期存放母乳，最好不要用塑胶袋装。

最好按每次给宝宝喂奶的量，把母乳分成若干小份来存放，每一份母乳上贴上标签并记上日期，以方便家人或保姆给宝宝合理喂食且不浪费。

●母乳储存时间表

储存方法	足月宝宝	早产或患病宝宝
室温	8小时	4小时
冰箱（4~8℃）	48小时	24小时

care 04 喂养方法

喂食冷冻母乳时，先用冷水解冻，再用不超过50℃的热水隔水温热，冷藏的母乳也要用不超过50℃的热水隔水加热。均匀温热后，用手腕内侧测试温度，合适的奶温应该和体温相当。

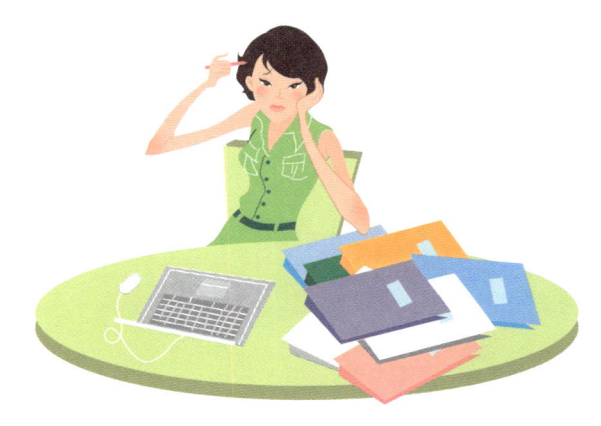

不要用微波炉加热，因为微波炉加热效果并不均匀，可能会烫着宝宝。

直接在火上加热、煮沸会破坏母乳的营养成分，因此最好的办法是用奶瓶隔水慢慢加入温水。

解冻的母乳不可再冷冻，只可冷藏；冷藏的母乳一旦加温后就不能再次冷藏了，需丢弃。

YANSHENLIANJIE
延伸链接
如何帮助乳汁分泌

上班后由于工作的压力以及宝宝吸吮母乳次数的减少，有的妈妈乳汁分泌会减少，所以妈妈应保持愉快的心情以保证乳汁的充足分泌。除此之外，还要多食汤水及催乳食物，保证均衡营养，在工作休息时间挤出乳汁，这些都可帮助乳汁分泌，促进母乳喂养。

注意哺乳中的常见问题

一般来说，妈妈给宝宝哺乳从一开始就能顺利地进行，但是，年轻的妈妈们还要多注意一些在哺乳中的常见问题。

care 01 拒绝吸奶

如果宝宝出生后没有及时开始用母乳喂养，他就可能不愿意吸吮乳房了。为了妈妈和宝宝的健康，越早开始用母乳喂养越好。宝宝在最初48小时内很快就能学会吸吮乳房，但如果延误了开始的时间，恐怕他以后就难以学会吸吮乳房了。但是，这并不意味着宝宝将永远不吸吮乳房，这仅仅意味着妈妈必须耐心且坚持下去。如果宝宝是早产儿，可以用妈妈挤出来的乳汁喂养宝宝（这样妈妈的乳汁供应就能源源不断），当妈妈回家时便可直接用乳房授乳。

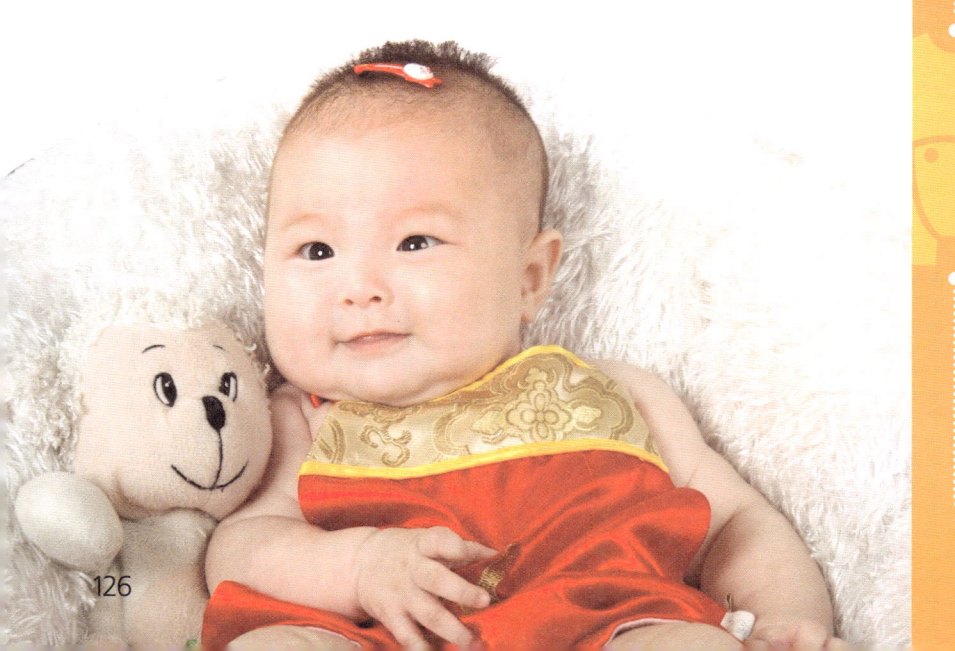

YANSHENLIANJIE

延伸链接
宝宝正确的吸吮位置

宝宝吸吮乳头位置正确与否非常重要，这关系到能否顺利地喂养及哺乳量的多少，正确的吸吮位置应当让乳头大部分乳晕都含进新生儿的嘴里。这样，在宝宝口腔外面是看不见乳晕的，仅在其上唇上方可看见一些乳晕。正确的吸吮位置可有效地刺激乳头、乳晕周围的感觉神经，引起产妇泌乳和喷乳反射。

不正确的吸吮是乳晕留在宝宝口腔外面，这样会引起许多不良后果。只吸吮乳头不吸吮乳晕，会因为压迫不到乳窦而使宝宝吃不到乳汁，还会造成其不肯吸乳头。这也会使乳母乳头得不到刺激而导致乳汁分泌减少，引起乳头疼痛、破损等不良后果。

care 02 奶冲问题

有些妈妈的奶水很好，宝宝也没有什么不适，大小便都正常，生长发育也正常。可就是每当给宝宝喂奶，宝宝就打挺、哭闹，刚把奶头衔入口中，很快就吐出来，甚至拒绝吃奶。奶水向外喷出，甚至喷宝宝一脸。当宝宝吸吮时，吞咽很急，一口接不上一口，很易呛奶。这就是奶冲造成的。

解决奶冲的有效办法是剪刀式喂哺。妈妈一手的食指和中指做成剪刀样，夹住乳房，让乳汁缓慢流出。妈妈饮食中少喝汤，适当减少乳汁分泌。有的医生建议喂奶前先把乳汁挤出一些，以减轻奶冲。但这种做法并不科学，因为挤出去的"前奶"含有丰富的蛋白质和免疫物质等营养成分，而"后奶"的脂肪含量较多。若每次都是挤出"前奶"的话，宝宝就多吃了脂肪，少吃了蛋白质等营养成分，造成营养不均衡。

care 03 吃吃停停

由于妈妈乳量不够，宝宝会出现吃吃睡睡，睡睡吃吃的现象。妈妈在喂哺时就要用手轻挤乳房，帮助乳汁分泌，宝宝吸吮就不大费力气了。两侧乳房轮流哺乳，每次15～20分钟。新生儿吃奶后能安睡2～3小时，就表示正常。如果母乳充足，宝宝却吃吃睡睡，妈妈可轻捏宝宝耳垂或轻弹足心，叫醒喂奶。

care 04 食欲不振

有部分宝宝较长时间地睡觉，很少有哺乳的要求。一般认为这些宝宝是由于先天性食欲不振。有的妈妈由于不了解其原因，非常焦急、担心，认为宝宝总在睡觉，食乳少，会影响宝宝健康而找医生咨询。对于这样的宝宝可以弄醒他，先弹弹他的足底，让他哭一下，觉醒了，然后把乳头送入他的口中。如果不开口可用大拇指按压宝宝的下颌，使其张口，把乳头送入口中，他就会吸起来了。如果吸了一下又慢慢停下来了，可以再次刺激他的足底，只要轻轻的，或摇摇他的身子，摸摸他的小脸蛋，他就会继续吸起来。如果再停止可以重复上述的动作唤醒他，反复几次，直到宝宝吃饱为止。

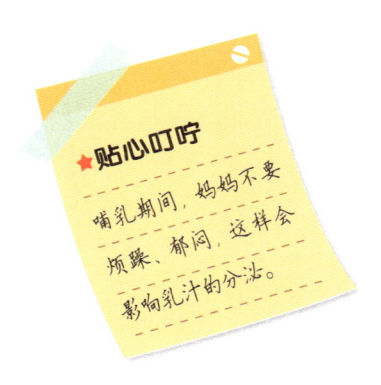

★ 贴心叮咛

哺乳期间，妈妈不要烦躁、郁闷，这样会影响乳汁的分泌。

宝宝吐奶怎么办

吐奶和溢奶，其实都是指奶水从宝宝嘴里面流出来的现象，如果宝宝出现了严重的喷射性吐奶状况，这时，爸爸妈妈必须特别注意。

care 01　吐奶的原因

喂奶方法不当会引起宝宝吐奶，如让宝宝仰卧喂奶、人工喂养时奶瓶的奶嘴未充满奶水有空气进入、吃奶后马上让宝宝躺下等。

care 02　防止吐奶的方法

喂奶量不宜过多，间隔不宜过小。尽量抱起宝宝喂奶，让宝宝的身体处于45度左右的倾斜状态，胃里的奶液自然流入小肠，这样会比躺着喂奶减少发生吐奶的机会。喂完奶后，把宝宝竖直抱起靠在肩上，轻拍宝宝后背，让他通过打嗝排出吸奶时一起吸入胃里的空气，再把宝宝放到床上。此时，不宜马上让宝宝仰卧，而是应当侧卧一会，然后再改为仰卧。

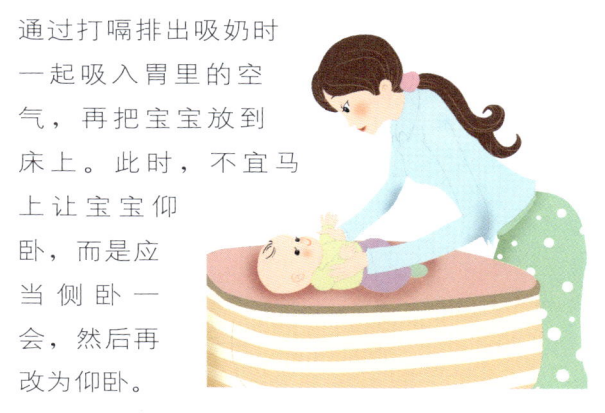

care 03　严重吐奶的紧急处理

因为食道的开口与气管的开口在咽喉部是相通的，宝宝吐奶时最怕的就是奶水由食道突然反逆到咽喉部时误入气管，这就是喷射性吐奶状况，大量的奶水从嘴里和鼻子里同时喷出。

量少时，可直接吸入肺部深处造成吸入性肺炎；量大时，将造成气管堵塞，呼吸不顺畅，短时间也会因缺氧而危及生命。

若宝宝平躺时发生呕吐，迅速将宝宝的脸侧向一边，以免吐出物因重力而向后流入咽喉及气管；可用手帕、毛巾卷在手指上伸入口腔内甚至咽喉处，将吐溢出的奶水、食物快速清理出来，以保持呼吸道顺畅，以免阻碍宝宝呼吸。

★ 延│伸│链│接 ★

宝宝的大便和牛奶调配的关系

宝宝的大便正常与否和牛奶的调配有着密切关系，如果奶中的脂肪过多，宝宝不仅大便增多，而且易出现不消化的奶瓣；如果奶中蛋白质过多，糖分过少，大便就较干燥，或有奶块；如果糖分过多，大便就会发酸而稀薄，且有泡沫和气体。

掌握人工喂养的要领

人工喂养比母乳喂养在操作上会多一些环节，爸爸妈妈需要注意喂养的要领。

care 01　养成定时定量的喂养

定时定量喂养能使宝宝养成良好的生活习惯，有利于其生长发育，也有利于爸爸妈妈的工作和休息。但定时和定量是相对的，定时并不是差一分钟也不行。虽然在奶粉包装的说明中详细地列出了宝宝的月龄和用量的对比，适合多数宝宝，但只是仅供参考。因为个体差异是普通存在的，用量的大小不可能完全一致，少数宝宝生长过快或过慢就不能按此而行，应视具体情况而定。

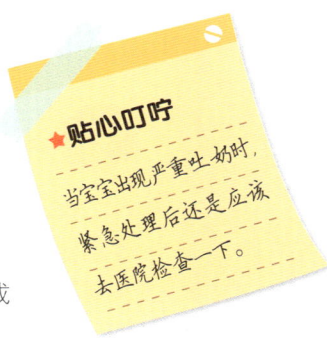

> ★贴心叮咛
>
> 当宝宝出现严重吐奶时，紧急处理后还是应该去医院检查一下。

care 02　注意奶嘴孔的大小

新生宝宝吸吮的奶嘴孔不宜过大，一般在15～20分钟左右吸完为宜，因一个月以内的宝宝常常吃吃睡睡，食量较小。以后随月龄的增加，可以适当地加大奶嘴孔。保持合适的速度，可以使每分钟进入宝宝胃内的奶量比较适当，奶与胃液充分调和起来，容易消化。如果奶嘴孔过小，吸起来会很费力，宝宝就不愿意吸奶瓶了；而奶嘴孔过大，又容易吃呛。

care 03　正确的人工喂奶姿势

适时调整奶瓶的角度，始终保证奶液充满奶嘴，这样可以避免宝宝吸入太多的空气。若拿奶瓶的姿势不正确，奶嘴中一半是牛奶、一半是空气，宝宝吸奶时会连同空气一起吸入，引起胃部膨胀，易导致溢奶。在宝宝吃完之后，要轻拍他的后背，让他嗝出吸入的空气。

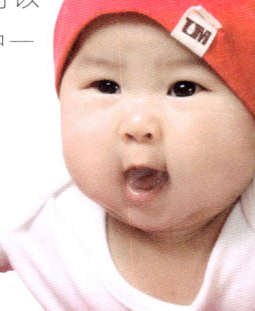

混合喂养的最佳方案

母乳喂养和人工喂养同时进行,称为混合喂养。但是有些混合喂养的宝宝会出现乳头错觉,宝宝出现拒奶、烦躁等现象,造成母乳喂养困难,所以在混合喂养时,需要注意一些问题。

care 01 一顿只吃一种奶

不要一顿既吃母乳又吃牛奶,这样不利于宝宝消化,容易使宝宝对乳头产生错觉,可能引发厌食奶粉,拒绝用奶瓶吃奶。吃母乳就吃母乳,吃配方奶粉就吃配方奶粉。不要先吃母乳,不够了,再调奶粉。即使没吃饱,也不要马上喂牛奶,下一次喂奶时间可以提前。

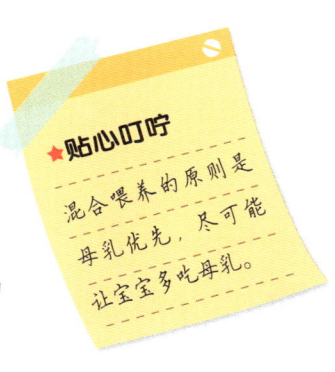

★贴心叮咛
混合喂养的原则是母乳优先,尽可能让宝宝多吃母乳。

care 02 充分利用有限的母乳

妈妈要尽量多喂宝宝母乳,如果不断增加奶粉量,母乳分泌就会减少,对继续母乳喂养很不利。母乳是越吸越多,如果妈妈认为母乳不足,而减少喂母乳的次数,会使母乳越来越少。母乳喂养次数要均匀分开,不要很长一段时间都不喂母乳。

care 03 夜间最好是母乳喂养

夜间妈妈会感觉比较累,尤其是后半夜,起床给宝宝冲奶粉很麻烦;另外,夜间妈妈休息,乳汁分泌量相对增多,宝宝的需要量又相对减少,母乳可能已能满足宝宝。但如果母乳量确实太少,宝宝吃不饱,就会缩短吃奶时间,势必会影响妈妈和宝宝的休息,这时就要以奶粉为主了。

care 04 让宝宝逐步接受奶瓶

喂奶时，不要将奶嘴直接放入宝宝的口里，而是放在他的嘴边，让宝宝自己找寻，主动含入嘴里；喂奶前抱抱、摇摇、亲亲宝宝，抱着宝宝走一走，使宝宝很愉悦；可以用不同的姿势给宝宝喂食；还可以用妈妈的衣服裹着宝宝，让宝宝闻到妈妈的气味，降低对奶瓶的陌生感。

宝宝厌食牛奶的对策

妈妈应该先了解一下宝宝不吃牛奶的原因，才能拿出有针对性的解决方案。

care 01 过量的牛奶引起厌食

厌食牛奶并不是突然发生的，在厌食牛奶前，宝宝都是食欲旺盛、爱吃牛奶的，正是爸爸妈妈长期给予过量的牛奶，造成宝宝肝脏和肾脏的负担过重，长期超负荷消化、吸收、排泄过多的牛奶，总有一天胃肠道因疲劳而罢工，宝宝就表现出厌食牛奶。

实际上，厌食牛奶不是一种病，而是宝宝本身为了防止肥胖而采取的自卫措施，也可以说是对爸爸妈妈发出的警告。所以，爸爸妈妈不要太着急，不要怕宝宝不吃牛奶会饿坏，更不能拼命硬要宝宝喝。应体谅宝宝，让宝宝的脏器得到充分的休息，使其恢复正常功能。

care 02 口味和兴趣的转变

到5个月，宝宝逐渐成熟，一方面，添加了辅食，比较喜欢新口味的食物，而对奶粉失去兴趣。宝宝体内乳糖酶减少，舌头的味觉也开始产生变化，胃口改变。另一方面，听觉视觉有了突破性进展，使他对外界更感兴趣，往往一有风吹草动就去"管闲事"，心思不在吃奶上。

care 03 厌食牛奶的处理

这时爸爸妈妈应该做的是，不要再继续喂宝宝不喜欢喝的牛奶，应多补充些果汁和水，让宝宝的肝脏和肾脏得到充分的休息。一般情况下，经过10天或半个月的细心照料，宝宝就会再度喜欢上牛奶的。

延伸链接
YANSHENLIANJIE

把牛奶做进辅食里

妈妈可以把宝宝不喝的牛奶利用起来，做进辅食里，既避免浪费，又可以补充奶摄入量，两全其美。比如做成牛奶红薯粥，先将牛奶煮开，放入已经煮好的红薯块，等红薯化开后，加入调好的玉米面糊再煮一会儿就行了。

保证喂养工具的卫生

宝宝抵抗病毒、细菌的能力很弱，为了防止病从口入，爸爸妈妈应做到：落实防护工作，认真消毒哺喂用具，让宝宝远离病菌，为宝宝的消化道健康保驾护航。

care 01 及时清洗食具

奶瓶、奶嘴、吸管等都应该用相应的清洗刷来刷洗。玻璃奶瓶用尼龙奶瓶刷，而塑料奶瓶应该使用海绵奶瓶刷，因为尼龙刷容易把塑料奶瓶的内壁磨毛，更易淤积污垢。

清洗时，先清洗各种食具上残留的奶渍和辅食，然后用宝宝专用清洁剂刷洗，再用清水冲净，最后用开水烫一遍沥干后，再收起来。

care 02 消毒食具

宝宝的奶瓶、奶嘴、餐具等仅仅用常规清洗是不够的，还要进行消毒。消毒的方法有多种，耐用又有效的方法就是煮沸消毒，将奶具放入沸水中煮开10分钟，冷却后取出使用；最简单的方法就是用消毒剂消毒，将所有食具放入一个大容器中，加水浸过其高度，放入消毒剂（固体或液体均可），浸泡30分钟，然后清洗干净。

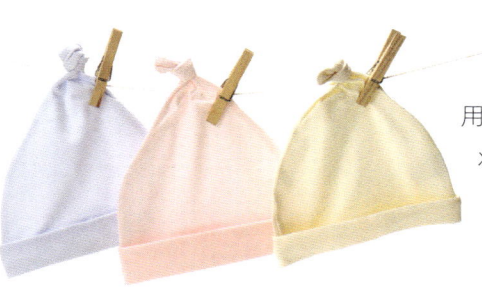

care 03 妥善保存食具

消毒完毕的餐具应该妥善收放，以防二次污染，前功尽弃。把消毒后的食具放在清洁固定的地方，并用清毒巾盖好以备用。

care 04 要定期更换奶瓶和奶嘴

奶瓶是有使用期限的，塑胶的奶瓶品质较不稳定，使用一段时间后，瓶身就会因为刷洗和氧化，出现模糊的雾状及奶垢不易清除等情况，所以建议六个月左右更换一次；而奶嘴属于消耗品，长期使用会有变硬、变质等情形发生，且在清洗的过程中，也有可能使奶嘴变大，导致宝宝喝奶时发生呛奶危险，因此建议三个月左右更换一次。

做好断奶前的过渡工作

对幼小的宝宝来说，断奶是十分困难的，爸爸妈妈应该在正式断奶之前做好充分的过渡准备工作，了解最佳的断奶时间和方式，这样可以帮助宝宝顺利断奶。

care 01 给宝宝一个断奶过渡期

首先，爸爸妈妈在心理上要把断奶看成是一个自然的过程。正常情况下，宝宝断奶的过

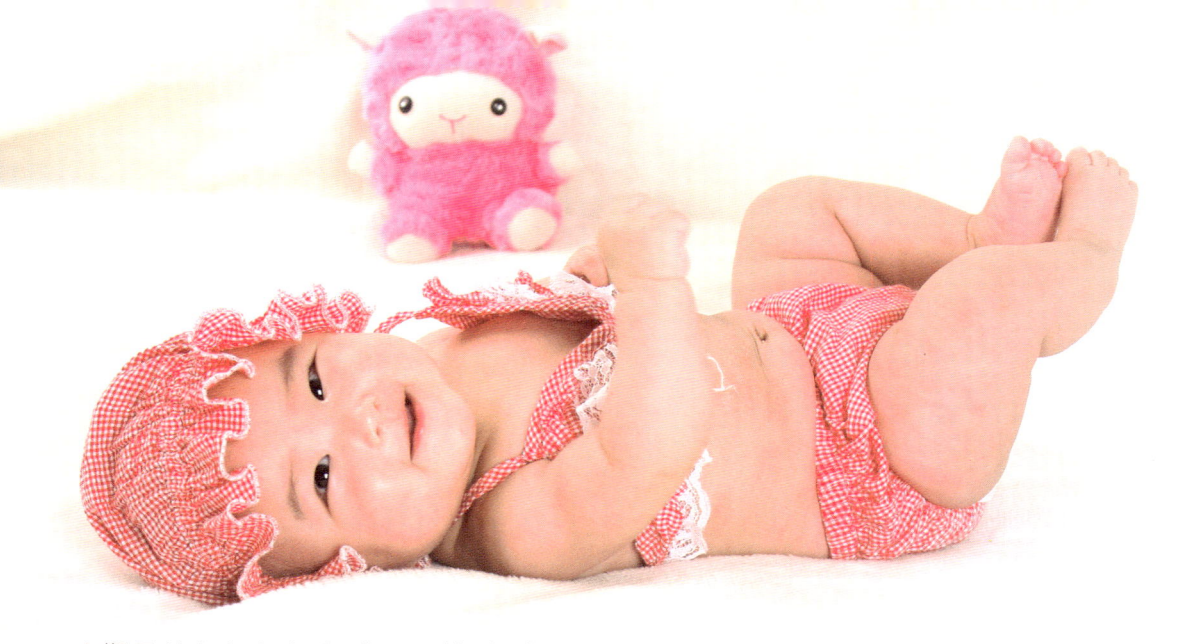

渡期是从宝宝出生后4个月开始到1岁左右，并且在完全断奶前应该有一个逐步过渡的准备阶段，也就是逐步添加辅食的过程。

care 02 过渡期的饮食搭配

宝宝由液体食物（单纯母乳）喂养为主向固体食物喂养为主过渡的生长发育时期为换乳期。在换乳期内乳类（母乳+配方奶或牛奶）仍是供应能量的主要来源，泥糊状食物是必须添加的食物，是基本的过渡载体。换乳并不是换掉一切乳品和乳制品，换乳期长达8～9个月，需要完成向其他奶的转换和完成从学吃泥糊状食物到成人固体食物的过渡。

care 03 合适的时机

必须选择宝宝身体状况良好时断奶，否则会影响宝宝的健康。因为断母乳，改吃牛奶和辅食后，宝宝的消化功能需要有一个适应过程，此时宝宝的抵抗力有可能略有下降，因此断奶要考虑宝宝的身体状况，生病期间更不宜断奶。断奶最好选择气候适宜的季节，避免在夏季炎热时断奶，因为夏季天气炎热，宝宝本来就容易发生胃肠功能紊乱，此时断奶更容易加重这种情况。

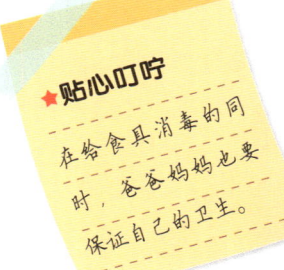

★ **贴心叮咛**

在给食具消毒的同时，爸爸妈妈也要保证自己的卫生。

宝宝断奶食物的添加顺序

由于宝宝的胃肠功能尚未成熟，因此爸爸妈妈在给宝宝添加辅食时要循序渐进，让宝宝一点一点适应，从而过渡到与爸爸妈妈吃同样的食物。

care 01 首先应添加谷类食物

给宝宝首先添加的食物应该是粮谷类食物——第一种应该是大米粉。一般添加米粉两周后，宝宝就能学会吞咽。如果临睡觉给宝宝喂些米粉，宝宝睡觉的时间可能会长一些。

米粉或面包等粮谷类食物可以提供糖类和B族维生素。添加米粉后，如果宝宝没有不良反应，就可以给宝宝添加蛋黄，将蛋黄压成泥状喂给宝宝。注意不要过早给宝宝添加富含蛋白质的食物，因为"陌生的"蛋白质容易引起宝宝的过敏反应。

care 02 添加蔬菜汁（泥）或水果汁（泥）

添加粮谷类食物一两周后，可以在上午时给宝宝喂些水果汁（泥）。一个星期后，可以在午餐时给宝宝喂些蔬菜泥。

蔬菜和水果可提供较多的维生素C和各种矿物质。可以添加的食物有：苹果、梨、香蕉、桃和杏等。在众多的蔬菜品种中，玉米难消化，豌豆和各种干豆易引起过敏反应，而胡萝卜、土豆、南瓜及其他瓜类既易消化又不易产生过敏反应。水果中芒果和柠檬易引起过敏反应，因此，一岁以内的宝宝不宜食用。

care 03 添加肉类食物

在给宝宝添加蔬菜、水果一段时间后，在午餐时可以给宝宝吃点肉类食物。

宝宝生长发育需要蛋白质，富含蛋白质的食物通常也含铁，畜肉、禽肉、鱼、蛋和动物血都是蛋白质和铁的优良来源，而且它们所含的铁很容易被人体吸收利用。

添加肉类时，可以先喂鸡肉、羊肉，再喂牛肉，最后喂猪肉和动物肝脏。宝宝也可适量吃些肥肉，肥肉不含纤维，比较滑嫩，宝宝很容易接受。

沿海地区的人们通常最早给宝宝添加的肉类食物是鱼肉，鱼肉比较细嫩，宝宝比较容易适应。但要注意给宝宝喂鱼肉时，一定要将刺剔除干净。

如何预防断奶综合征

断奶过程并不简单，处理不好宝宝不但会无法适应断奶期的生活，而且容易产生断奶综合征。

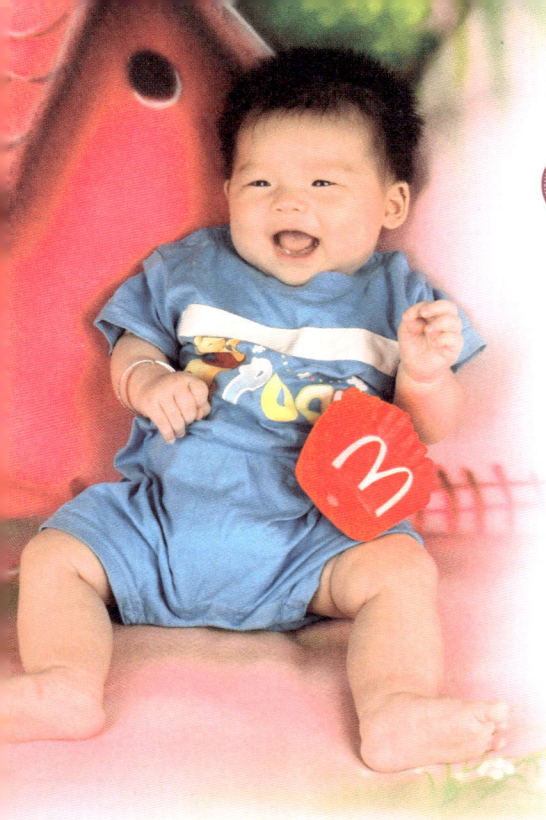

care 01　断奶综合征的成因

传统的断奶方式比较讲究效率，在短时间之内就能达到某种效果，但事实上，这种做法虽然可以取得表面收效，但并没有实质效果，宝宝往往需要独自承担断奶的不适应症，身心俱伤。在宝宝断奶后缺乏正确的喂养，会使宝宝的身体产生不良反应，如体内蛋白质缺乏，兴奋性增加，容易哭闹，哭声不响亮，细弱无力，有时还会伴随腹泻等症状。其中蛋白质摄入不足和精神上的不安，会使宝宝消瘦，抵抗力下降，易患发热、感冒等病。这些问题都是由于爸爸妈妈给宝宝断奶不当引起的不良反应，医学上称为断奶综合征。

care 02　断奶综合征的护理

当宝宝出现不适应症时，不要因为哭闹就拖延断奶的时间。爸爸妈妈在坚持的同时还需要对宝宝进行情绪上的安抚，多抱抱他，跟他说话、玩耍，陪在他的身边。

断奶期的宝宝由于打乱了原有的饿了就喂奶的饮食规律，容易陷入饮食混乱。如果能给宝宝正确添加辅食，则较容易自然断奶。妈妈不要急着给宝宝增加新的辅食，尤其是在宝宝身体不舒服的时候，千万不要强迫他进食新食物。可以通过改变食物的做法来增进宝宝的食欲，使其产生对食物的兴趣，不愿意吃的时候就拿开，但中间不要喂其他食物；每次的喂食量不要多，保持少食多餐的原则即可。待宝宝完全适应新的食物和饮食习惯后，再增加新的食物或者减少哺乳次数。

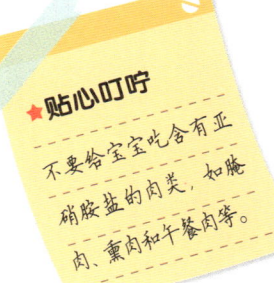

★ **贴心叮咛**

不要给宝宝吃含有亚硝胺盐的肉类，如腌肉、熏肉和午餐肉等。

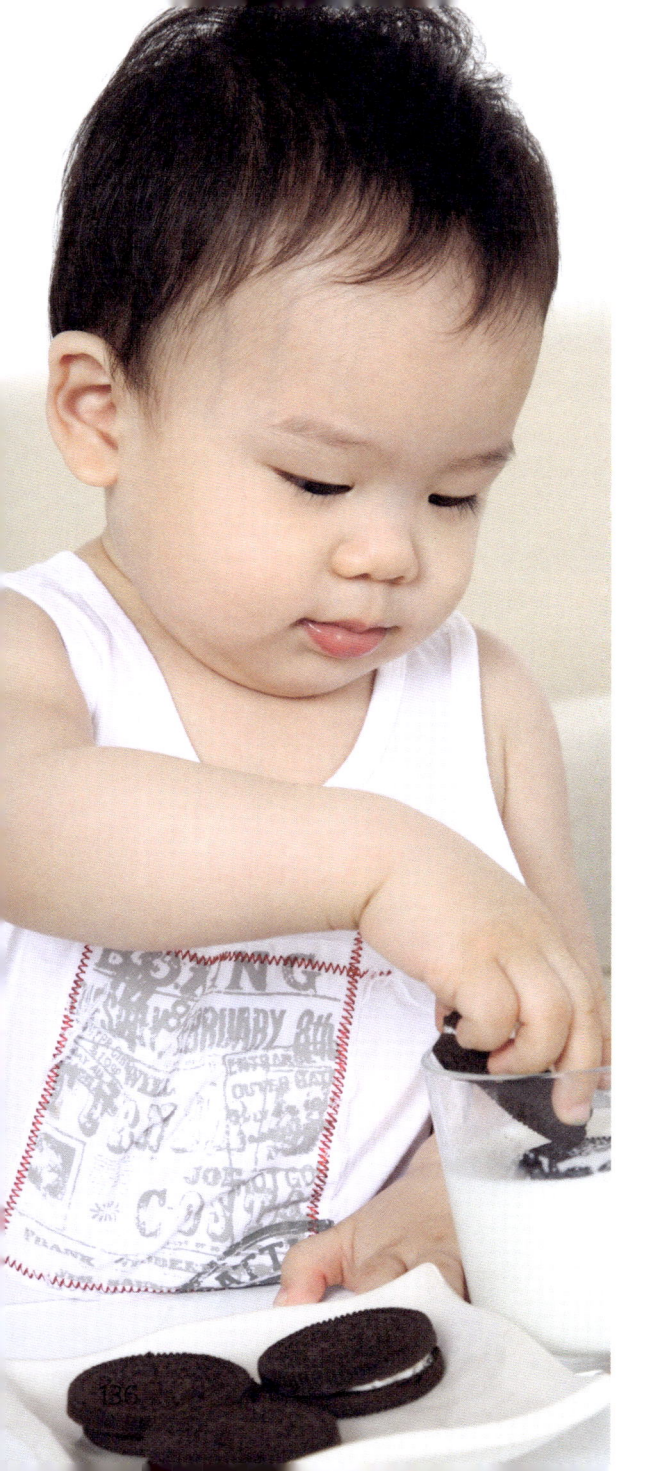

给宝宝喂什么样的点心好

点心的主要成分是糖，与粥、米饭和面条的成分基本相同。如果宝宝能很好地吃米饭或面条的话，从营养学的角度来讲就没有必要额外给宝宝吃点心，因此并不是过了10个月的宝宝都必须喂点心。但给宝宝点心既可增加进食的乐趣，又能增加营养。那么如何调剂作为乐趣的点心和作为营养品的点心呢？这就要看宝宝的营养状况了。

care 01 怎样给体重过重宝宝饼干蛋糕

对过胖并已限制粥、米饭和面食食量的宝宝，再给他（她）饼干和蛋糕吃，就会使这种限制失去意义。这样的宝宝给他（她）点心还不如给他（她）水果。不过，香蕉因含糖量高不要给宝宝吃。

care 02 怎样给体重过轻宝宝饼干蛋糕

对那些只吃一点粥、米饭、面包，体重增长得不能令人满意的宝宝，可以在午餐和晚餐之间要给他喂一些点心。虽然宝宝只吃三四口粥或米饭，但如果他喜欢吃点心，就应该给他（她）吃。

也许有人会说是因为给了宝宝点心吃，宝宝才不吃饭了。而实际上有的宝宝，即使一点点心也不给他（她）吃，他（她）也不会吃很多粥和米饭的。

快1周岁怎样吃水果

快满1周岁的宝宝吃水果，一般只要削了皮就能吃了。也有一些细心的妈妈把水果弄碎了给宝宝吃，但宝宝一旦记住了嚼食果肉的快感后，就不喜欢吃这种弄碎了的水果了。

care 01 怎样给宝宝吃水果

对宝宝来说，没有什么适合不适合的水果。每个季节最多产的水果，既新鲜又好吃，价格也便宜的就可以。

草莓中的小子，不用一粒一粒全剔除后给宝宝吃。不过，西瓜、葡萄的子一定要去掉的。苹果的果肉太硬，要切成薄片后喂给宝宝。香蕉、梨和桃也可以给宝宝吃。吃了西瓜等水果，无论是多健康的宝宝，在大便中都可以见到几乎原样排出来的东西。虽然排出了带颜色的东西，爸爸妈妈也不要认为是消化不良，这主要是宝宝的胃肠消化功能还不完善的结果。

care 02 补充维生素C

如果宝宝不爱吃水果却喜欢吃蔬菜，那么宝宝通常不会缺少维生素。但若是宝宝既不爱吃水果又不爱吃蔬菜，那就要给他（她）每日补充30克的维生素C。爱吃鸡蛋和牛奶的宝宝，不必服用复合维生素，可把维生素C片磨碎后喂他（她）即可，也可以把维生素C磨碎后放入酸奶中让宝宝喝。不爱吃水果的宝宝可以给他（她）罐头水果。尽管在维生素C的含量方面，罐头水果与新鲜水果相差很多。

care 03 夏季怎样自制果汁

宝宝每日需要一定的水分，尤其是在炎热的夏季。由于出汗较多，水和维生素C、B族维生素丢失较多，所以要给宝宝补充适量的牛奶、豆浆和天然果汁。果汁以番茄汁和西瓜汁为好，能清热解暑。将新鲜西瓜切成小块，剔除瓜子后，放入洁净纱布中挤汁。做番茄汁时先将番茄洗净，放入沸水中烫泡一下，过凉水后剥去皮，切成块状，然后放入洁净纱布中挤汁。在给宝宝喝时可加少量白糖调味。

★延│伸│链│接★

不要给宝宝吃小摊上卖的点心

点心最好在超市买，在小摊上摆放的点心不要给宝宝吃。因为其中混入了哪怕是少量的细菌，也可能会给宝宝带来麻烦。

宝宝的身体比大人更需要水分，除了日常从妈妈的奶水中获取水分，还需要额外补充水分。但是，究竟怎么补，补些什么水是很多新手妈妈烦恼的问题。在这里好好学习，让宝宝在干燥的季节更加水嫩吧！

care 04 宝宝补水的基本原则

宝宝每天需要补充的水分大约占自身体重的10%~15%，所以把每天的饮水量控制在这个范围内就可以了。不过也不需要太精确地测定，根据宝宝的实际情况就好。

无论给宝宝喝什么来补水，都要注意在刚开始的时候应该加水进行稀释，而宝宝喝的东西味道一定要淡，糖分要低。因为糖分太高对于宝宝的肠胃、牙齿及食欲都会有影响。

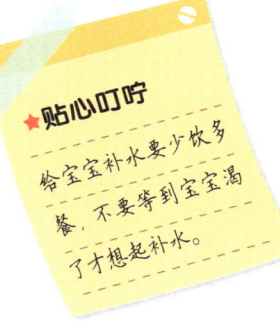

> ★贴心叮咛
>
> 给宝宝补水要少饮多餐，不要等到宝宝渴了才想起补水。

care 05 给宝宝补水的时机

两顿奶之间 在两顿奶之间，可以适当喂宝宝喝一点水，尤其在天气炎热的夏天，或是干燥的秋天，或者宝宝出汗多、咳嗽、鼻塞时，需要多补水。而且在两餐间补水还能起到清洁口腔的作用。

长时间玩耍以后 宝宝在经过长时间的玩耍以后，通常都会觉得口渴，这个时候妈妈应该给宝宝补充一些水分。特别是对月龄大的宝宝，他们的运动量比较大，流失的水分也就更多。

外出时 尤其在干燥炎热的季节，外出时，宝宝很容易流汗，所以妈妈应该随身准备一些水，在宝宝口渴的时候及时给他补充饮用水。

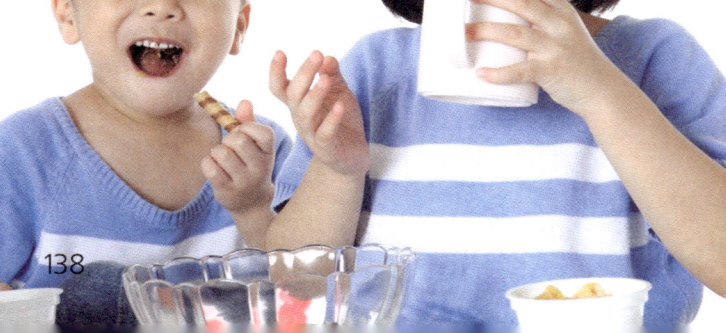

吃断乳食时 在吃断乳食的时候可以给宝宝喝一点水，但是要注意量，不能影响到宝宝的食欲，而且最好是白开水，这样就不会影响宝宝吃正餐了。

洗完澡以后 洗澡对宝宝来说也是一种运动，会出很多汗。所以洗澡以后应该给宝宝补充一些水分。

大哭以后 哭泣可是一项全身运动，宝宝经历了长时间的激烈哭泣以后，不仅会流很多眼泪，还会出很多汗，所以也应该额外补充一些水分。

★ 延｜伸｜链｜接 ★

循序渐进的添加饮料

任何一种新饮料的尝试都要遵循：量从小到大、频率由少到多。每天的量从10~20毫升开始逐渐增加，妈妈要观察宝宝的适应情况，主要看胃肠道反应（即饮食、大小便情况）及全身性反应（如宝宝是否反感、有无过敏现象等）。如果反应强烈须及时停止。大概宝宝适应一种新饮料的时间在2~3天。

care 06 非常时期的补水

宝宝感冒以后，由于体温升高，身体会流失很多水分，宝宝比成年人更容易脱水，所以一定要注意补水。宝宝腹泻后，一般都会有不同程度的脱水，应注意补充水及电解质，可以适当喂一些电解质水或是糖盐水。

care 07 饮用方法

吸管 宝宝10个月时，手扶杯子，吸管浅浅地放进宝宝嘴里，让他练习吸。

杯子 宝宝从7~9个月开始，就可以尝试练习用杯子来喝东西了。

奶瓶 尽量将奶瓶放在与妈妈胸部等高的位置，把整个奶嘴放到宝宝嘴里。

匙子 选择与宝宝嘴差不多大小的匙子，抵住宝宝下嘴唇，等宝宝含住后轻轻倾斜，饮料就自然喝下去了。注意匙子不要伸得太深。

Chapter 02 宝宝饮食好习惯

饮食习惯会伴随人的一生，妈妈要在宝宝小的时候就帮助他养成良好的饮食习惯，这样才能成就宝宝一生的健康。

形成有规律的喂养

宝宝有规律地吃奶、睡觉对其成长和妈妈的休息都是很有必要的，这个时期的宝宝吃奶的时间开始变得有规律，妈妈可以借此机会对宝宝进行规律化哺喂的训练，让宝宝形成良好的习惯。

care 01 正确地把握喂食规律

妈妈应把握正确的喂食规律，但这并不是指每隔3～4小时就必须给宝宝喂一次食物，而是需要根据每个宝宝的实际情况培养良好的喂食规律。首先喂食相隔的时间不要太长，因为宝宝体力消耗过大后，吃东西时他可能会感觉累。其次，喂食的时候爸爸妈妈应将全部注意力集中在宝宝身上。易醒的宝宝会经常寻求乳房或奶瓶，因为他喜欢吮吸，爸爸妈妈可以用奶嘴来应付。

care 02 每次哺乳的时间长度

一般认为，一侧哺乳时间只需10分钟，吃奶最初的2分钟，宝宝可吃到总奶量的50%，4分钟就可吃到总奶量的80～90%，再后来的5分钟几乎吃不到多少奶了，由此可见，并非吃奶时间越长，吃进的奶就越多；若哺乳时期乳汁起初排出不畅，可将哺乳时间延长至15分钟，但是不可超过20分钟。

care 03 注意饮食的规律

3个月之内的宝宝，可以完全只靠吃母乳来摄取所需的营养。但如果母乳不足（宝宝持续吮奶30分钟以上或者吃奶不到一个小时肚子又饿了，同时体重不增加，这就是母乳不足了）最好用人工营养或混合营养来喂养宝宝。

care 04 训练宝宝的咀嚼能力

咀嚼能力差，对于宝宝未来的进食习惯、营养吸收以及牙齿发育都会有影响，因此，爸爸妈妈应从添加辅食开始，就要特别注意宝宝咀嚼能力的训练。

care 05 咀嚼的重要性

咀嚼能力需要逐渐进发展，咀嚼动作的完成，需要舌头、口腔、牙齿、脸部肌肉、嘴唇等配合，才能顺利将口腔里的食物磨碎或咬碎，进而吃下肚子。所以，如果家长没有积极训练宝宝的咀嚼能力，并忽略提供各个阶段不同的副食，等宝宝长大点了，家长就会发现宝宝因为没有良好的咀嚼能力，而无法咀嚼较粗或较硬的食物，有可能造成宝宝营养不均衡、挑食、吞咽困难等问题。

YANSHENLIANJIE

延伸链接

宝宝的咀嚼能力需要训练

咀嚼能力差，对于宝宝未来的进食习惯、营养吸收以及牙齿发育都会有影响。因此，爸爸妈妈从宝宝4个月大开始，就要特别注意宝宝咀嚼能力的训练。很多人认为，宝宝与生俱来就有吞咽咀嚼能力，所以只要时间到了自然就会吃东西，不需要特别注意什么，这是非常错误的观点。

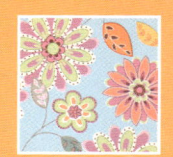

让宝宝习惯用杯子喝水

1岁前后，就要慢慢训练宝宝用杯子喝水了。宝宝自己用杯子喝水，不仅可以训练其手部肌肉，发展其手眼协调能力，而且能够提早让宝宝脱离使用奶瓶的习惯。

care 01 过渡训练

先是妈妈手持奶瓶，并让宝宝试着用手扶着，再逐渐放手。接着可以尝试逐渐脱离奶瓶，在爸爸妈妈的协助下用鸭嘴杯、小杯子等学习用杯子也可能喝东西。此时，宝宝的眼睛和手、手腕、手肘之间已有了很好的协调能力，可以用吸管杯或自己抓住杯子两边或杯子的握把喝水，但也可能因吸管质量不够好伤到宝宝稚嫩的口腔或多吸空气容易打嗝等，因此也可以跳过这个阶段。使用这种过渡训练的方式，可以顺利地让宝宝学会独立使用杯子。

care 02 训练方法

先给宝宝准备一个不易摔碎的塑料杯或搪瓷杯。带吸嘴且有两个手柄的练习杯不但易于抓握，还能满足宝宝半吸半喝的饮水方式。应选择吸嘴倾斜的杯子，这样水才能缓缓流出，以免呛着宝宝。

开始练习时，在杯子里放少量的水，让宝宝两手端着杯子，妈妈帮助他往嘴里送，要注意让宝宝一口一口慢慢地喝，喝完再添水。千万不能一次给宝宝杯里放过多的水，避免呛着宝宝。当宝宝拿杯子较稳时，妈妈可逐渐放手让宝宝端着杯子，自己往嘴里送，这时杯子里的水可以渐渐增多了。

★延│伸│链│接★

宝宝用手抓菜时不要斥责

这时的宝宝特别喜欢把手伸到菜盘子里，用手去抓菜，或者把撒在桌上的汤、菜乱拨。这并不是他不好好吃饭的表现，他只是在试验食物的感觉。与此同时，他可能把嘴张得大大的，等着妈妈去喂他。所以千万不要大声呵斥。不过，如果他想把盘子整个儿掀翻，可以暂时把盘子拿开，或者结束喂饭。

care 03 培养独立吃饭的习惯

当爸爸妈妈看到别的宝宝坐在餐桌前，胸前系着围兜，手里握着匙子，张大嘴巴，认真地喂自己吃饭时，一定羡慕极了。"哎呀，这个宝宝真乖，这家大人真是太省心了。我的宝宝要能这样就好了。"再想想自己的宝宝吃饭时总是要大人追在后面喂，真是伤透脑筋。其实，要想让宝宝养成独立吃饭的习惯，也不是一件很难的事，只不过要讲究一点策略。

care 04 让宝宝自己用匙子

给宝宝喂饭最头痛的问题莫过于他总是要抢匙子。

聪明的妈妈会这样做，先给宝宝戴上大围兜，在宝宝坐的椅子下面铺上塑料布或不用的废报纸。刚开始时，给宝宝一把匙子，妈妈自己拿一把，教他盛起食物，喂到嘴里，在宝宝自己吃的同时喂给他吃。同时，用较重的不易掀翻的盘子，或者底部带吸盘的碗。妈妈还要能容忍宝宝吃得一塌糊涂。

care 05 及时给予鼓励和表扬

如果宝宝的依赖性很强，可采取这样的做法：连续几天给宝宝做他最喜欢吃的饭菜，把饭菜盛好放在宝宝面前，爸爸妈妈暂时离开几分钟，然后回到宝宝身边。如果宝宝能吃上几口，则给予表扬，鼓励他继续吃完；如果宝宝仍不愿意自己吃，也不要对宝宝发火，要帮助他把饭吃完。几天之内多次重复这种方法后，宝宝饿了、馋了自然会自己拿起餐具吃饭。

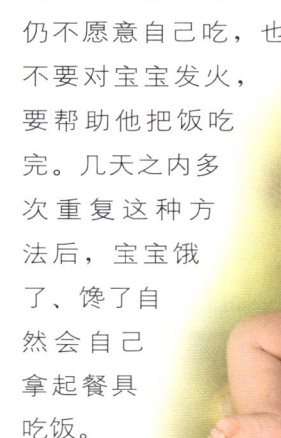

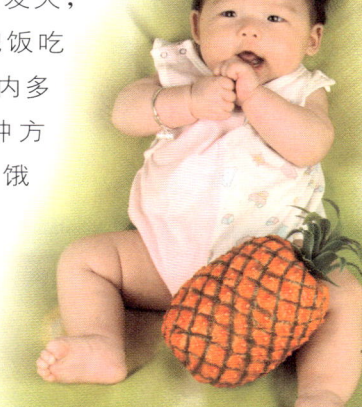

培养宝宝独立吃饭的习惯

儿童营养专家调研结果表明，中国大约有2/3的儿童都有特别偏爱或者拒绝吃某种食物的习惯。这种偏食习惯如果不及时纠正，会造成宝宝营养摄取不均衡，甚至会导致宝宝体弱多病。

★贴心叮咛

宝宝偏食时要注重策略，不要一味强迫宝宝进食。

care 01 宝宝偏食的原因

爸爸妈妈及家庭的饮食习惯一定会对宝宝的偏食造成影响。因为宝宝的模仿力强，若模仿对象中存在偏食现象时，往往无形中会影响宝宝不吃或讨厌某种食物，而表现出偏食的状况。

爸爸妈妈没有正确的营养知识，造成宝宝只吃爸爸妈妈认可的食物，久而久之便容易造成宝宝偏食。

宝宝有过不愉快的进食经验，比如被热汤烫到、被鱼刺梗住、口味太重、菜色单调等，都会造成宝宝对食物的不好印象，进而造成宝宝拒吃或害怕吃的心理。

care 02 纠正偏食的策略

改变食物的外观 许多宝宝因为之前的经验，一旦觉得某种食物难吃，下次就不愿意再加以尝试了。

改变烹饪方式 同样的食材变换不同的烹煮法、运用多样化的组合，在菜色的颜色、口感上做调整。

去除特殊的味道 有一些味道较强烈的食物，如青椒、胡萝卜、羊肉、海鲜等，虽然有营养，却得不到宝宝的青睐。

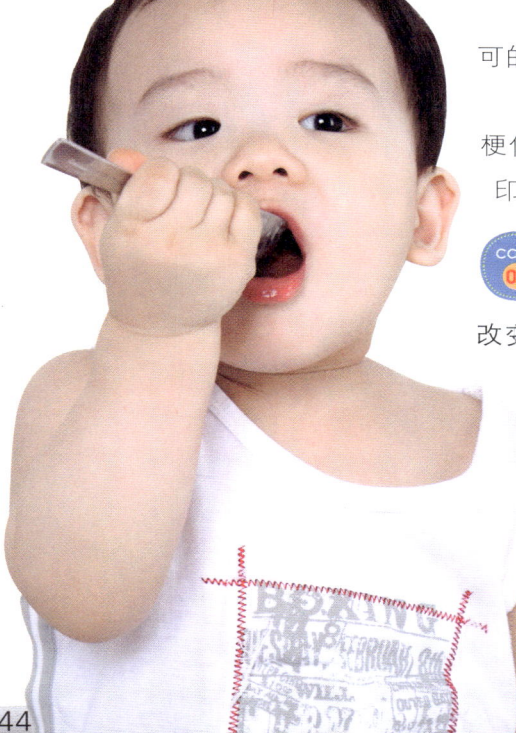

让宝宝学会用筷子吃饭

宝宝不仅可以通过学习使用筷子培养良好的进餐习惯还能锻炼手指灵活能力，这对正处于精细动作发育中的宝宝来说，不失为最好的锻炼方法。

★ 延 | 伸 | 链 | 接 ★

使用筷子促进大脑发育

使用筷子时，手部关节和肌肉只有在大脑中枢神经系统的指令下，才能完成用筷子夹取食物的动作。这些关节和肌肉夹取食物的动作，又刺激了脑细胞，有助于宝宝大脑的发育，从而提高宝宝的思维能力和操作技巧，是训练手脑并用的重要手段之一。

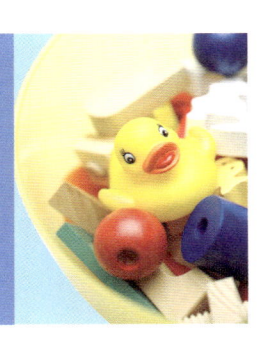

care 01 游戏训练法

长"筷子"捡积木 捡几枝比较直的、粗细适合宝宝小手的树枝当"筷子"，然后在妈妈的帮助示范下，要将散在外面的积木捡回筐里。让宝宝一手拿一根树枝，然后双手配合慢慢地把积木夹起，放入筐中；待熟练之后，让宝宝像拿筷子一样，把积木送回家。

喂妈妈吃蛋糕 妈妈和宝宝面对面坐在一起，每人面前一块蛋糕，一双筷子，首先妈妈用筷子夹起蛋糕喂宝宝，动作要慢，以便让宝宝看到整个过程；然后让宝宝模仿妈妈的样子，用自己的筷子夹蛋糕喂妈妈。

care 02 循序渐进

在学习用筷子吃饭之前，爸爸妈妈可以先试着教宝宝用筷子夹一些大块不易滑落的东西，比如选用爆米花，很轻，上面有沟槽和裂缝，容易夹起来，又会刺激宝宝去练习。等宝宝学会拿筷子了再练习夹细小的东西。

培养饮食习惯要循序渐进

作为爸爸妈妈，就应该积极地诱导宝宝选择那些有益于健康的食物，并且循序渐进地让宝宝养成良好的饮食习惯。

care 01 养成定时进餐的习惯

饭前半小时要让宝宝保持安静而愉快的情绪，不能过度兴奋或疲劳，不要责骂宝宝，以免影响宝宝的食欲。如果宝宝正玩得高兴，最好不马上打断他，而应提前几分钟告诉他："吃饭的时间快到了。"如果到时他仍然迷恋手中的玩具，大人可让宝宝协助摆放碗筷，这就会很好地转移他的注意力，增加对其进食的兴趣，做到按时进餐。

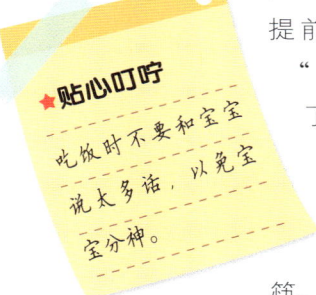

★ 贴心叮咛
吃饭时不要和宝宝说太多话，以免宝宝分神。

care 02 养成安心进餐的习惯

吃饭时应避免说笑、玩玩具、看电视等活动，应保持环境安静，培养宝宝安心进食的习惯。要根据宝宝一日营养的需要安排饮食量，使宝宝养成定量进食的习惯。如果宝宝偶尔进食量较少时也不要强迫宝宝进食，以免使宝宝产生厌食情绪。妈妈应该为宝宝准备一条干净的手绢，让他随时擦嘴，保持进餐卫生；等宝宝咽下最后一口才能让他离开饭桌；注意饭后擦嘴和保持桌面干净。

care 03 培养独立进餐的习惯

爸爸妈妈要耐心地培养宝宝正确使用餐具和独立进餐的能力。爸爸妈妈可在碗中装小半碗饭菜，要求宝宝一手扶碗，一手拿匙自己吃饭。当宝宝吃得差不多时，爸爸妈妈再给予帮助，以确保宝宝吃饱。在宝宝进餐的技能尚未完全掌握时，爸爸妈妈要耐心指导，不要对宝宝动粗也不要包办，以免宝宝产生依赖性。更要鼓励宝宝自己吃完碗里的食物，对宝宝的进步要及时表扬，以增强宝宝学习的自信心和积极性。爸爸妈妈要注意，在宝宝1岁半左右的时候就可开始培养他学习使用筷子的能力，并且让宝宝自己用餐巾擦嘴、擦手，以便培养宝宝的独立性。

避免不合理的饮食方式

在人的生命过程中婴幼儿时期的营养决定了宝宝一生的身体形态、智力发育、生存能力以及饮食习惯。所以，宝宝的科学喂养尤其重要，希望爸爸妈妈纠正宝宝不合理的进食方式，使宝宝健康成长。

care 01 不要过分要求吃饭速度

不要过分要求宝宝吃饭的速度。由于宝宝的胃肠道发育还不完善，胃蠕动能力较差，胃腺的数量较少，分泌胃液的质和量均不如成人。如果在进食时充分咀嚼，食物在口腔中就能被充分咀嚼和初步消化，就可以减轻胃肠道消化食物的负担，提高宝宝对食物的消化吸收能力，保护胃肠道。

care 02 不要饮食无度

对宝宝过分迁就，要吃什么就给什么，要吃多少就给多少，有的爸爸妈妈总认为宝宝没吃饱，像填鸭似地往宝宝嘴里塞，认为只要吃下去就有营养，结果引起宝宝的积食及肥胖。严格来讲，饮食应根据宝宝生长发育的需要来供给，每餐进食量要相对固定，品种要丰富，营养要均衡。

care 03 不要饮食无时

宝宝什么时候要吃，就什么时候喂。没有按时进食的习惯，每天餐次太多，餐与餐之间间隙不合适，饥饱不均，造成宝宝消化功能紊乱，生长发育需要的营养素得不到满足。宝宝从小要养成良好的饮食习惯，进食要定时定量，一日三餐为正餐，早餐后2小时和午睡后可适当加餐，但也要定量。

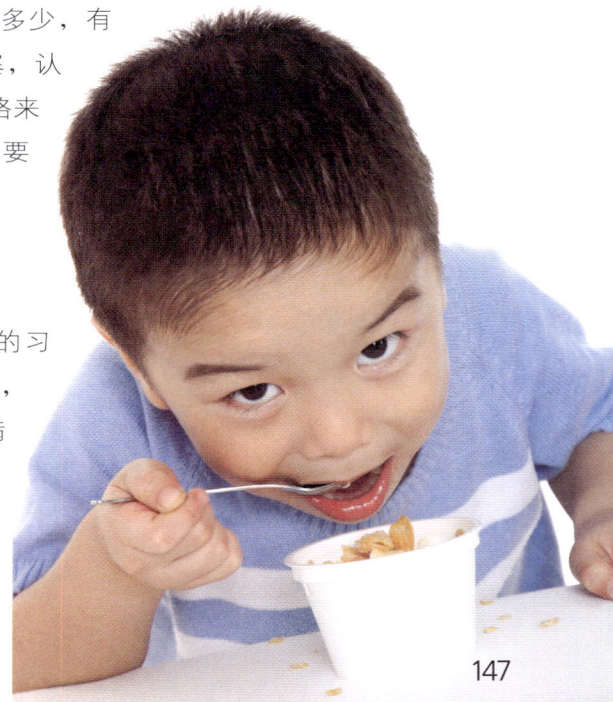

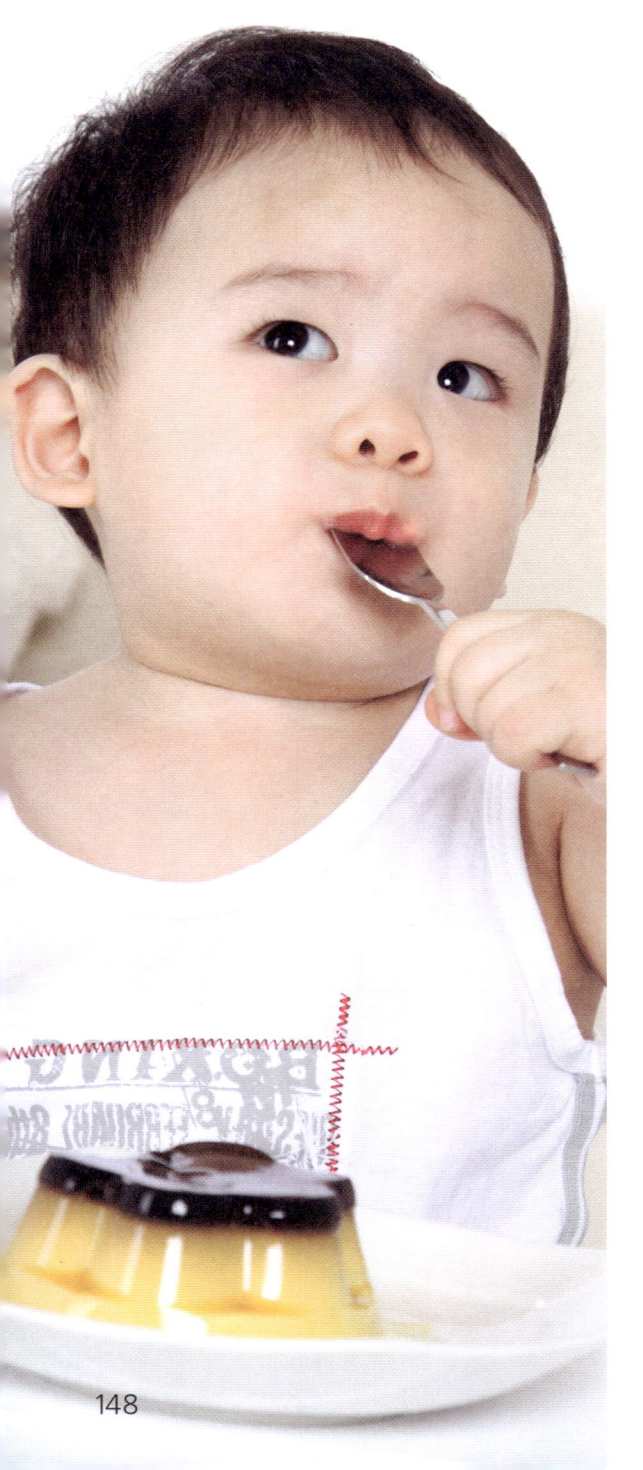

宝宝饮食中的"五不"原则

一般说来，宝宝吃饭不像成人那样，每顿饭都能安安静静、慢条斯理地吃，这是由宝宝的天性决定的。爸爸妈妈不可用成人的饮食标准来要求宝宝。在宝宝吃饭时，爸爸妈妈应该怎样做呢？

care 01 不催促宝宝吃饭

吃东西时细嚼慢咽，无论是对食物的消化吸收还是对胃肠来说都是有利的。吃东西时急急忙忙吞咽下去是有害的，爸爸妈妈要教育宝宝吃饭时应细嚼慢咽。

care 02 不分散宝宝的注意力

在进餐时应把宝宝的玩具收起来，不可让宝宝边吃饭边玩玩具；在宝宝吃饭时，应关上电视机，以免宝宝的注意力放在电视而不在饭菜上，影响宝宝进食。

care 03 不强制宝宝吃饭

有些宝宝由于身体状态不佳或有偏食、挑食或厌食的毛病，吃饭很少，爸爸妈妈害怕宝宝摄入的营养素不够而强制宝宝吃饭。

强制饮食对于宝宝的机体和个性来说，都是一种最可怕的压制，是宝宝身心健康的大敌。有时宝宝不想吃饭，可能说明宝宝当时并不需要食物。

care 04 不强求宝宝吃饭

强求是以软磨的形式出现的变相强制。有的爸爸妈妈（用尽各种方法说教、劝导等）强求宝宝吃饭，这些做法都不妥。

care 05 不讨好宝宝吃饭

有些爸爸妈妈因宝宝吃饭表现好就"讨好"宝宝，给宝宝提供奖赏。什么糖果、饼干、冰淇淋、大蛋糕等，这样不利于宝宝养成健康的饮食习惯。

此外，爸爸妈妈也不要纵容宝宝，不该吃的食物就不要让宝宝吃，该少吃的食物则应有所限制。

宝宝贪吃零食要控制

零食对于宝宝来说是少不了的，但不能随心所欲，想怎样吃就怎样吃；想什么时候吃，就什么时候吃；妈妈爸爸在给宝宝吃零食时，也要讲究点策略。

care 01 给宝宝吃低糖高钙食物

有的糕点糖分太多，宝宝吃多了，一是容易发胖；二是对牙齿不好；三是容易引起胃酸过多。因此，妈妈在给宝宝选购食物时，不要选含糖量高的食物，而要选低糖高钙食物。

care 02 宝宝的零食要事先买好

有的妈妈爸爸总喜欢带宝宝去超市，让宝宝自己选喜欢吃的零食，这样做弊多利少。在超市里，小零食一般摆放在宝宝能够得着的地方。看到在电视广告中出现的小食物袋，宝宝拿起来就不再放下了。宝宝一旦认为这是自己的"私有物"了，就再也不还给妈妈爸爸，拿回来就吃得饱饱的。这样，到吃饭的时候，宝宝吃进肚子里的东西尚未消化掉，长此下去势必影响宝宝正常的进食。同时，这样也养成了宝宝吃独食，自私独断的坏毛病，不利于宝宝身心的发展。因此，给宝宝的零食妈妈爸爸要事先买好。

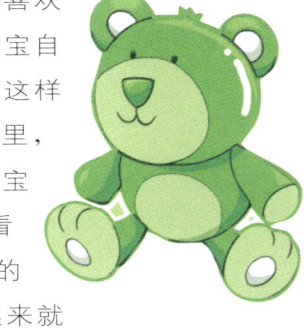

care 03 零食不要一次给得太多

到了宝宝吃零食的时间时，妈妈爸爸不要在宝宝面前摆太多的零食，因为宝宝毕竟还小，一看有这么多的零食，又很好吃，一般都会吃过量。因此，宝宝一次吃多少零食，妈妈爸爸应该适度掌握，不能让宝宝由着性子，想吃多少就吃多少。

宝宝不爱吃蔬菜的对策

现在，不爱吃蔬菜的宝宝越来越多。别小瞧了蔬菜，它对宝宝的生长发育作用非凡，不爱吃蔬菜会使宝宝维生素摄入量不足，发生营养不良，影响身体健康。如果宝宝从小吃蔬菜少，偏爱吃肉，长大后就很可能不太容易接受蔬菜，那时再纠正就很费力气了。

care 01　不吃蔬菜容易引起便秘

宝宝不吃蔬菜，膳食纤维摄取不足，对肠壁的刺激性小，致使肠肌蠕动减弱，粪便在肠道停留的时间过长。因而，宝宝经常发生便秘，并将粪便中的有毒成分吸收到血液，影响正常的新陈代谢，容易生病。

> ★贴心叮咛
>
> 不要强制宝宝吃味道有点怪的茴香、胡萝卜等，以免伤害宝宝心理。

care 02　不吃蔬菜易破坏肠道环境

蔬菜中的膳食纤维可促进肠道中有益菌生长，抑制有害菌繁殖。如果经常不吃蔬菜，就会破坏肠道内有益菌的生长环境，影响肠道对营养的吸收功能。

care 03　不吃蔬菜使维生素C摄取不足

蔬菜是维生素C的主要来源，而维生素C对宝宝的发育有很大影响。它可促使钙质沉积，是正在快速生长发育中的宝宝的牙齿及骨骼健全发育的必需营养素。如果经常不吃蔬菜，就会出现牙出血、牙髓炎，骨骼松软、易断以及皮下出血和身体感染等表现。

care 04　不吃蔬菜会使宝宝热能摄取过多

进餐时不吃蔬菜，不容易产生饱足感，常常会使宝宝不知不觉地摄入过多热能，引发身体肥胖，影响宝宝的健康。

care 05 从小让宝宝爱上蔬菜

蔬菜不仅是含有丰富的营养，而且还能在咀嚼中给宝宝提供丰富的口感体验。国外饮食心理方面的专家研究认为，蔬菜鲜脆、辛辣、清苦等诸般滋味，与宝宝日后形成良好的性格及很强的环境适应能力有密切的关系，拒绝蔬菜的宝宝往往有不愿意接受周围环境的倾向。

不要为了让宝宝吃蔬菜，妈妈就轻易地给他许愿，这样会使他更认为吃蔬菜是一件苦差事。正确的做法是培养宝宝对蔬菜的兴趣，对蔬菜产生较好的感官认识。儿童心理专家认为，农村生长的宝宝几乎很少有厌吃蔬菜的现象，就与从小形成的这种意识相关。妈妈可通过让宝宝和自己一起择菜、洗菜来提高他对蔬菜的兴趣，如洗黄瓜、番茄或择豆角等。吃自己择过、洗过的蔬菜，宝宝一定会觉得很有趣。

及时告诉宝宝多吃蔬菜的好处，不吃蔬菜会引起什么不好结果，并有意识地通过一些故事让宝宝知道，多吃蔬菜会使他的身体长得更结实，更不容易生病。

care 06 为宝宝做榜样

爸爸妈妈应带头多吃蔬菜，并表现出津津有味的样子。千万不能在宝宝面前议论自己不爱吃什么菜，什么菜不好吃之类的话题，以免对宝宝产生误导。

care 07 注意改善蔬菜的烹调方法

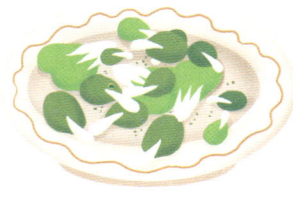

给宝宝做的菜应该比为大人做的菜切得细一些、碎一些，便于宝宝咀嚼，同时注意色香味形的搭配，以便增进宝宝食欲。也可以把蔬菜做成馅，包成包子、饺子或小馅饼里给宝宝吃，宝宝会更容易接受。

Chapter 03 走出喂养误区

宝宝出生后，初为人母的新妈妈都想用自己的爱来全心全意哺育宝宝，但在喂养时经常会走入一些误区，结果反而对宝宝造成了伤害。

母乳喂养中的是与非

每位新妈妈都希望用自己的乳汁把宝宝喂养得更健康，但在母乳喂养过程中，有些新妈妈总会犯这样或那样的错误。

care 01 如果奶水少，把母乳留在晚上吃

有些妈妈认为乳汁整天都在分泌，积存在乳房里，只要宝宝不吃就会越积越多。如果自己的奶水少，就应该存起来，留到晚上给宝宝吃。其实，乳房泌乳的机理并非如此。只有乳房被吸空，才能刺激妈妈大脑产生催乳素，催乳素再随着血液循环到达乳房，从而刺激乳房泌乳。如果乳房一直处于胀满状态，大脑就无法分泌催乳素，这样，乳房中的乳汁不但不会越积越多，相反还会减少。

经常把奶水存在乳房里只会使奶量越来越少。如果按规律每3～4小时喂一次奶，宝宝就会把乳房吸得空空的，而妈妈的奶水也会越来越多。因此，按时吸空乳房就是最好的催乳方法。而奶水较少的妈妈更应增加喂奶的次数。

care 02　一边喂一边让宝宝睡

很多妈妈认为，在宝宝睡觉时喂奶更容易使宝宝长胖，也会让宝宝更健康。于是，妈妈每次都让宝宝迷迷糊糊地吃奶，甚至趁宝宝睡觉时，偷偷喂宝宝吃奶。

其实，进食是一种愉快的事情，会使宝宝的身心都得到满足。所以，宝宝只有在清醒状态下才能吃得香，才会感到满足。而每次都让宝宝迷迷糊糊地吃奶，很难让宝宝对"吃"感兴趣，更不可能让宝宝得到满足。所以，喂奶时要使宝宝保持清醒状态，不能让他边睡边吃，更不能趁宝宝睡着时偷偷喂奶。

care 03　宝宝断奶，妈妈怎么做

妈妈的奶水充足更利于宝宝的健康成长，但随着宝宝的成长，妈妈奶水中的营养素和奶水量会跟不上宝宝的生长速度，而一般宝宝到了1岁左右时就要断掉母乳，改吃混合饮食，否则就会影响宝宝的生长发育。

断奶是宝宝由吃母乳转变为吃饭菜的过程，让宝宝习惯吃半固体食物通常需要几个月的时间。而这段时间就是添加辅食的过程。从4~6个月起就要让宝宝慢慢接受这些食物。

当宝宝3~6个月时，即使妈妈的奶水再多，也要让宝宝尝试其他食物，如米糊、菜泥、蛋黄、牛奶、豆腐等，要让宝宝学会咀嚼和吞咽，学会自己吃饭的本领。5~6个月时，宝宝的"自我为主"的意识尚未发育成熟，比8~10个月后容易接受新食物，所以，此时是添加新食物的好时机，妈妈不要因为自己的母乳充足就不给宝宝添加辅食。

care 04　把母乳挤到奶瓶中喂宝宝

有些妈妈喜欢把自己的奶水挤在奶瓶里喂宝宝，认为这样既省力，又可知道宝宝每顿的奶量。其实，这样喂宝宝并不像妈妈想得那样好，反而是弊大于利。

以下是妈妈把奶水挤在奶瓶中喂宝宝的弊端：

挤出的奶量远没有宝宝吸吮的奶量多，无法将乳房中的奶挤干。在进行母乳喂养时，妈妈要把宝宝抱在怀中直接喂奶，可让宝宝的小手抚摸自己的乳房，妈妈也可边喂边摸宝宝的小手、小脚和耳朵，同时也可以给宝宝唱儿歌，柔声地与宝宝讲话，让宝宝保持清醒。如果妈妈的乳头扁平使宝宝用嘴含接有困难，或乳头皮肤有皲裂直接吸吮会引起疼痛时，才能考虑暂用奶瓶喂奶。

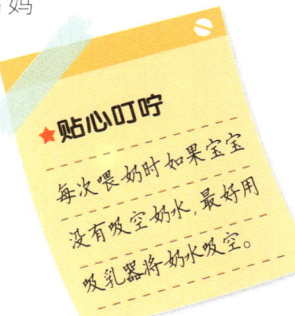

★ 贴心叮咛

每次喂奶时如果宝宝没有吸空奶水，最好用吸乳器将奶水吸空。

不要认为宝宝哭闹就是没吃饱

有些妈妈一遇到宝宝边吃边闹、哭闹不安、时睡时醒时，就认为自己没把宝宝喂饱，于是就神经紧张，经常睡不着也吃不香，结果由于情绪的影响，奶水也越来越少，甚至发生了喂哺障碍。

其实，哺乳后宝宝哭闹、睡不好不一定就是没有吃饱，还有很多其他方面的原因，最常见的是睡眠习惯不好，如抱在手上睡、摇着睡、吸乳头睡等，如果妈妈能及时纠正这些坏习惯，宝宝自然就能睡好。

care 01 观察宝宝的睡眠状态

哺完两侧乳房的奶后，如果宝宝能自然入睡1~2个小时以上，并睡得安宁沉着，说明宝宝已经吃饱了。每个宝宝的胃口大小各有不同。胃口较大的宝宝，一次吃得多，可熟睡2~3个小时；胃口较小的宝宝，一次吃得少，睡得时间也短。妈妈可以根据宝宝的规律来进行哺乳。

care 02 观察宝宝的大便量

根据宝宝每天的大便量也可粗略推算妈妈的奶水是否充足。每日哺食700~800毫升奶的宝宝，每天至少排大便7~8次，甚至10次以上，每次都湿透尿布；如果妈妈的奶量不足，宝宝的尿量也少。

YANSHENLIANJIE

延伸链接

关于母乳的知识

只要妈妈的饮食营养足够，一般情况下奶水变化不会太大。不过，哺乳早期和晚期的奶水会有一些改变，每天早、晚的奶水也会有一些不同，但对宝宝影响不大。每次喂奶开始时分泌的奶水和喂到最后的奶水也会有些不同，越是喂到最后，奶水中的脂肪含量越高。脂肪是能量的重要来源，能提供宝宝大脑发育必需的脂肪酸，是宝宝不可或缺的营养素。因此，每次哺乳时都要让宝宝吃完乳房内的奶水，如果宝宝睡着了，要注意弄醒，让宝宝吸空乳房，然后再美美地睡上一觉。

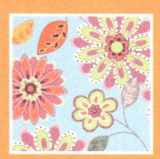

care 01 清淡的初乳营养好

妈妈产后1～2周内分泌的奶水，也就是初乳，外观淡淡的，有些像水。但初乳的营养却是众所周知的：蛋白质较多，脂肪较少，微量元素锌及免疫物质也都比以后分泌的成熟乳多。因此，看起来清淡的奶水实际上对新生儿来说却是非常珍贵的，十分适合宝宝消化吸收，所以切勿把初乳挤掉，应尽量让宝宝吃到初乳。

care 02 浓稠的奶水未必有益

事实上，看上去较白且浓厚的奶水未必对宝宝有益。因为妈妈的膳食质量会直接影响奶水的成分，如果妈妈爱吃肥猪肉、肥鸡、油炸食物，奶水中含的脂肪量就高，奶水从外观上看较白且浓厚，但这种高脂肪的奶水却并不利于宝宝的健康，特别是对于过于肥胖的宝宝，有时还会引起消化不良。

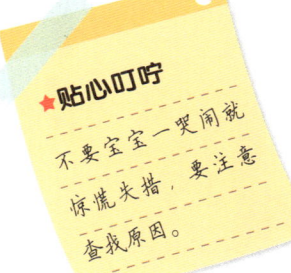

care 03 监测体重是否增长

宝宝的体重是否正常增长，也可以看出宝宝有没有吃饱奶。6个月以内的宝宝，每个月体重应增长500~1000克。如果宝宝体重不增加或下降就需细查原因，以便早期纠正。

由于每个宝宝摄入的奶量不同及不同时期的生长速度不同，因此体重的测量也要讲究方法，测量不宜过于频繁，也不宜间隔太久，最好每个月为宝宝称一次体重，测量时间间隔最短不宜少于2周。

通过以上标准就可以知道宝宝是否吃饱。如果妈妈的哺乳量确实不足，应积极找寻原因，及时解决问题；如果没有奶水不足的情况，就应解除各种担忧，继续母乳喂养。

母乳清不全是缺营养

有些妈妈的奶水看起来像水一样，于是就认为这样的奶水没有浓厚的奶水有营养。但事实并非如此。外观看上去清淡的奶水营养并不一定比浓厚的奶水差，只是奶里的成分有所不同，妈妈不用过于担心。

★贴心叮咛

不要宝宝一哭闹就惊慌失措，要注意查找原因。

警惕断奶后的喂养误区

宝宝断奶后,妈妈经常会担心母乳以外的食物营养不够丰富,不能满足宝宝的需求,影响宝宝正常的生长发育。因此,在用各种食物喂养宝宝时,妈妈常会走入以下误区。

care 01 鸡蛋吃得越多越好

鸡蛋富含优良的蛋白质,但并非宝宝吃得越多就越好。宝宝6个月以前,其消化系统还未发育成熟,肠壁的通透性较高,而鸡蛋中的白蛋白较大,能通过肠壁直接进入到血液中,刺激宝宝体内产生抗体,引发湿疹、过敏性肠炎、喘息性支气管炎等不良反应。当宝宝6个月~1岁左右时,其胃肠道消化酶分泌还较少,如果每天鸡蛋吃得过多就会造成消化不良。另外,过多吃鸡蛋会增加消化道负担,使体内蛋白质含量过高,在肠道中异常分解,产生大量的氨,引起血氨升高,同时加重肾脏的负担,引起蛋白质中毒综合征,发生腹部胀闷、四肢无力等不适症状。

营养专家认为,1岁~1岁半的宝宝最好只吃蛋黄,每天不能超过1个;1岁半~2岁的宝宝可隔日吃1整个鸡蛋;2岁以后的宝宝才可以每天吃1整个鸡蛋。

care 02 让宝宝过量吃鱼松

鱼松是大多数宝宝都非常喜欢的食物,其中的营养对宝宝的生长发育也很有益,但也不能让宝宝过量食用。因为鱼松中的氟化物含量非常高。宝宝如果每天吃10~20克鱼松,就会从鱼松中吸收8~16毫克的氟化物,加上从饮水和其他食物中摄入的氟化物,每天摄入氟化物的量就可能达到20毫克左右。然而,人体每天摄入氟的安全值只是3~4.5毫克。如果超过了这个安全范围,氟化物就会在体内蓄积,时间一久可能会导致氟中毒,严重影响宝宝牙齿和骨骼的生长发育。

care 03　认为鲜牛奶比配方奶好

奶制品是优质蛋白质的最佳来源之一，断奶后每天仍应让宝宝摄取一些奶制品。但由于鲜牛奶中的蛋白质分子很大，不容易在肠道吸收，过量食用还会加重宝宝肾脏的负担。

另外，鲜牛奶中的磷含量过高，会影响钙在肠道的吸收，容易导致宝宝缺钙。乳糖不耐受的宝宝喝了鲜牛奶后，会发生肠道过敏反应或腹泻。所以，新鲜的未必是最好的。

其实，对于宝宝来说，最接近母乳的奶品才是最好的，配方奶在营养上最接近母乳，而且又添加了很多宝宝生长发育需要的营养素。因此，宝宝断奶后，应该按照年龄段选择营养全面、均衡、容易被吸收利用的奶品。但并不是说不可以给宝宝喝牛奶，只不过不宜喝鲜牛奶。

care 04　让宝宝边吃边玩

边吃边玩对宝宝的生长发育十分不利。因为吃饭时人体大量的血液会集中在胃部。如果宝宝不专心吃饭，就会使一部分血液分布在其他部位，从而减少胃部的血流量。而且边吃边玩还容易加长进餐时间，使大脑皮层的摄食中枢兴奋性减弱，从而导致胃内的各种消化酶的分泌减少，胃的蠕动功能减弱，妨碍食物的消化吸收，并使食欲受到影响。

另外，边吃边玩易使饭菜变凉，影响宝宝的消化功能，长期下去会影响宝宝的生长发育速度。

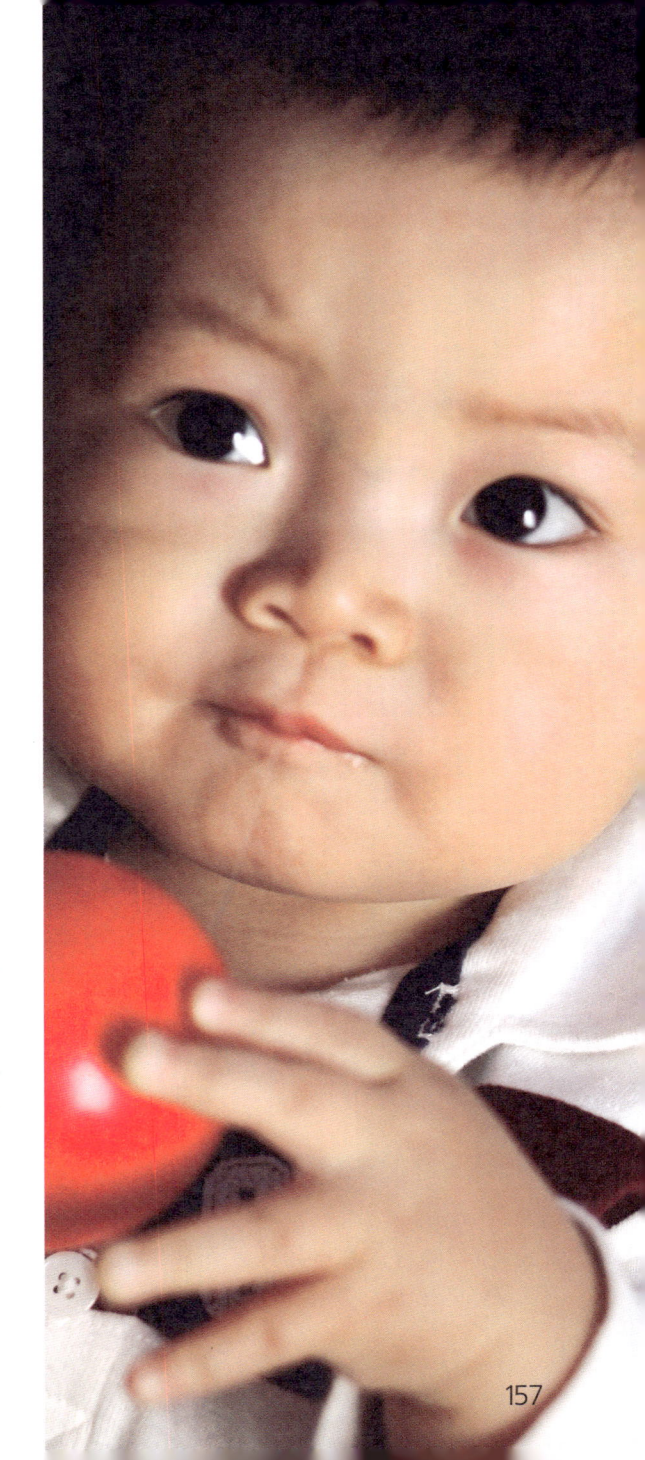

对于边吃边玩的宝宝，妈妈可以采取对比的方法予以纠正。比如，妈妈在给宝宝喂饭时，同时让爸爸在一旁进餐，并且爸爸吃一口，就让宝宝吃一口，如果宝宝听话，妈妈就赶紧表扬。但不要给宝宝喂饭太急，一定要等宝宝把嘴里的饭咽下去后再接着喂下一口，以免影响胃肠道对食物的消化吸收。

care 05　给宝宝吃过多的动物肝脏

动物肝脏如猪肝、牛肝富含宝宝生长发育所需的维生素A，但也不宜让宝宝过量食用。因为肝脏是动物体内的解毒器官，含有特殊的结合蛋白质，与毒物的亲和力较高，能够把血液中已与蛋白质结合的毒物夺过来，使它们长期储存在肝细胞里。因此，过量食用动物肝脏会损害宝宝的健康。

动物肝脏只需吃很少的量，就可获得大量的维生素A。一般而言，1岁以前的宝宝每天需要1300国际单位的维生素A，1～5岁的宝宝每天需要1500国际单位，相当于每天只吃12～15克的动物肝脏。

care 06　认为鸡汤比鸡肉更有营养

营养学家指出这种说法是没有科学道理的。鸡汤虽然味道十分鲜美，但鸡汤中所含的蛋白质仅是鸡肉的10%，脂肪和矿物质的含量也不多。

鸡汤中的营养虽然比不上鸡肉，但其中有含氮浸出物，可刺激胃液分泌，增进食欲，帮助消化。因此，最好让宝宝连汤带肉一起吃。

care 07　不给宝宝固定的进餐位置

有些家长平时很忙，因此在喂宝宝时往往图方便、省事，随便在家里的什么地方就开始喂宝宝吃东西。事实上，这是一种以成人占主导地位的喂养方式。一般认为，面对面地喂宝宝吃东西较为合理。在具体喂宝宝的问题上，有些学者推荐以下方法：给宝宝一个固

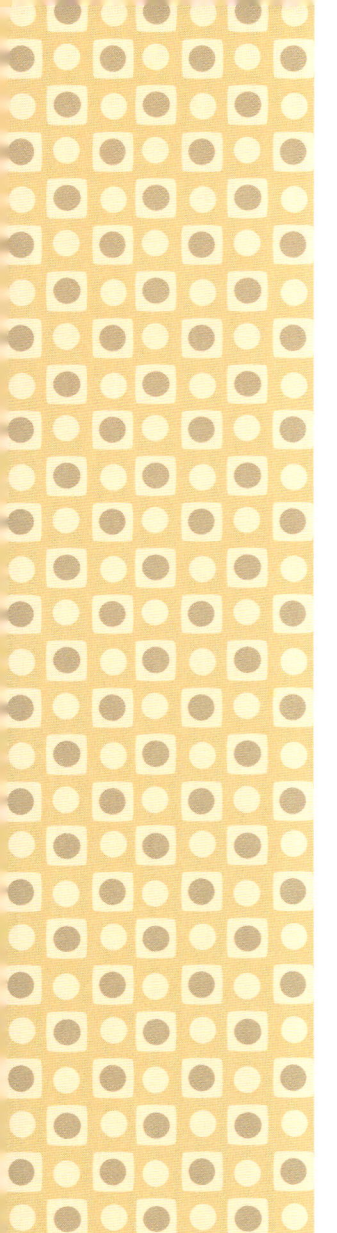

定的位置，可让宝宝坐在儿童专用小餐桌里，然后大人再面对面地喂宝宝吃食物。

这种喂养方法不但能保证宝宝的安全（宝宝坐在儿童专用小餐桌里不易跌落摔伤），而且不束缚宝宝的手脚，能让宝宝的手脚自由活动。而喂养者面对面地喂宝宝吃东西，还能通过眼神与宝宝交流。

另外，这种喂养方法更利于宝宝观察食物。

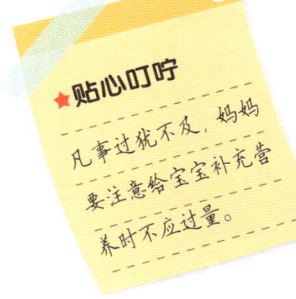

★ 贴心叮咛

凡事过犹不及，妈妈要注意给宝宝补充营养时不应过量。

care 08 不让宝宝自己吃饭

很多家长认为，让宝宝自己吃饭，会把饭弄得到处都是，还是大人喂比较好，更卫生、更干净。

10个月以上的宝宝手指活动能力和手眼协调能力逐渐增强，宝宝也有了自己进餐的强烈愿望，因此十分适合让宝宝自己学习进餐。如果此时大人还坚持喂宝宝，不给宝宝学习自己进餐的机会，就有可能影响宝宝手的灵活性及协调能力的发展，还会使宝宝对食物不感兴趣，从而导致宝宝厌食、偏食。

让宝宝学着自己吃饭不仅可以增强宝宝对进食的兴趣，还能锻炼宝宝手指小肌肉的发育和手眼协调能力，同时也能增强宝宝的自信心。

水果并非多多益善

水果色泽鲜亮，口味酸甜，外形看上去又很惹宝宝喜欢，加之含有丰富的营养，因此，只要宝宝喜欢，妈妈经常让宝宝想吃多少就吃多少。然而水果固然好吃，但并非越多越好，其中蕴藏着很多吃水果的学问。

care 01　注意食用时间

有的妈妈喜欢从早餐开始，就在餐桌上摆放一些水果，以供宝宝在餐后食用，认为这时吃水果可以促进食物的消化。当然，这对于喜欢吃动物性荤腥和油腻食物的人很有必要，但是对于正在生长发育中的宝宝却并不适宜。因为，水果中有不少单糖物质，极易被小肠吸收，但若是堵在胃中，就很容易形成胀气，以至于引起便秘。所以在饱餐之后不要马上给宝宝吃水果。

然而，水果也不适宜在餐前给宝宝吃。因为，宝宝的胃容量还比较小，如果在餐前食用，就会占据胃的一定空间，由此，影响正餐的营养素的摄入。最佳的做法是，把吃水果的时间安排在两餐之间，或是中午午睡醒来后，这样，可让宝宝把水果当作点心吃。

care 02　要与宝宝的体质相宜

给宝宝选用水果时，要注意与体质、身体状况相宜。舌苔厚、便秘、体质偏热的宝宝，最好给吃寒凉性水果，如梨、西瓜、香蕉、猕猴桃、芒果等，它们可以起到败火的作用。秋冬季节宝宝患急慢性气管炎时，吃柑橘可疏通经络，消除痰积，因此有助于治疗。但柑橘不能过多食用，如果吃多了，会引宝宝上火。当宝宝缺乏维生素A、维生素C时，多吃含胡萝卜素的杏、甜瓜及葡萄柚，能给身体补充大量的维生素A和维生素C；在秋季气候干燥时，宝宝易患感冒咳嗽，可以给宝宝经常做些梨粥喝，或是用梨加冰糖炖水喝，因为梨性寒，可润肺生津、清肺热，

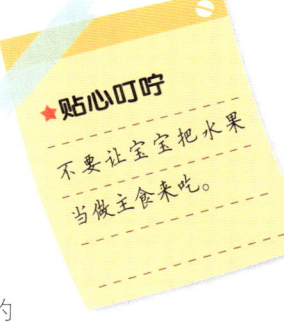

★ 贴心叮咛

不要让宝宝把水果当做主食来吃。

从而止咳祛痰，但宝宝腹泻时不宜吃梨。另外，皮肤生疮时不宜吃桃，这样会使宝宝病情加重。

care 03 不能用水果代替蔬菜

蔬菜和水果一比，无论是口感还是口味都远不及水果。

因此，有些妈妈在宝宝不爱吃蔬菜时，经常就让他多吃点水果，认为这样可以弥补不吃蔬菜而对身体造成的损失。

然而，这种水果与蔬菜互代的做法并不科学。如果经常让宝宝以水果代替蔬菜，水果的摄入量势必会增大，因而导致身体摄入过量的果糖。而体内果糖太多时，不仅会使宝宝的身体缺乏铜元素，影响骨骼的发育，导致身材矮小，而且还会使宝宝经常有饱腹感，结果导致食欲下降。

其次，水果中的矿物质、粗纤维的含量要比蔬菜少，与蔬菜相比，促进肠肌蠕动，保证矿物质中钙和铁的摄入的功用要相对弱一些。

care 04 有些水果要适度食用

荔枝汁多肉嫩，口味十分吸引宝宝，通常宝宝吃起来就没够，然而最好把握住宝宝食用的量。因为，大量吃荔枝不仅会使宝宝的正常饭量大为减少，影响对其他必需营养素的摄取，而且还可能会在次日清晨，突然出现头晕目眩、面色苍白、四肢无力、大汗淋漓等症状。如果不能立即就医治疗，便会发生血压下降，晕厥，甚至危及生命的可怕后果。这是由于荔枝肉含有的一种物质，可引起血糖过低而导致低血糖休克所致。

★ 延 | 伸 | 链 | 接 ★

巧吃苹果的方法

宝宝消化不良时，应该给吃加温的熟苹果泥，其中含有较多的鞣酸、果胶等收敛物质，能够掏肠痉挛，吸收肠毒素，从而达到止泻作用；在宝宝排便不通畅时，生食苹果较适宜。因为其中含有较多的膳食纤维，它们不能被肠道吸收，加之苹果酸刺激肠肌，所以能够促进通便。因此食用配方奶而便秘的宝宝，可让宝宝吃一些苹果泥。当宝宝咳嗽并嘶哑时，把生苹果榨成汁给宝宝喝，还可以润肺止咳。

当心饮料中的健康隐患

宝宝爱喝饮料，各种饮料的广告也将市场指向明确对准了宝宝，诱人的广告透露着这样的信息："营养又好味"。甜甜的酸酸的味道让宝宝无法抵挡，大人花了钱事小，宝宝喝下去是否真的有营养，这个问题值得探讨。

care 01 宝宝少喝这些饮料

碳酸饮料 • DRINK •

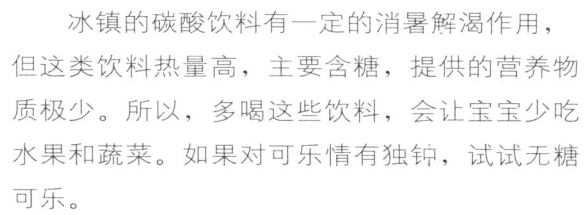

冰镇的碳酸饮料有一定的消暑解渴作用，但这类饮料热量高，主要含糖，提供的营养物质极少。所以，多喝这些饮料，会让宝宝少吃水果和蔬菜。如果对可乐情有独钟，试试无糖可乐。

果汁或果味饮料 • DRINK •

果汁里面含有维生素及微量元素，但每100毫升提供的热量却不低。如果仔细阅读手中饮料的标签，会发现很多"果汁"其实是含果汁饮料。真正果汁含量可能不超过10%，而糖和调味剂却是主要成分。果汁饮料在所有饮料里含糖是最多的，最好少饮用。

运动饮料 • DRINK •

这种饮料的成分与人体的体液相似，饮用后能迅速被身体吸收，解口渴更解体渴，能及时补充人体因为大量运动、劳动出汗所损失的水分和电解质（盐分），使体液达到平衡状态。

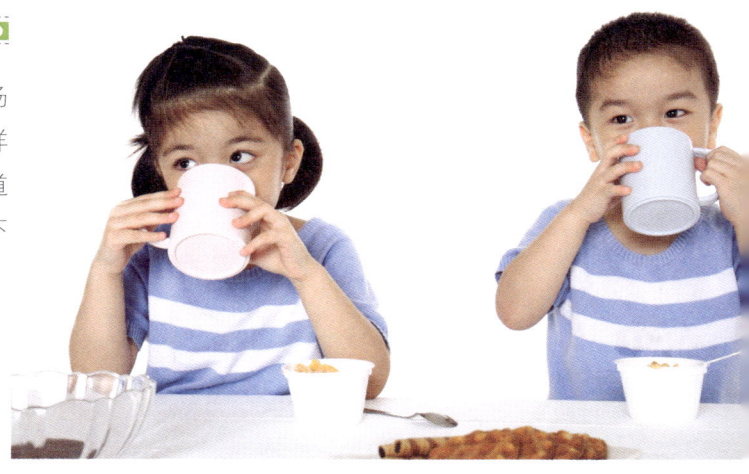

碳酸固体饮料 • DRINK •

固体饮料包括超市里的果珍、酸梅精等固体饮料，但超市里的固体饮料，成分主要以糖为主，营养物质很少。碳酸固体饮料口感比较舒适，但不建议过多饮用。

茶饮料 • DRINK •

茶饮料的成分含糖、有机酸、茶多酚、焦糖色素等，其中茶多酚是比较好的物质，有抗氧化作用，可补充水分，消暑解渴，提神醒脑。但茶饮料成分以糖为主，其营养价值不如真正的茶，不能完全代替天然的茶。

care 02 小心发生营养障碍

经常给宝宝喝饮料,不仅会对胃有刺激,而且还会冲淡胃中的消化液,使食物的消化和吸收受到直接的影响,长此下去就会发生营养障碍。

★贴心叮咛

天气炎热时不要让宝宝无休止地喝水饮料。

care 03 抗病能力下降

饮料中大多会含有较多的糖分、合成色素、防腐剂及香精等成分,这些物质从胃肠吸收进入血液循环中,会使身体内的免疫功能减退,抵抗疾病的能力因此而下降,经常发生呼吸道、消化道及其他系统的感染。

care 04 影响正常进食量

饮料中的汽水,由于产生过多气体会使胃部发胀,从而使食欲下降;大量的饮料在饭前饮用会冲淡胃消化液,使食欲减退;含糖分高的饮料不仅影响进食量,而且又代替不了营养丰富的正餐。这样,势必影响正常进餐,破坏了进食规律。因此,最好不喝或少喝汽水,特别是在饭前。

care 05 加重肝脏和肾脏的负担

饮料中的糖分、合成色素、防腐剂、香精等,虽然对身体几乎没有任何用处,但却需要经肝脏代谢,然后再从肾脏排除体外。如果经常或大量喝饮料,会加大功能还未发育完善的肝脏和肾脏的代谢负担,尤其是给宝宝喝了品质差的饮料。

延伸链接 YANSHENLIANJIE

大量喝饮料容易肥胖

饮料中都含有一定的热量、维生素、钠、钾和某些微量元素等。因此,饮食完全正常的宝宝,如果经常大量喝这类饮料,可能使身体内的热量过剩,从而转化为脂肪,使身体不知不觉地变得肥胖起来。

宝宝食欲不好与爸爸妈妈有关

宝宝不愿意吃饭是爸爸妈妈最焦虑、最头疼的事情。有时为了使宝宝吃进一口饭，妈妈得费九牛二虎的力气，又是哄、又是追、又是许愿、又是恐吓，结果大多数还是没有起色。其实，宝宝食欲不佳与爸爸妈妈的不当喂养有很大的关系。

care 01　先排查是否生病

一旦宝宝出现没有食欲、吃不下或不想吃饭的情况时，妈妈爸爸首先要搞清楚宝宝是不是生病了？因为，人在感冒发烧时就不想吃东西；有胃炎的宝宝也会出现食欲不振；肝脏有病变时，开始就表现不想吃或较平时吃得少一些，微量元素和维生素缺乏时也会影响胃口。总之，宝宝食欲不好，妈妈爸爸不能只着急，先带宝宝去医院看一下，排除身体没有异常状况。

★ 延 | 伸 | 链 | 接 ★

猫和老鼠的比喻

美国的著名儿童心理学家本杰明·斯巴克形容厌食宝宝像只老鼠，妈妈和爸爸焦虑的催逼就像只猫，老鼠见了猫，自然撒腿就往洞里跑了，当猫的眼睛瞅着别处，老鼠就会壮着胆子出来，要想老鼠出洞，猫就得趴下睡大觉。从这形象的比喻中，爸爸妈妈应该领悟，要想恢复宝宝的食欲，一定要改变自己的态度和方法。

care 02　爸爸妈妈太过关注惹的祸

据调查，大多数宝宝食欲不好的原因，不是因为疾病所造成的，而常常发生在一些身体没毛病、爱吃零食、娇生惯养的宝宝身上。有些长辈觉得奇怪，他们过去抚养宝宝的时候，少吃没穿的，但宝宝个个胃口很好，而现在生活条件这么好，想吃啥就有啥，却有那么多宝宝不肯吃饭，即使再好的饭菜摆在面前，也照样没有一点胃口，喂也不吃，哄也不吃，真不知这是什么原因。

其实，并不是现在的宝宝胃口不如过去的宝宝，主要的问题出在妈妈爸爸身上。过去的物质条件没有现在丰富，加上过去每家最少2~3个宝宝，出现了宝宝多，吃的东西少的现象，因此，不用妈妈爸爸娇惯，宝宝自己见了吃的就狼吞虎咽了。而现在的妈妈爸爸就是过分关注宝宝吃饭的事，生怕宝宝少吃一口，把吃饭当作任务让宝宝完成。这样，宝宝有一种逆反心理，妈妈爸爸越要他吃饭他就偏不吃。宝宝一旦讨厌吃饭，就会对饭菜一点胃口也没有。

care 03 让宝宝吃了太多零食

妈妈爸爸平时不太注意培养宝宝良好的饮食习惯，一味依顺宝宝吃零食。宝宝都偏爱零食，因为，零食不但口味多，而且形状、色彩、图案做得都迎合宝宝的心理，像唐老鸭、米老鼠、蘑菇小屋、机器人等等，宝宝不但觉得好吃，而且觉得好玩。这样，零食吃多了，宝宝有限的胃容量自然没有余地去装饭菜。

care 04 忽视了宝宝的变化

宝宝的食欲有时也会受到情绪和气候的影响，有时身体有点不舒服也会影响食欲，这时，宝宝是不会跟妈妈爸爸说的，除非身体非常难受才会主动说。如果妈妈爸爸不注意宝宝的这些变化，一味地逼着宝宝吃饭，宝宝当然不吃，甚至反感。

另外，宝宝生来就有完全符合个人健康和生长需要的正常食欲，但宝宝的食欲并不是总保持一个固定的样子，一段时间宝宝喜欢的食物，过了一段时间可能就不愿意再吃了，也有今天还不喜欢的食物明天吃得很香，只要宝宝在一个阶段饭量平衡，就说明食欲是正常的。针对以上情况，年轻的妈妈爸爸就要细心地观察和分析宝宝食欲不好的原因。如果确实是出在妈妈爸爸的身上，那么，要解决宝宝的食欲不好，妈妈爸爸需要耐心和谅解。

★贴心叮咛

爸爸妈妈的焦虑和逼迫是妨碍宝宝食欲回升的大敌。

不要忽视宝宝的餐前情绪

人的食欲好坏受两个因素的制约，一是饭菜的味道，二是就餐环境和就餐情绪。这两种因素对成人适用，对未成年的宝宝也依然适用。特别是宝宝餐前情绪的好坏，直接关系和影响食欲的好坏。一般来说，影响宝宝餐前情绪的行为有以下三种。

care 01　独自进餐

现代生活的快节奏，使年轻的妈妈爸爸不得已让宝宝独自进餐。让宝宝独自进餐有两个明显的弊端：

一是宝宝长期单独进餐会使其产生强烈的孤独感和被遗弃感，会认为妈妈爸爸对自己的生活漠不关心，这种感受会逐渐从餐桌一直延伸到生活中，而最终影响宝宝性格的形成，并波及到两代人间的感情。

二是宝宝在没有妈妈爸爸陪伴进餐时，会由着自己的喜好，爱吃的多吃点，不爱吃的就少吃一点，或干脆不吃；或者吃一会、玩一阵；有的宝宝干脆把饭菜倒掉却谎称自己吃了。长此以往，宝宝的身体就会受到一定影响，产生偏食、食欲下降、不讲卫生等，会逐渐养成不良的饮食习惯。

care 02　不专心吃饭

这个时期的宝宝，好奇心强烈，玩性正浓，往往到了吃饭时间，因正在看电视、玩游戏，思想处在一种兴奋紧张状态中无

> **★贴心叮咛**
> 爸爸妈妈不管再忙，也要尽量抽出时间来陪宝宝一起吃饭。

法摆脱，这时，宝宝嘴里吃着饭，眼睛和思维集中在电视或游戏上，就没有心思吃好、吃饱。这是精神作用从根本上切断了空腹与食欲间的生理联系。

care 03 溺爱进餐

很多妈妈爸爸因为上班，就把宝宝托付给爷爷奶奶，或者姥爷姥姥照看。虽然宝宝的安全、冷暖不用操心，但在宝宝的吃饭问题上，老人们就会显得力不从心，吃东西时往往依着宝宝，宝宝想吃什么，就给吃什么，也顾不上食物的营养搭配。而且宝宝没有一定的吃饭时间，想什么时候吃，就什么时候吃，因为宝宝也会"看人头，下菜碟"，对于爷爷奶奶这些老人，常常是有恃无恐，由着自己的性子来。长此下去，就必然形成不好的饮食习惯，对宝宝的性格发育也没有好处。

对于以上这些影响宝宝就餐情绪的行为和因素，妈妈爸爸要引起足够的重视。分清情况，并找出妥善的解决办法，尽可能地多陪宝宝进餐。餐前用适当的言行，引导宝宝将注意力转向吃饭这件事。例如，开饭前让宝宝帮着摆桌子、端碗、拿东西，或者用较为夸张的言语预告今天会有什么样的饭菜，其营养和味道如何，充分调动起宝宝吃饭的情绪和欲望。千万不可在餐前大声呵斥、责骂宝宝，这种做法对宝宝的情绪影响非常大，会使宝宝积极的就餐情绪荡然无存，为宝宝的拒食留下隐患。

延伸链接 YANSHENLIANJIE

情绪影响食欲

据调查资料显示，现代生活中的儿童厌食、偏食、拒食，近一半是由餐前情绪不良所引起的。因为很多妈妈爸爸不了解，或者忽视了宝宝强烈的心理变化，而在宝宝就餐前有一些不适当的言行，导致了宝宝食欲的下降。从生理发育来看，婴幼儿时期的宝宝，智力发生了一个飞跃。这是由于宝宝已经有了一定的活动能力，其思维也发生着某些改变。在吃的方面，表现得尤为突出。在这一时期，宝宝的空腹感与食欲的关系不再单纯，因为在这两个生理环节之间，已有了心理因素的介入。宝宝可能在空腹时不想吃东西，或是在吃得很饱后，仍会不停地吃自己所喜欢的食物。

Part 03

聪明宝宝
必吃的38种*健康*食物

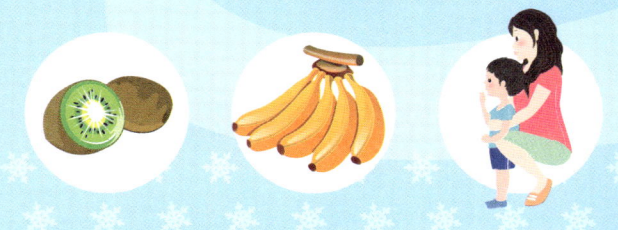

为宝宝撑起健康保护伞

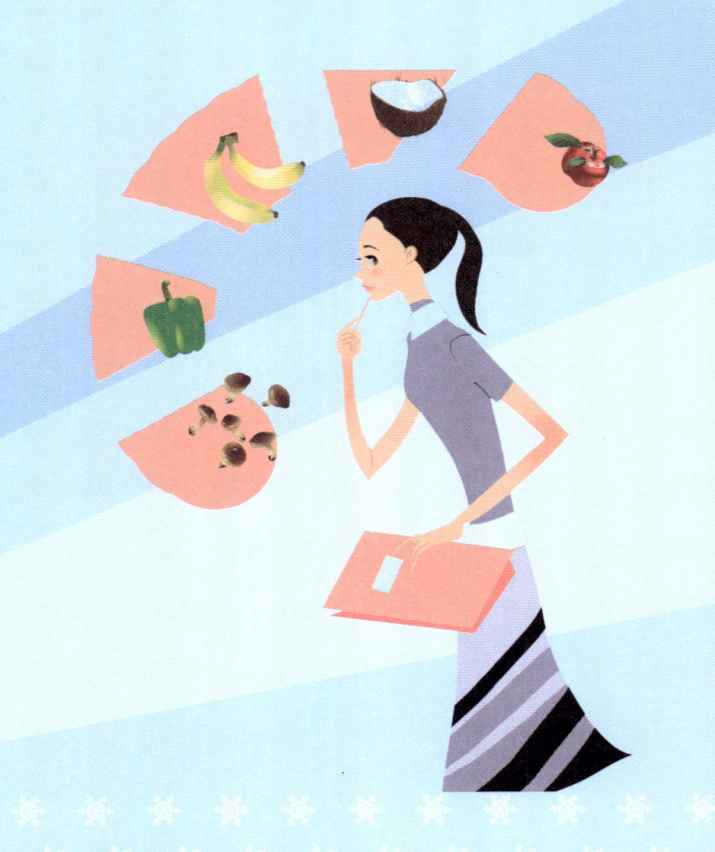

Mother & Baby

看着琳琅满目的食材，

新妈妈总感觉无所适从，

哪些食材最适合宝宝，

怎样吃才更有营养，

如何搭配才更有效果……

这些问题的答案，

就在这里！

Chapter 01 必不可少的 奶类、豆类

对于宝宝来说，乳类、豆类及其制品，是成长过程中非常关键的营养食物，也是宝宝不可或缺的营养来源。

〔牛·奶〕

宝宝最理想的营养品

牛奶，富含蛋白质、脂肪、糖类、氨基酸、糖类、盐类、钙、磷、铁等多种营养成分，是宝宝最理想的营养品。

care 01 营养快线

牛奶可以说是宝宝一生中的营养伴侣。牛奶中所含有的蛋白质品质非常好，包括酪蛋白、少量的乳清蛋白，其蛋白质与热量之比很完美，能使宝宝不至于摄入"纯"热量，能很好地满足宝宝生长发育的需要。另外，它还含有宝宝生长发育所需的全部氨基酸。

牛奶中的钙含量高且容易被人体吸收，能强化骨骼，帮助宝宝发育。另外，牛奶中的磷、钾、镁等多种矿物质的搭配也十分合理，只要喝一杯牛奶，宝宝就能同时摄取到身体一天所需要的钾元素和维生素B_2。由此可见，牛奶作为最好的营养品，是相伴宝宝一生的理想营养品。

care 02 宝宝加油站

牛初乳又被称为"宝宝的乳白金",是一种浓稠而类似乳汁的分泌物,由母牛在分娩后的头几天分泌的。它是一种高热量的液体,相对于成熟乳汁,牛初乳含有较多的蛋白质和较少的乳糖及脂肪,可以用来滋养新生的宝宝。牛初乳还可以强化宝宝的消化系统,刺激或满足食欲,启动新生儿的肠胃道活动。

care 03 营养宜与忌

牛奶中含有丰富的色氨酸,能起到安神助眠的效果,睡前1小时给宝宝饮用牛奶有助于宝宝的睡眠。牛奶不如母乳好消化,未满月的新生儿消化吸收能力弱,除了牛奶之外暂时没有其他选择时,才可按奶水1:2的比例进行稀释后喂养。煮牛奶应该使用铁锅,用大火快煮,以免造成叶酸、维生素B12等抗贫血因子流失,从而间接导致宝宝贫血。

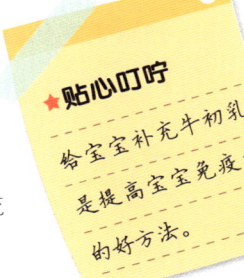

care 04 营养专家提醒

新生儿出生时从母体带来了一定量的铁,但4~6个月后,从母体获得的铁基本用完了。就需要从食物中补充铁质。1岁的宝宝每天需要从食物中摄取6毫克铁,这仅靠喝牛奶是远远不能满足机体需要的。为补充铁的不足,宝宝从6个月起需特别添加鸡蛋黄、猪肝等含铁丰富的食物。

★ **贴心叮咛**

给宝宝补充牛初乳是提高宝宝免疫力的好方法。

妙厨妈妈的爱心餐之 牛奶草莓

功效 维生素C能提高铁的吸收利用率,但牛奶中维生素C较少,而且宝宝缺乏胃酸,不利于维生素C的吸收,牛奶中加入含维生素C丰富的草莓榨汁,有利于宝宝补铁。

材料:牛奶250毫升,鲜草莓300克,白糖20克,矿泉水适量。

💚 **做法**

1 将草莓清洗干净、去蒂,切成均匀小块备用。
2 将草莓块、牛奶、白糖、矿泉水一起榨汁即可。

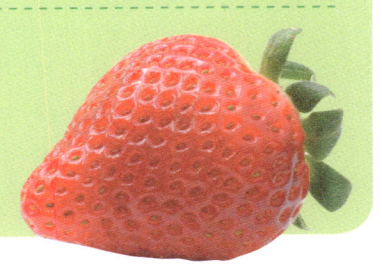

妙厨妈妈的爱心餐之
自制酸奶

功效：自制酸奶卫生质量有保障，给宝宝把好卫生关。

材料：市售原味酸牛奶200毫升，鲜奶1000毫升，白糖适量，大盖杯1只（不能用金属材质的）。

做法

1. 将大盖杯煮沸消毒，冷却后使用。
2. 将鲜奶加热煮沸1～2分钟，煮沸后加8%～10%的白糖，经煮沸杀菌的牛奶，冷却到40℃左右。
3. 把买回的原味酸奶倒入消毒后的大盖杯内，立即将消毒的鲜奶倒入，并加以搅拌，加盖备用。
4. 在35℃左右的温度下进行发酵，约4～6小时就可形成形似豆腐花的凝块，这时可以移入冰箱内冷冻，第2天即可食用。

〔酸·奶〕

更利于吸收的乳制品

宝宝生长发育快，需要营养多，但胃容量又小，所以应选择营养素和能量密度高的食物，酸奶符合这个条件，它含有20多种营养素，和母乳很相似，容易消化，是最利于宝宝吸收的乳制品。

care 01 营养快线

酸奶中所含营养素丰富，能量密度亦较高，一杯酸奶（约150毫升）可以提供宝宝30%的能量、钙质以及10%左右的蛋白质。也就是说，如果一个1～3岁宝宝每天喝150毫升酸奶，就等于满足了他全天生长发育需要的1/3的能量和钙质。另外，酸奶和母乳很相似，容易消化，特别适合于消化系统不完善的宝宝。

care 02 宝宝加油站

酸奶如果搭配富含食物纤维的蔬菜和水果，可以预防高胆固醇和糖尿病。酸奶表面的清液是酸奶遇酸分离的"乳清"。千万不要浪费，可以搅拌后给宝宝食用。

care 03 营养宜与忌

在饭后给宝宝喝酸奶。这时胃液被稀释，pH值上升至3～5，这种环境很适合乳酸菌的生长。特别是在饭后2小时内饮用酸奶，效果最佳。

患胃肠炎的宝宝及早产儿不能喂酸奶，否则可能会引起呕吐和坏疽性肠炎。酸奶中的某些菌种及所含的酸性物质对牙齿有一定的危害。宝宝喝完酸奶后要注意刷牙漱口，以防龋齿。

酸奶一经加热后，所含的乳酸菌就会被杀死，其物理性状也会发生改变，产生分离沉淀，酸奶特有的口味和口感都会变差，其营养价值和保健功能也会降低。如果怕从冰箱中取出的酸奶对宝宝肠胃有刺激话，不妨先在室温环境下放置1～2小时再让宝宝饮用。

营养专家提醒

6个月之内的宝宝不适合喝酸奶，因为酸奶中含钙较少，宝宝正在生长发育，需大量钙，且酸奶中由乳酸菌生成抗生素，虽能抑制和消灭很多病原体微生物，但同时也破坏了对人体有益菌的生长条件，同时还会影响正常消化功能，尤其对患肠胃炎的宝宝和早产儿更不利。而且，过早地给宝宝喝酸奶也会养成他们对甜食的偏好。

另外，在饮用袋装酸奶时，让宝宝直接用牙撕咬包装袋是十分不卫生的。有时商家虽然提供吸管，但吸管往往暴露在空气中，也难保卫生。妈妈还是不要嫌麻烦，最好将袋装酸奶倒入容器中让宝宝饮用。

认清市售的酸奶饮料。酸奶饮料或者乳酸饮料是被稀释后的饮料，效果没有酸奶好。而市售的"调制型酸性乳饮料"，从本质上说不含乳酸菌，只是口味上存在酸性。"发酵型酸性乳饮料"，只含有乳酸菌的代谢物，而没有真正存活的乳酸菌，从营养价值上来说，只比前者略高，不适合宝宝食用。

★贴心叮咛

酸奶虽好但不宜过量，更不能用酸奶来代替牛奶。

[奶·酪]

宝宝的精华食源

奶酪由牛奶加工制作而成，是牛奶的精华部分，营养价值相当高，蛋白质的含量比同等重量的肉类高很多，并且富含钙、磷、钠、维生素A、B族维生素等营养元素，是宝宝的理想食物。

care 01 营养快线

奶酪含有大量的蛋白质、B族维生素以及钙等多种对宝宝有益的成分。其中，钙可以强壮宝宝的骨骼，并降低体内的胆固醇，防止宝宝过于肥胖；在牛奶被制成奶酪时会产生一种叫做乳清蛋白的蛋白质，能强化宝宝的免疫功能，增加细胞内的抗氧化物质，有助于宝宝对铁的吸收，并能抑制体内细菌的增长，从而防止宝宝患肠道疾病；天然奶酪中的乳酸菌更有助于宝宝肠胃的吸收。因此，经常吃奶酪，可以增强宝宝的免疫系统功能，使宝宝更加强壮。

care 02 宝宝加油站

奶酪虽然有很高的营养价值，但对正在成长发育期的宝宝来说也有一些不够理想的因素，那就是其中的饱和脂肪酸较高。这些饱和脂肪酸在常温下仍然是半固态的样子，不容易融化，在肠道中的消化速度比较慢。对于1岁以下的宝贝来说，由于消化功能还不够健全，妈妈最好不要随意添加奶酪。

care 03 营养宜与忌

奶酪中的钙很容易吸收，因此，对于成长发育迅速的宝宝来说，奶酪是最好的补钙食物之一。

患有乳糖不耐症的宝宝喝牛奶后会腹胀，改吃不含或含极微量乳糖的奶酪就可以避免腹胀，同时还能得到牛奶中的所有营养。

奶酪在冰箱中存放时，不能暴露放置，否则极易被污染变质或串味。

吃奶酪前后1小时左右不要吃水果。

奶酪开封后，应尽快食用，以免长期暴露在空气中发生污染、变质。

★贴心叮咛

等到1岁以后，可少量地把奶酪添加在宝宝的食谱中。

care 04 营养专家提醒

硬奶酪 对于1~3岁的宝宝来说，每天吃20~30克就可以提供150~200毫克的钙，相当于每天需要量的1/3左右。这个量也就是半个鸡蛋那么大。妈妈只要认真看看包装上的说明，就会知道"一片"或者"一块"究竟有多少克了。

软奶酪 水分大的软奶酪可以多吃一些，每天50~100克。宝宝可以像喝酸奶一样，容易接受它。如果宝宝表现出反感，或者有不消化的迹象，就要暂时停下来，或者换一个品种。

因奶酪热量较高，多吃容易发胖。可以给宝宝选用超市里出售的低脂片装奶酪，含有10%的脂肪，热量、胆固醇也比较少，而且脂溶性维生素（维生素A、维生素D、维生素E）的含量也较低，适合宝宝适量食用。

小番茄中含有丰富的维生素A与维生素C，与奶酪搭配食用，可以通过奶酪中的油脂吸收维生素A。所以在宝宝食用奶酪时，最好让他搭配食用一些小番茄。

YANSHENLIANJIE

延伸链接

奶酪的选购技巧

选择知名度高、信誉好的大超市、专卖店等，经常有外国朋友光临的地方更佳，留意包装上的保质期，白霉奶酪以表面的白霉分布均匀细密者为最佳，蓝纹奶酪以纹路匀称、质地滑腻如乳霜状、蓝白颜色对比清晰的为上选，水洗软质奶酪则以表面略呈湿润状，且形体完整、无多余凹陷裂痕为好，而硬质未熟奶酪、硬质成熟奶酪与山羊奶酪，都可以从切口上细看，均匀漂亮、微微散发光泽与湿润感的为上选。

[豆·腐]

绝佳的蛋白质食物

豆腐由大豆磨制而成，包含了大豆的营养成分，蛋白质含量非常丰富，是宝宝绝佳的蛋白质食物。

care 01 营养快线

豆腐不仅营养丰富，易于消化，而且价廉，食用方便，是宝宝理想的辅食物。据测定，100克豆腐含钙量为140～160毫克。豆腐又是植物食物中含蛋白质比较高的，不但含有8种人体必需的氨基酸，还含有动物性食物缺乏的不饱和脂肪酸、卵磷脂等。因此，常吃豆腐可以保护肝脏，促进机体代谢，增加免疫力，并且有解毒作用。豆腐中含有丰富的大豆蛋白与异黄酮，搭配含有丰富维生素D及不饱和脂肪酸的食物，可促进宝宝成长。

豆腐中钙质及维生素K的含量比大豆还丰富，钙质是构成骨骼与牙齿的主要成分，而且它与安定精神、激素分泌也有很大的关联，是宝宝健全发育不可缺少的营养素。

★贴心叮咛
豆腐和鱼肉一起做，是宝宝补钙的好方案。

care 02 宝宝加油站

妈妈最好不要将豆腐单独烧菜给宝宝吃，因为豆腐是一种高蛋白的食物，鲜嫩可口，但却缺少一种重要的氨基酸——蛋氨酸。从营养学角度讲，豆腐不宜单独烧菜，因为这样不利于豆腐中蛋白质的利用、吸收，可以将豆腐和肉类、蛋类食物搭配在一起，做到营养互补，从而使人体必需氨基酸的整体配比趋于平衡，便于宝宝充分吸收食物中的营养。

care 03 营养宜与忌

大豆含有一种叫皂角苷的物质，能促进人体内碘的排泄。宝宝如果长期过量地食用豆腐很容易引起碘的缺乏。

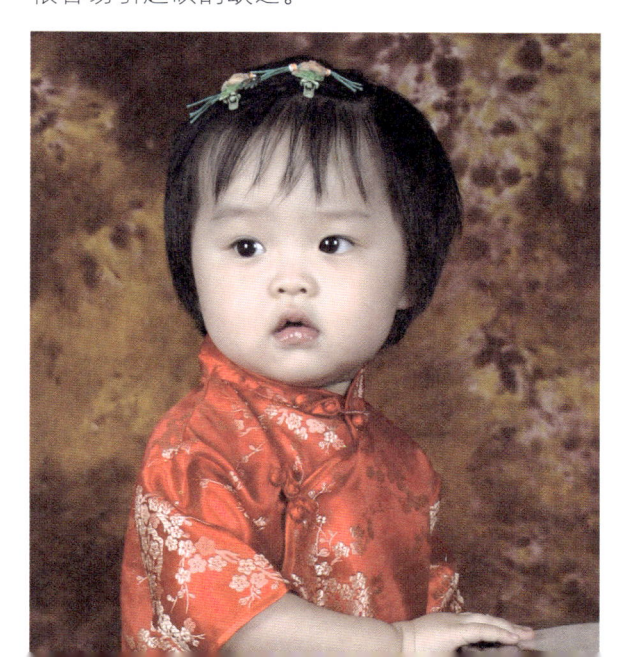

妙厨妈妈的爱心餐之 鸡蛋炖豆腐

功效 营养均衡,味道鲜美,非常适合宝宝食用。

材料： 豆腐100克,鸡蛋1个,蚕豆10粒,虾仁100克,苋菜、肉汤、盐、淀粉各适量。

做法

1. 豆腐碾碎成泥状,拌入蛋液,加入盐、水适量,拌匀,放入蒸碗内；蚕豆烫熟,去除外皮后,排在四周,一同入锅蒸10分钟。
2. 苋菜洗净切碎备用；将虾仁洗净,拭干,拌入盐、淀粉适量,略腌。
3. 将肉汤、盐、淀粉拌和,倒入锅内,烧开,放入虾仁煮熟,稍后放入苋菜,起炒至汤汁黏稠时熄火。
4. 取出蒸好的鸡蛋豆腐,浇上虾仁苋菜即可。

豆腐中含有极为丰富的蛋白质,宝宝如果一次食用过多,不仅阻碍身体对铁的吸收,而且容易引起蛋白质消化不良、出现腹胀、腹泻等不适症状。

豆腐是绝佳的蛋白质食物,柔软且易被消化吸收,能参与人体组织构造,促进宝宝生长。从烹调方面看,豆腐一定要先煮过才能喂食。

care 04 营养专家提醒

豆腐性寒,有清热下气的作用,蜂蜜性凉,有通便作用,若二者同食,则易引起宝宝腹泻。此外,豆腐中的矿物质、植物蛋白与有机酸会和蜂蜜中含有的多种酶类物质发生反应,不利于人体健康。

妈妈不必对豆腐中所含雌激素,宝宝吃了会导致早熟这个问题过分担忧,因为豆腐中所含植物雌激素只是少量的,每100克大豆中含植物雌激素仅为0.1克,这比含大量雌激素的动物性食物来说,对宝宝健康要安全得多。因此,可以每周给宝宝吃一两次,每次20～30克即可。

最好给宝宝多吃水豆腐,而且是弄碎了给他。不要吃豆干,因为豆干含有较多的石膏粉,宝宝容易被噎着。

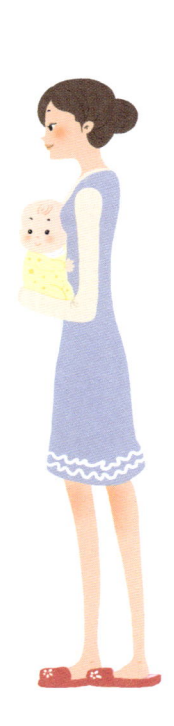

〔黄·豆〕

宝宝的"抗癌疫苗"

黄豆营养丰富，含有宝宝生长发育必需的优质蛋白、钙、磷、铁和维生素，其营养价值能与肉、蛋、鱼相媲美。

care 01 营养快线

黄豆中的蛋白质，有助于降低血浆胆固醇水平，促进骨质健康，并保护肾脏；黄豆中的脂肪有50%以上是人体必需的脂肪酸，可以提供优质的食用油；黄豆中还含有较多的维生素、钙等营养成分；黄豆中的异黄酮是一种具有雌激素活性的植物性雌激素，能有效调节血脂、降低胆固醇、保护心血管、稳定情绪等，还具有防癌的作用，所以，常给宝宝吃黄豆，就相当于给宝宝注射了抗癌疫苗。黄豆所含氨基酸较全，尤其富含赖氨酸，正好弥补了谷类赖氨酸不足的缺陷，若谷豆混食，可使蛋白质互补，具有很高的营养价值。黄豆脂肪富含的不饱和脂肪酸和黄豆磷脂，有健脑的功效，可促进宝宝大脑发育。

★ 贴心叮咛

炖鸡加入黄豆，可使肉嫩，并能给宝宝提供充分营养。

care 02 宝宝加油站

黄豆的蛋白质含量虽然很高，但黄豆本身存在着胰蛋白酶抑制剂，使其营养价值受到限制，如果让宝宝直接食用黄豆，只能得到60%的营养，而加工后的豆制品却能为宝宝提供90%的营养，所以，建议让宝宝多食用如豆腐、豆芽等豆制品。另外，黄豆与玉米搭配在一起，其生物学价值极高，几乎可以与牛肉相媲美，是为宝宝补充营养的最佳植物食物。

care 03 营养宜与忌

黄豆不宜与酸奶一起食用，因为酸奶中含有丰富的钙，而黄豆中所含的化学成分会影响宝宝对钙的消化和吸收；黄豆不宜与猪肉同食，因为黄豆膳食纤维中的醛糖酸残基可与猪肉中的钙、铁、锌等矿物质结合后干扰或降低宝宝对矿物质的吸收；黄豆也不宜与虾皮同食，二者同食可能会导致宝宝消化不良；黄豆不宜与芹菜同食，因为黄豆含有丰富的铁，而芹菜中的膳食纤维会影响宝宝对铁的吸收。

care 04 营养专家提醒

生黄豆和夹生黄豆都不宜食用。因为生黄豆中含有的抗胰蛋白酶和凝血酶，对宝宝的身体有害。

消化不良的宝宝不宜多食黄豆，以免造成腹胀。

黄豆中几乎不含胡萝卜素、维生素C、维生素B₁₂等营养素，宜搭配含有维生素B₁₂、不饱和脂肪酸的鲷鱼、鳕鱼、乌贼等食材，如此营养价值可丰富。

美国从事转基因农产品与人体健康研究的人士发现，吃豆奶长大的宝宝，成年后引发甲状腺和生殖系统疾病的风险系数将增大。这与宝宝对大豆中的植物雌激素的反应与成人完全不同有关，所以不要让宝宝多喝豆奶。

黄豆通常有一种豆腥味，很多宝宝不喜欢。在炒黄豆时，加上少许黄酒和盐，这样豆腥味会少得多；在炒黄豆之前用凉盐水洗一下，也可达到去豆腥味的效果。

妙厨妈妈的爱心餐之
黄豆蓉粥

功效 提供宝宝发育所需的蛋白质。

材料： 软饭4匙，煲黏的黄豆1匙，黄豆排骨汤、盐各适量（除去汤面的油）。

💗 **做法**

1. 当煮大人饭时，放了米及水在煲内，用汤匙在中心挖一洞，使中心的米多些水，煮成饭后，中心的米便成软饭。
2. 把软饭视宝宝食量而定搓烂（饭的分量，只是配合黄豆的分量，黄豆不宜过多）。
3. 黄豆放在筛内，用汤匙搓成蓉，筛放在小煲上。倒下约2/3杯的黄豆排骨汤，将豆蓉冲落煲内，在筛内的豆壳不要（即是隔茶叶那种筛，但筛眼要大）。
4. 将软饭也放入煲内搅匀煲滚，用慢火提成稀糊，放入极少的盐调味即可。

Chapter 02

强筋壮骨的 肉类、蛋类

肉蛋类食物具有很高的营养价值和食用价值。从营养角度看，食用肉蛋类食物是宝宝获取人体必需的氨基酸、维生素和矿物质的重要来源。

〔猪·肉〕

宝宝的餐桌之王

猪肉是目前宝宝餐桌上重要的动物性食物之一，因此又被称为"餐桌之王"。猪肉纤维较为细软，结缔组织较少，肌肉组织中含有较多的脂肪，因此，经过烹调加工后肉味特别鲜美，质感可口，非常适宜咀嚼、消化功能尚不太强的宝宝食用。

care 01 营养快线

猪肉为宝宝提供优质蛋白质和人体必需的8种氨基酸等，对宝宝成长有非常大的帮助。猪肉中含有丰富的维生素B_1、维生素B_6、维生素B_{12}以及宝宝生长发育不可缺少的锌、铁等营养成分。猪肉提供的血红素铁（有机铁）和促进铁吸收的半胱氨酸，能改善缺铁性贫血，让宝宝更有力气。猪肉还具有长肌肉、润皮肤的作用，并能使毛发光泽。近年来人们研究发现有的宝宝皮肤细腻是因为其皮中含有多量的"透明质酸酶"，这种酶可保留水分，吸存微量元素及各种营养物质，使宝宝的皮肤细嫩润滑。而肥肉中所特有的一种胆固醇则与此酶的形成有关，所以适当地吃些肥肉对宝宝的皮肤是有好处的。

care 02　宝宝加油站

猪全身是宝，例如猪蹄可以改善血液循环；猪胆可辅助治疗百日咳、流行性乙型脑炎、肝炎、肠炎、胃炎等；猪心可辅助治疗惊悸、怔忡、心慌、失眠；猪肝含丰富的维生素A，宝宝吃适量的猪肝能补充视黄醛、视蛋白在代谢中的消耗，让宝宝的眼睛更明亮。此外，猪肝中还富含蛋白质、卵磷脂和微量元素，有利于宝宝的智力发育和身体发育。

care 03　营养宜与忌

豆类与猪肉不宜搭配。因为豆类食物中植酸含量很高，容易与猪肉中的蛋白质和矿物质元素形成不容易被宝宝身体消化吸收的复合物。

猪肉烹调前莫用热水清洗，因猪肉中含有一种肌溶蛋白的物质，在15℃以上的水中易溶解，若用热水浸泡就会散失很多营养，同时口味也欠佳。

对湿热偏重、痰湿偏盛、舌苔厚腻的宝宝来说，应忌食猪肉。

猪肉不宜与乌梅、甘草、鲫鱼、虾、鸽肉、田螺、杏仁、驴肉、羊肝、香菜、甲鱼、菱角、荞麦、鹌鹑肉、牛肉同食。

care 04　营养专家提醒

即使是瘦猪肉，也含有较高的脂肪，能提供较多的热量，在寒冬或宝宝活动量较大时，可充分补充体能消耗。1～2岁的宝宝每天食用50克猪肉就可满足一天的需要。

给宝宝吃的肉要以碎肉馅为主，多采取蒸、煮、焖、煲的方法。

购买猪肉时应选肉质结实、有弹性、有光泽、肥肉洁白、瘦肉红、无腥味与肉瘤者。

猪肉最好在3天内吃完，也可先分切包好，存放于冰箱冷冻室，但不要超过一个月。

★ 延 | 伸 | 链 | 接 ★

巧洗猪肉

生猪肉一旦粘上了脏东西，用水冲洗是油腻腻的，反而会越洗越脏。如果用温淘米水洗两遍，再用清水冲洗一下，脏东西就容易除去了；另外，也可拿来一团和好的面粉，在脏肉上来回滚动，很快就能将脏东西粘走。

〔牛·肉〕

让宝宝变得更强壮

牛肉是中国人食用的肉类食物之一，仅次于猪肉，牛肉蛋白质含量高，而脂肪含量低，且味道鲜美，受人喜爱，享有"肉中骄子"的美称。

care 01 营养快线

牛肉是优质的高蛋白食物，其蛋白质含量高达20%，是猪肉的两倍。牛肉中包括所有的必需氨基酸，其必需氨基酸的比例和人体蛋白质中氨基酸的比例几乎一致，可强壮宝宝骨骼，促进宝宝健康成长。对生长发育中的宝宝来说特别适宜。另外，寒冬食牛肉可暖胃，是该季节的补益佳品。

牛肉中还含有能提高宝宝智力的亚油酸，可以增强宝宝的抵抗力。有研究者认为吃牛肉可以使宝宝更聪明，但也不能让宝宝多吃常吃，每次食用要适量。

牛肉的脂肪含量较低，为4.22%。此外，牛肉中的铁、锌、磷、维生素A、维生素B_1、维生素B_6、维生素B_{12}含量也较高，对宝宝有较好的补血作用。

care 02 宝宝加油站

牛肉汤不仅美味，而且营养丰富。牛骨高汤和牛肉高汤等都是将牛肉或牛骨与蔬菜一起炖煮，煮出食材本身美味，还有许多营养成分在内。除了蛋白质、脂肪、脂肪酸外，还包含钾、钙等矿物质，而在维生素类中则有维生素A、维生素E、维生素K等。

★**贴心叮咛**

牛肉虽然有营养，但妈妈也不要让宝宝一次吃得太多。

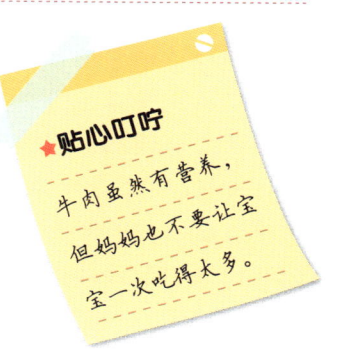

妙厨妈妈的爱心餐之

牛肉汤米糊

功效：补充蛋白质、肽类和氨基酸，可作为6个月宝宝的辅食。

材料：牛肉2小块，宝宝米粉适量。

做法

1 牛肉洗净、切片，熬制1小时，将牛肉滤出，留下肉汤。
2 等肉汤稍凉后加入宝宝米粉中搅拌均匀即可。

care 03 营养宜与忌

牛肉纤维较粗，宝宝不易嚼烂。选购时应该避开肌腱较多的腿肉、肋条，而应选择上脑、里脊等部位的肉。

鸡肉、鱼肉、火鸡肉中铁元素的含量都不及牛肉。因此，牛肉也是给宝宝补铁的上好食物。

黄牛肉为发物，患疮疖、湿疹、痘疹、瘙痒的宝宝应该慎用。

care 04 营养专家提醒

在一年中，春季是人体胃肠的消化能力较差的季节，相对成年人而言，宝宝的消化能力会更弱一些，所以不适合让宝宝在春季吃太多牛肉。但可以在天气较寒冷或宝宝活动量大时给宝宝吃些牛肉，以补充能量。

烹饪牛肉时放一个山楂、一块橘皮或一点茶叶，牛肉易烂；清炖牛肉能较好地保存营养成分。

煮老牛肉的前一天晚上把牛肉涂上一层芥末，第二天用冷水冲洗干净后下锅煮，煮时再放点酒、醋，这样处理之后的牛肉容易煮烂，而且肉质变嫩，色佳味美，香气扑鼻。

牛肉的纤维组织较粗，结缔组织又较多，应横切，将长纤维切断，不能顺着纤维组织切，否则不仅很难入味，还嚼不烂。

牛肉制作方法多种多样。但是给宝宝食用，最好是采用炖煮或熬汤的方式，要先将牛肉按肌肉纹理切成小块或是剁成肉末，肉要煮至软烂，这样不仅方便宝宝咀嚼，更有利于营养的吸收。姜有嫩化牛肉的作用，将洗净的鲜姜切成块，捣碎，再将姜末放纱布内挤出姜汁，把姜汁拌入切成丝或片的牛肉中，搅拌均匀，使牛肉片表面均匀沾上姜汁，在常温下放置1小时左右，这样烹调出来的牛肉非常鲜嫩，适合宝宝食用。

〔鸡·肉〕

❀ 宝宝的高蛋白营养品

鸡肉的肉质细嫩，滋味鲜美，适合多种烹调方法，鸡肉还富有营养，有滋补养身的作用，是宝宝的高蛋白营养品。

care 01 营养快线

鸡肉中的蛋白质含量十分丰富，每100克鸡肉中蛋白质的含量可达23.3克，比猪、牛、羊肉的蛋白质含量都高，而且消化率高，是消化能力还不是太强的宝宝的理想高蛋白食物，有增强宝宝体力、强壮身体的作用。另外，鸡肉中含有珍贵的磷脂类，是中国人膳食结构中脂肪和磷脂的重要来源之一，对宝宝的生长发育有着重要的意义。

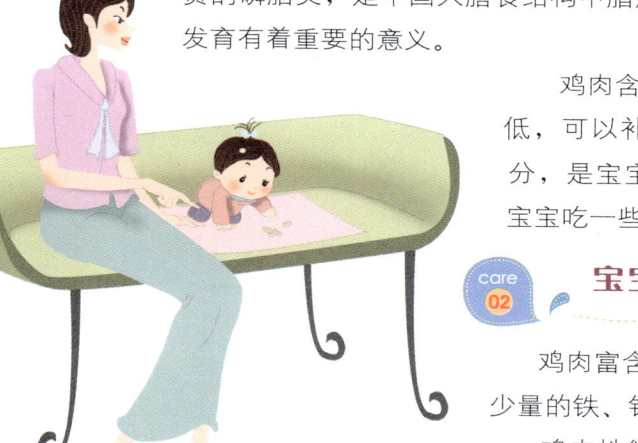

鸡肉含有多种宝宝必需的氨基酸，且脂肪含量较低，可以补充宝宝成长发育过程中所需的的营养成分，是宝宝的理想食物之一。所以，家长要经常给宝宝吃一些鸡肉。

care 02 宝宝加油站

鸡肉富含B族维生素及不饱和脂肪酸，同时也含有少量的铁、锌、磷和钾等矿物质。

鸡肉性微温，各种体质的宝宝都可以吃。中医认为它补中益气，对身体较弱、食欲不好的宝宝更为适宜。

有的妈妈以为鸡骨周围发黑是意味着熟鸡肉变质，从而不敢给宝宝食用。其实，这是因为在烹饪鸡肉时，从骨头中渗出的黑色营养色素，它富含铁，可以放心给宝宝安全食用。

鸡肉最细最嫩，肉中含筋量少，只有顺着纤维的方向切，烹制时才能使鸡肉组织不被破坏，味道也会更鲜美。

care 03 营养宜与忌

宝宝感冒后不要吃鸡肉。鸡肉性温热，而感冒时常伴有发热、头痛、乏力、消化能力减弱等症状，应该多吃清淡、易消化的食物。

care 04 营养专家提醒

鸡肉各部位肉质均十分柔嫩，适合各种烹调方式。从呵护宝宝稚嫩的消化系统考虑，不妨选择较为清爽的烹调方式，如白斩鸡、清炖鸡、气锅鸡等；如果希望促进宝宝食欲，也可以选择咖喱鸡、烤鸡、烧鸡、小炒鸡、口水鸡等。但是，香酥鸡、辣子鸡、炸鸡一类烹调方式需要经过油炸，不仅损失营养成分，而且热量过高，不利于宝宝健康。另外需要注意的是，鸡汤内所含的营养成分远低于鸡肉，妈妈不能因为宝宝喝了鸡汤便感觉营养足够了。

鸡肉内含有谷氨酸钠，可以说是"自带味精"。烹调鲜鸡时只需放盐、葱、姜、酱油等，味道就很鲜美。如果再放入花椒、大料等味厚的调料，反而会把鸡的鲜味掩盖住。

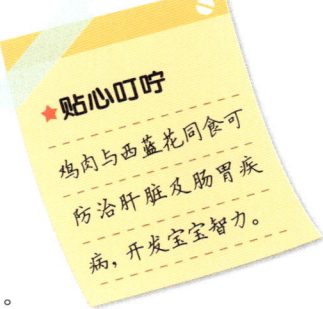

★ **贴心叮咛**

鸡肉与西蓝花同食可防治肝脏及肠胃疾病，开发宝宝智力。

妙厨妈妈的爱心餐之 鸡肉蔬菜粥

功效：补充宝宝成长过程中所需的蛋白质和维生素。

材料：大米10克，鸡胸1小块，胡萝卜1小段，芹菜1/5根，盐少许。

♥ 做法

1 大米洗净后，放入锅中倒入清水，大火煮开后改成中小火，煮30分钟。
2 鸡胸切片，再切成碎末，放少许盐腌制。
3 胡萝卜去皮切成碎末；芹菜去叶，只留梗，切成碎末。
4 待米开花变黏稠后，放入鸡肉末、胡萝卜碎末，搅拌均匀后，改成大火继续煮10分钟，在煮的时候，要不停地用匙子搅拌，以免煳底，最后放入芹菜末即可。

〔鸡·蛋〕

宝宝成长的营养宝库

鸡蛋的营养价值高,味道又鲜美,是断奶期的宝宝最佳且最方便的食物。如果宝宝体质没有问题,一个星期最好多吃几次。

care 01　营养快线

鸡蛋是一种物美价廉的食物,营养比较全面,含有丰富的蛋白质、维生素及多种矿物质等。

鸡蛋蛋白质中氨基酸易于宝宝消化吸收,其生物学价值高达95%。在食物蛋白质中,鸡蛋的营养价值几乎是最高的。鸡蛋中的蛋白质属于优质蛋白质,在鸡蛋中的含量可达11%～13%。蛋白中的蛋白质以卵清蛋白为主,蛋黄则富含卵黄磷蛋白及易被宝宝吸收的不饱和脂肪酸等营养成分。

鸡蛋中还含有丰富的维生素和钙、鳞等多种矿物质,其主要存在于蛋黄中,尤其是维生素A和维生素B_2的含量较高。

care 02　宝宝加油站

将蛋黄放在小锅内焙煎所取得的蛋黄油可以辅助治疗小儿消化不良,外敷也可治疗宝宝湿疹。

鸡蛋含有维生素D,可促进钙的吸收,豆腐中含钙量较高,若与鸡蛋同食,不仅有利于钙的吸收,而且营养更全面。

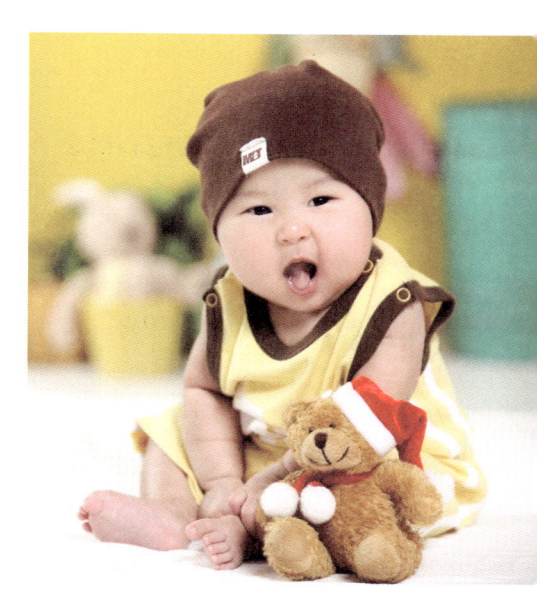

★贴心叮咛

煮鸡蛋是最佳的吃法,但要注意让宝宝细嚼慢咽。

营养宜与忌

鸡蛋很容易受到沙门氏菌和其他致病微生物感染，生食易发生消化系统疾病。因此鸡蛋必须煮熟再食用。

有过敏症状的宝宝需8个月后才能摄取蛋白。1岁以前的宝宝不可摄取半熟的鸡蛋，必须吃全熟的鸡蛋。

肾功能不全的宝宝不宜多吃鸡蛋，否则尿氨堆积，会加重病情。皮肤生疮化脓的宝宝也不宜多吃鸡蛋。

营养专家提醒

鸡蛋是高蛋白食物，如果食用过多，可导致代谢产物增多，同时也增加肾脏的负担。特别是宝宝，其消化系统发育尚不完善，肠壁的通透性较高，摄入过多会导致消化不良、腹泻，甚至出现过敏反应和其他疾病，因此不宜过早、过多食用鸡蛋。蛋白对于宝宝而言，不易消化，所以建议在4个月时开始给宝宝添加蛋黄，开始时可以给1/4个蛋黄，适应后再逐渐增加；1～1.5岁时，宝宝仍应只吃蛋黄，而且每天不能超过1个；1.5～2岁时，宝宝可隔日吃1个完整的鸡蛋；年龄稍大一些后，可以每天吃1个鸡蛋。

有的宝宝吃鸡蛋会发生过敏反应，这主要是对卵清蛋白过敏，应避免食用蛋清甚至全蛋。1岁后可以少量地吃些蛋黄，逐步适应，最后达到脱敏的目的。

一般而言，用清水煮鸡蛋是最佳的吃法，但要注意让宝宝细嚼慢咽，否则会影响消化和吸收。对于宝宝来说，蒸蛋羹、蛋花汤也非常好，因为这两种做法能使蛋白质更容易被宝宝消化吸收。

延伸链接

红皮鸡蛋与白皮鸡蛋

有人认为红皮鸡蛋比白皮鸡蛋营养价值高，这是没有科学根据的。鸡蛋的红皮白皮是因为鸡的品种与产地不同，与鸡蛋的营养成分无关。

在挑选鸡蛋时，要注意用眼睛观察蛋的外观形状、色泽、清洁程度。良质鲜蛋，蛋壳干净、无光泽，壳上有一层白霜，色泽鲜明。劣质蛋，蛋壳表面的粉霜脱落，壳色油亮，呈乌灰色或暗黑色，有油样浸出，有较多或较大的霉斑。

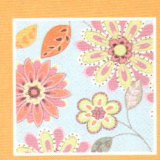

〔草·鱼〕

❋ 宝宝理想的断奶食物

草鱼又名鲩鱼、厚鱼等，是优质的淡水鱼类。草鱼肉质细嫩，骨刺少，营养丰富，不但能滋补身体，还具有开胃的功效，是宝宝理想的断奶食物。

care 01 营养快线

草鱼肉质细嫩，骨刺少，营养丰富，适合宝宝食用。而且草鱼中维生素A与维生素C的含量很高，与豆腐搭配食用，含有丰富的优质蛋白质、脂肪、糖类、钙、磷、铁和多种维生素，对宝宝心肌及骨骼生长有特殊作用，另外，对宝宝的眼睛很有好处。草鱼中丰富的不饱和脂肪酸，能促进宝宝身体的血液循环。草鱼中的钾含量十分丰富，每100克草鱼中含钾量高达312毫克，身体中的钾与钠共同合作来调节体内水分的平衡，并使心跳规律化，还能保持宝宝骨骼肌的健康、维持正常的神经传导及心肌活动。

care 02 宝宝加油站

草鱼肉味鲜美，营养丰富，含有丰富的不饱和脂肪酸，对血液循环有利，是成长时期的宝宝所不可缺少的。对于身体瘦弱、食欲不振的宝宝来说，草鱼肉嫩而不腻，可以开胃、滋补。在炖草鱼时，最好在锅里放点牛奶，这样既可以去掉鱼腥味，又可以使鱼肉酥软、鲜美。

care 03 营养宜与忌

草鱼胆汁有毒，最好将其丢掉，不宜食用。另外，妈妈在烹制草鱼时，一定要将草鱼煮熟，以免使宝宝感染寄生虫，尤其是肝吸虫和肺吸虫。草鱼肉是发物，火大、口舌生疮的宝宝不宜食用。

营养专家提醒

草鱼要新鲜，煮时火力不能太大，以免把鱼肉煮散。草鱼刮鳞时用开水烫的时间不宜过长，烫轻了鱼黑皮刮不下来，烫久了就会造成连肉带皮一起刮下来的现象。选购时以草鱼体色茶黄、嘴部略圆、眼球外凸明亮清澈、鳃盖紧闭、鳃片完好无损者为佳。

草鱼的保存方法有两种：一是将鲜活鱼宰杀洗净放置冰箱内；二是将鱼洗剖干净后抹少许盐腌渍四小时，春秋天可放存一周时间，冬天则更长。草鱼具有暖胃和中、平肝祛风、治痹、截疟、益肠、明目之功效。可治虚劳、风虚头痛，对头晕、食欲不振及女性产后体虚有良好的疗效。

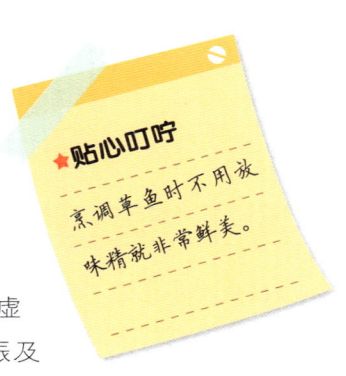

★ **贴心叮咛**
烹调草鱼时不用放味精就非常鲜美。

妙厨妈妈的爱心餐之 豆腐烧草鱼

材料： 净草鱼肉100克，豆腐100克，笋10克，蒜苗5克，酱油、料酒、精盐、葱末、姜末、鲜汤各适量。

♥ **做法**

1 将草鱼肉洗净，顺长剖开，切成1厘米见方的丁；豆腐也切成同样大小的丁；笋切成0.3厘米厚的小方片。

2 锅置火上，放油烧至八成热时，下鱼丁煎黄，放入料酒，加盖略焖，加入葱末、姜末、酱油、精盐，烧上色后，倒入鲜汤烧开，加盖转小火煨3分钟，放入豆腐、笋片，再焖3分钟，转旺火烧稠汤汁，撒上蒜苗，盛盘内即可。

Chapter 03 有益成长的新鲜水果

水果含有多种营养成分，可以调节体内代谢，预防疾病，增进健康。水果含有人体需要的多种维生素，特别是维生素C，可增强宝宝的抵抗力。

〔苹·果〕

全方位的健康水果

在众多水果之中，苹果可说是最普遍又最有营养的一种，它的营养价值却不容小觑，又被称为"全方位的健康水果"。

care 01 营养快线

苹果内富含锌，锌是人体中许多重要酶的组成成分，是促进宝宝生长发育的重要元素。苹果含有丰富的矿物质和多种维生素。宝宝容易出现缺铁性贫血，而铁质必须在酸性条件下和在维生素C存在的情况下才能被吸收，所以吃苹果对宝宝的缺铁性贫血有较好的防治作用。

care 02 营养宜与忌

由于苹果中果糖和果酸较多，对牙齿有较强的腐蚀作用，每次宝宝吃完后，要给宝宝漱漱口。当宝宝规律进餐后，饭后不要马上就给宝宝吃苹果，这样不但不会助消化，反而会造成胀气和便秘，苹果宜在饭后2小时或饭前1小时食用。

[梨]

宝宝的天然矿泉水

梨因其鲜嫩多汁，酸甜适口，所以有"天然矿泉水"之称，非常适合榨汁给宝宝食用。

care 01 营养快线

梨富含维生素A、B族维生素、维生素C、维生素D、维生素E和微量元素碘，能维持细胞组织的健康状态，帮助器官排毒净化，还能促使血液将更多的钙质运送到骨骼，有利于宝宝的骨骼生长。梨还有润肺清心、消痰止咳、退热、解毒疮、利尿、润便的作用。对于热性体质的宝宝益处多多。

care 02 营养宜与忌

因为梨性寒，所以宝宝腹泻时不宜吃梨。梨有利尿作用，所以夜尿的宝宝，睡前应少吃梨。

有些品种的梨的果肉中含有许多硬质颗粒，主要由非溶性纤维组成，宝宝消化能力不强时，要避免吃这类的梨。

care 03 营养专家提醒

将煮熟的梨拌入蜂蜜一同食用，可起到缓解宝宝咳嗽的效果。深秋或初冬时节，干燥寒冷的气候，宝宝很容易口干鼻燥、外感咳嗽。梨性寒味甘，有润肺止咳、滋阴清热的功效，这个时候可以让宝宝适当多吃些。

妙厨妈妈的爱心餐之

蒸梨

功效 梨与川贝母并用，可化痰止咳，生津润肺，缓解宝宝的咳嗽。

材料： 水晶梨1个，川贝母2克，陈皮2克，冰糖10克，糯米饭15克。

做法

1. 把梨从蒂下1/3处切下、当盖并挖去梨心；川贝母研成细粉；陈皮切丝；糯米蒸熟；冰糖打成屑。
2. 把糯米饭、冰糖、川贝粉、陈皮丝装入水晶梨内，加清水在蒸杯内（约150毫升水）
3. 把盛梨的蒸杯放在大火上蒸45分钟即可。

〔香·蕉〕

软甜可口宝宝爱

香蕉是含钾量最高的水果，香蕉热量较高，脂肪含量很低，且软嫩易食，甜美可口，是宝宝非常好的加餐水果。

care 01　营养快线

香蕉果肉中含有糖类、蛋白质、脂肪等营养成分，还含有钙、磷、铁、钾等矿物质，以及多种维生素，但含盐量很低，是非常适合宝宝吃的水果。

香蕉的B族维生素含量非常高，能使宝宝的皮肤更加润泽细腻；香蕉还能帮助大脑制造一种化学成分——血清素，它能使人感受到欢乐与快感，使宝宝的大脑更具创造力。常吃香蕉，能有效改善体质，提高人体的免疫力，还能润肠通便，对于防治小儿便秘有积极的意义。

care 02　营养宜与忌

胃酸过多的宝宝不宜食用香蕉，有胃痛、消化不良、腹泻症状的宝宝也应少吃。另外，香蕉与红薯、芋头相克，同食会产生腹胀等不适感。

care 03　营养专家提醒

生香蕉中含有较多的鞣酸，而鞣酸对于消化道有收敛的作用，吃了会便秘，不能给宝宝喂食。有的香蕉虽然外表很黄，但吃起来肉质发硬，有时还有些发涩，这样的香蕉也没熟透。挑选时以果皮颜色黄黑泛红，稍带黑斑，表皮有皱纹的香蕉为佳，手捏有软熟感的香蕉味道甜美。

> ★贴心叮咛
> 妈妈不能给宝宝吃块状的香蕉，而应给香蕉泥。

〔西·瓜〕

消暑解渴的好水果

西瓜是鲜果中含水分最高的品种之一，含有大量的蔗糖、果糖、葡萄糖、丰富的胡萝卜素、维生素A、B族维生素、维生素C和烟酸，还含有大量的有机酸和氨基酸，以及钙、磷、铁等矿物质。

care 01　营养快线

西瓜中富含胡萝卜素，具有极佳的抗氧化作用，能有效去除会造成细胞受伤、引起老化与疾病的自由基。而且它还可强化免疫功能，能帮助宝宝预防以感冒为首的各种传染病，并且在维持肌肤健康及防止肌肤干裂等方面也有很好的效果。西瓜中还富含维生素B_6，在帮助宝宝蛋白质代谢上具有重要作用，能防治宝宝长湿疹的问题。

宝宝吃西瓜，不仅可以得到丰富的营养，而且有利于开胃口、助消化、利尿、促代谢、去暑疾，实为宝宝夏季消暑的好水果。

care 02　营养宜与忌

对于盛夏酷暑吃不下饭、形体消瘦的"苦夏症"宝宝，适当多吃西瓜，具有开胃助消化、促进新陈代谢、滋养身体的作用。

新鲜的西瓜皮除含丰富的维生素和烟酸外，还含有多种有机酸及钙、磷、铁等矿物质，同样具有清热、解毒、利尿的作用，千万不要浪费哦。

宝宝在感冒初期不宜吃西瓜，因其会加重感冒或延长病程。

care 03　营养专家提醒

西瓜的糖分含量在水果中属于较高的，由于4～6个月的宝宝的胃肠功能没有发育完全，糖分浓度过高，造成肠黏膜无法吸收消化，刺激消化道，而且西瓜属于凉性水果，易导致宝宝腹泻。因此给宝宝喂养时最好将西瓜汁用水稀释后再喝，然后慢慢地增加浓度，过几天看宝宝没什么不良反应再给他喝纯西瓜汁。此外，大量进食冷藏时间过久的西瓜会伤脾胃。

〔柑·橘〕

酸酸甜甜营养好

柑橘类水果营养丰富、全面，十分适合宝宝食用。

care 01 营养快线

柑橘种类非常繁多，从营养层面来看，柑橘类共同的特征是富含维生素C与维生素P，其中的叶酸、膳食纤维以及矿物质对宝宝的健康都非常有益。橘汁还是钾元素的天然来源，并且所有的柑橘水果都不含胆固醇，具有强化宝宝免疫力的功能。

各种柑橘类水果所含的营养成分多少有点儿差异，例如橘子中富含胡萝卜素，柠檬中含有丰富的柠檬酸。妈妈可以给宝宝分类选择。

★贴心叮咛

吃橙子后应及时让宝宝刷牙，以免对宝宝牙齿有害。

care 02 营养宜与忌

当宝宝能规律进餐后，家长一定要注意，不可在饭前或空腹时让宝宝食用橙子，因为橙子中所含的有机酸会刺激胃黏膜，不利于宝宝的消化。另外，在吃橙子前后1小时内不要喝牛奶，橙子中含有丰富的果酸，牛奶含丰富的蛋白质，若二者同时食用，果酸会导致蛋白质凝固，会影响宝宝的消化吸收。

care 03 营养专家提醒

宝宝常吃橘子，可以使白血病的发病率降低50%以上，但过犹不及，吃橘子太多对宝宝反而有害。过多的胡萝卜素在宝宝的肝脏不能及时转化代谢，就会随血液循环遍及周身各处沉积，出现高胡萝卜素血症，表现为手掌、足掌皮肤黄染，渐染全身，还可能伴有恶心、呕吐、食欲不振、全身乏力等症状。有些宝宝吃橘子过多还会出现舌炎、牙周炎、咽喉炎等症状。

〔猕·猴·桃〕

水果中的维C之王

猕猴桃是一种非常有营养的水果，含有丰富的维生素C、B族维生素、多种氨基酸、糖类，以及钙、镁、钾等矿物质，特别是维生素C的含量很高，被称为水果中的"维生素C之王"。由于猕猴桃果实细嫩多汁，清香鲜美，酸甜适中，深受宝宝的喜爱。

care 01 营养快线

猕猴桃营养极为丰富。每100克果肉中维生素C的含量比柑橘、苹果等水果高几倍甚至几十倍。同时还含有大量的糖、蛋白质、氨基酸等多种有机物和宝宝成长发育必需的多种矿物质。据美国食物研究中心测试，猕猴桃是各种水果中营养成分最丰富、最全面的水果之一。猕猴桃中钙的含量也相当高，每100克达到58毫克左右，而且钠的含量几乎为零，对于发育旺盛的宝宝补充钙质有很好的作用。

猕猴桃含有蛋白水解酶，能帮助食物尤其是肉类食物的消化，阻止蛋白质凝固，其所含膳食纤维和果酸，有促进肠道蠕动、帮助排便的作用。这两点对消化力尚不太强的宝宝很有好处。

care 02 营养宜与忌

猕猴桃性寒凉，脾胃功能较弱的宝宝食用过多会导致腹痛、腹泻。所以，家长给肠胃虚弱的宝宝食用猕猴桃要谨慎。

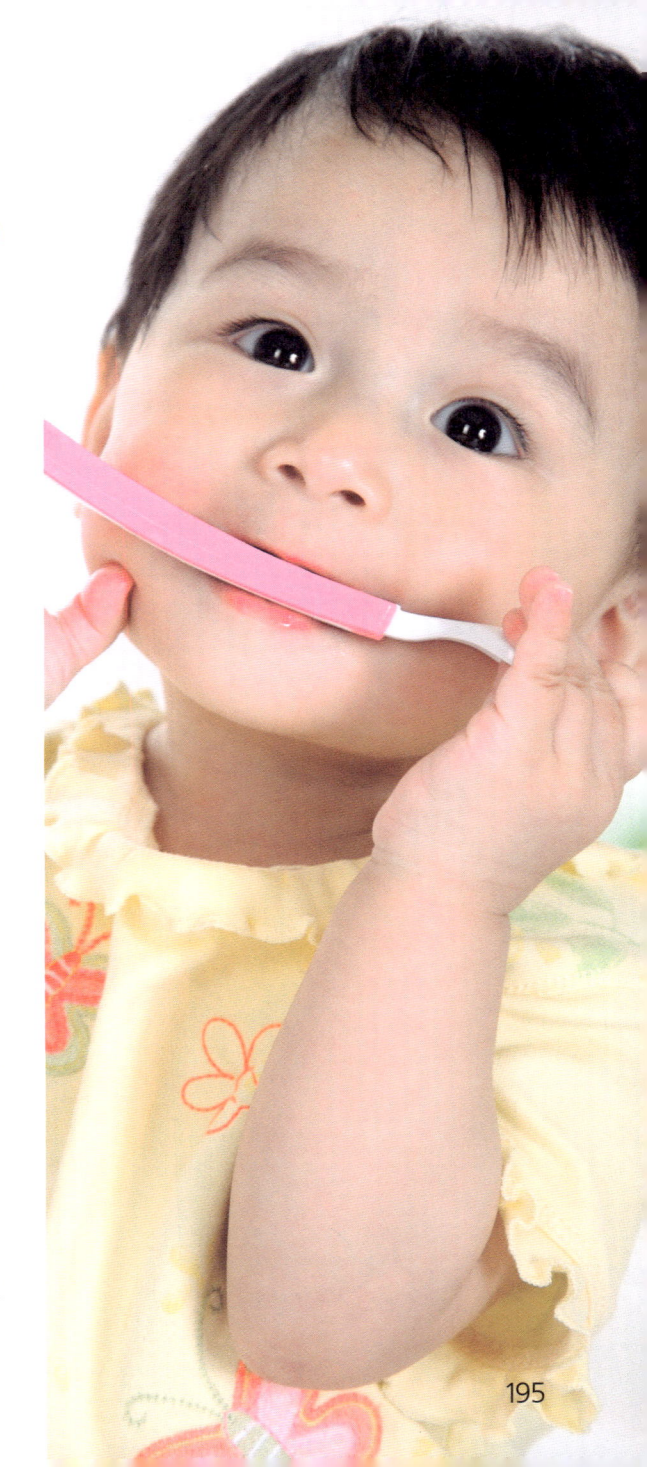

[草·莓]

色、香、味俱佳的果中皇后

草莓外观呈浆果状圆体或心形,鲜美红嫩,果肉多汁,酸甜可口,香味浓郁,是水果中难得的色、香、味俱佳者,因此常被人们誉为"果中皇后"。

care 01 营养快线

草莓富含蛋白质、糖类、钙、铁、磷以及丰富的维生素C,并含有维生素B_1、维生素B_2、烟酸、胡萝卜素、膳食纤维等营养成分。

草莓中维生素C的含量每100克达60毫克,比苹果、西瓜、葡萄高出近10倍,比柑橘也高2~3倍。充足的维生素C有利于宝宝生长发育。

草莓中含能促进细胞分裂的叶酸,是成长期宝宝必备的营养成分。

草莓鲜美红嫩,果肉多汁,酸甜可口,并具有一般水果所没有的宜人芳香,为很多宝宝喜爱。

care 02 营养宜与忌

草莓外表有细小的刺状绒毛,污物不容易洗去,且易被病菌污染。有的草莓还沾有化肥、农药等有害物质,因此食前定要仔细清洗干净,必要时需用淡盐水或0.01%高锰酸钾溶液浸泡10分钟后再用清水冲洗,这样不但较易着洗干净,还可起到杀菌的作用。

care 03 营养专家提醒

草莓中丰富的维生素C,不但容易溶入水中,而且还不耐热,因此最好采用生吃的方式,并且清洗时要避免浸泡在水里太久。购买草莓时,有时会发生因草莓还未成熟、吃起来很酸涩的情形。这时可把它当作榨水果汁的材料来使用,酸草莓适度的酸味与甜味,能提升整体水果汁的味道。

〔红·枣〕

宝宝补血的好帮手

红枣又叫大枣，果肉肥厚，味道甜美，营养也十分丰富，含蛋白质、脂肪、糖类、维生素、矿物质等营养成分，是宝宝理想的补血保健食物。

care 01 营养快线

红枣富含维生素A、维生素C、维生素B_2等多种维生素。其中鲜红枣中维生素C的含量比柑橘高7~10倍。

红枣中还含有多种益于宝宝健康的营养成分，如谷氨苯酸、赖氨酸、精氨酸等14种氨基酸，还含有苹果酸等6种有机酸。此外，黄酮类化合物及磷、钾、镁、钙、铁等36种矿物质含量也比较高。其含有的环磷酸腺苷有扩张血管的作用，有利于宝宝的心脏发育。

红枣中的糖类含量较高，鲜枣中的糖类含量达20%~36%，干枣中的糖类含量高达50%~80%，这些糖类和维生素C能减轻各种化学药物对宝宝肝脏的损害，并促进蛋白合成，增加血清总蛋白含量的作用；红枣中钙和铁对预防宝宝贫血具有优秀的表现。

care 02 营养宜与忌

红枣不宜与海蟹同食，因为海蟹有散淤血、通经络、壮骨等功能，但与红枣同食容易患寒热病；红枣也不宜与虾皮同食，因为红枣中的维生素C能使虾皮中的五价砷还原成有毒的三价砷，从而引起食物中毒。

care 03 营养专家提醒

红枣可以让宝宝经常食用，但不要过量，否则会有损消化功能、形成便秘等。另外，宝宝长牙之后如果吃太多红枣，又没有喝足够的水，容易出现蛀牙。

YANSHENLIANJIE

延伸链接

蜜枣不适合宝宝吃

蜜枣味道甜美，宝宝会很爱吃。但是，蜜枣在加工过程中，一般会用硫黄高温熏蒸杀菌，其含有的维生素被大量破坏。同时在加工过程中如果清洗工作稍不彻底的话，会存在有害物质残留。此外，蜜枣中渗入了大量的糖分，含糖量很高。因此，年龄小的宝宝不适合吃蜜枣。

Chapter 04 各具风味的健康蔬菜

蔬菜不仅是低糖、低盐、低脂的健康食物，同时还能有效地减轻环境污染对宝宝的损害，同时蔬菜还具有对各种疾病的预防作用。

〔南·瓜〕

宝宝的特效保健菜

南瓜含丰富的糖分，较易消化吸收，除做成汤、糊外，还可以煮粥、蒸食、熬制、煮饭等。把南瓜添加到辅食当中，不仅利于宝宝的吸收，其中含有大量的营养物质也有利于宝宝的成长，是宝宝断奶期的最佳辅食。

care 01 营养快线

南瓜的营养成分比较全面，营养价值也较高。南瓜含有较丰富的维生素，其中含量较高的有胡萝卜素、维生素B_1、维生素B_2、维生素C，此外，还含有一定量的铁、磷和钴。嫩南瓜中维生素C及葡萄糖含量比老南瓜丰富，而老南瓜中则含有较多的钙、铁、胡萝卜素，可以针对宝宝的身体状况分别适当选食。

南瓜所含的胡萝卜素，可由人体吸收后转化为维生素A；所含的丰富的维生素E，能促进脑下垂体激素的分泌。因此，南瓜是那些不爱吃肉的宝宝们摄取以上维生素很好的食物来源。

南瓜多糖是一种非特异性免疫增强剂，能提高宝宝机体的免疫功能，促进细胞因子生成，通过活化补体等途径对宝宝稚嫩的免疫系统发挥调节功能。

南瓜中含有丰富的锌，它可以参与人体内核酸、蛋白质的合成，同时也是肾上腺皮质激素的固有成分，为宝宝生长发育的重要物质。

care 02 营养宜与忌

南瓜的皮含有丰富的胡萝卜素，所以最好连皮一起食用。如果皮较硬，就连刀将硬的部分削去再食用。

南瓜含有较多的维生素C分解酶，如果与富含维生素C的食物同时吃，不利于宝宝身体对维生素C的摄取。

care 03 营养专家提醒

当宝宝吃了太多的南瓜，会摄取过量的胡萝卜素，而它易沉积在表皮的角质层当中，因此像是鼻子、前额、手掌、脚掌、眼睛周围、指甲旁、关节周围，或身体表皮皱褶多的地方，皮肤就会转变成柠檬黄般的颜色，让宝宝看起来就像是患了黄疸。因此，给宝宝食用南瓜不要过量，每天不要超过一顿主食的量即可。

妙厨妈妈的爱心餐之 鸡肉南瓜泥

功效 含有丰富的蛋白质、脂肪、糖类及维生素A，还含有钙、磷、铁、锌等元素，能增强宝宝的免疫力。适合1～5个月以上的宝宝食用。

材料：去皮南瓜（研碎）2大匙，鸡肉末1大匙，海米或虾皮汤1大匙。

💚 **做法**

1 在鸡肉末里加入虾米或虾皮汤，猛火煮开，煮开锅后把海米或虾皮捞出切碎。
2 把南瓜末放入少许开水，猛火煮软，再加入鸡肉末煮一会儿，把海米或虾皮末倒入锅内煮至黏稠状出锅即可。

妙厨妈妈的爱心餐之
奶汁生菜西蓝花

功效 富含宝宝发育所需的维生素，适合1岁以上的宝宝食用。

材料： 西蓝花1个，牛奶100毫升，高汤1碗，淀粉、盐、油各适量。

做法

1. 生菜洗净后撕成小片；西蓝花洗净后，掰成小瓣，去掉根部。
2. 待炒锅中油稍热时，将生菜和西蓝花倒入锅中，加盐和高汤调味。炒好后，盛入盘中（将西蓝花放在中央）。
3. 将牛奶加热，再加入一些淀粉熬成稠汁，浇在菜上即可。

〔西·蓝·花〕

宝宝的叶酸补充剂

西蓝花的营养价值很高，尤其是维生素C、叶酸，以及人体容易缺乏的维生素E的含量特别高，可增强宝宝的免疫力，是应该常给宝宝吃的蔬菜。

care 01 营养快线

西蓝花富含可帮助宝宝发育的重要营养维生素K及叶酸。在促进宝宝的健全发育上，叶酸也是非常重要的营养成分，它除了在身体制造红血球方面扮演重要的角色外，与细胞分裂也有很深的关联性。

如果体内叶酸不足，将会导致宝宝贫血或发育不良，这是因为人类在胎儿时期就非常需要来自母体的叶酸的缘故。因此对于成长期的宝宝而言，叶酸是不可或缺的营养成分。

有些宝宝的皮肤一旦受到小小的碰撞和伤害就会变得青一块紫一块的，这是因为体内缺乏维生素K的缘故。补充的最佳途径就是多吃西蓝花。

多吃西蓝花还会使血管壁加强，不容易破裂。丰富的维生素C含量，使西蓝花可增强肝脏解毒能力，并能提高机体的免疫力，可防止感冒和坏血病的发生。

西蓝花内还有多种吲哚衍生物，此类化合物有降低人体内雌激素水平的作用，可预防乳腺癌的发生。此外，西蓝花中提取的一种活性物质，有抗癌解毒的作用；另外西蓝花中还含有二硫酚硫酮，可以降低形成黑色素的酶及阻止皮肤色素斑的形成，经常食用可滑润开胃，对肌肤有很好的美白效果。

care 02 营养宜与忌

西蓝花适宜生长发育期的儿童、生活在污染环境中肝脏易遭到毒害以及一切希望抵制癌瘤染身的人们食用。

西蓝花不要煮得过烂，吃的时候要让宝宝多嚼几次，这样不但能提高宝宝的咀嚼能力，也有利于营养的吸收。

西蓝花不宜与猪肝同食。西蓝花中含有丰富的膳食纤维，易与猪肝中的铜、铁、锌等元素形成不易消化的物质，影响人体对矿物质元素的吸收。

care 03 营养专家提醒

西蓝花焯水后，应放入凉开水内过凉，捞出沥净水再用。烧煮和加盐时间不宜过长，才不致丧失和破坏防癌抗癌的营养成分。

对于大部分中国人来说，在西蓝花的吃法上目前都是比较单一的，大部分为清炒或蒜蓉炒。但为了防止维生素C流失，西蓝花可生食，因此用水煮时只要稍微烫过即可，做汤也是很好的选择。另外，西蓝花不能放太久，因此请尽早趁鲜食用。

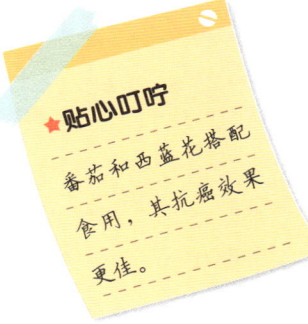

★ 贴心叮咛

番茄和西蓝花搭配食用，其抗癌效果更佳。

延伸链接

选购西蓝花的小窍门

选购西蓝花时要注意观察形状、色泽，才能买到新鲜优质的西蓝花，下面介绍一些选购西蓝花的小窍门。

西蓝花要选择颜色浓绿鲜亮的。

花球表面无凹凸、花蕾紧密结实的西蓝花品质较好。

手感较为沉重的西蓝花为良品，但花球过硬、花梗特别宽厚结实的则是植株过老的。

带有嫩绿、湿润叶片的西蓝花较为新鲜。

注意观察西蓝花花梗的切口是否湿润，如果过于干燥则表示采收已久，不够新鲜。

〔番·茄〕

❋ 神奇的菜中之果

番茄外形美观，色泽鲜艳，汁多肉厚，酸甜可口，既是蔬菜也是水果，生吃或烹调味道都很不错，由于它不仅好吃，而且还具有丰富的营养价值，因此番茄又被称为"神奇的菜中之果"。

care 01 营养快线

番茄含有丰富的营养，包括矿物质、维生素、糖类、有机酸及少量的蛋白质。它所含的维生素A原，在宝宝体内可以转化为维生素A，能促进宝宝骨骼生长，防治佝偻病、干眼症、夜盲症及某些皮肤病。所含大量维生素C能促进小儿免疫力，防治感冒。

番茄内含有丰富的膳食纤维，对促进宝宝肠道中腐败食物的排泄有很好的作用。番茄中的苹果酸和柠檬酸能帮助宝宝对蛋白质、脂肪的消化和吸收。番茄还可以抑制多种细菌和真菌，有利于口腔炎症的消除，具有清热解毒、生津利尿、凉血之功效。

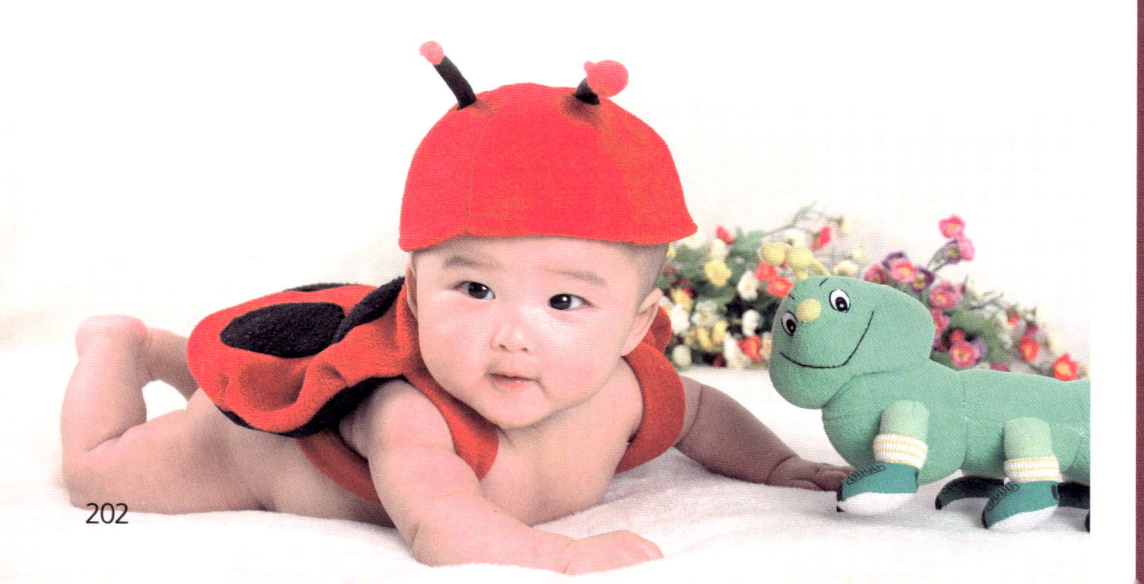

★ 贴心叮咛

妈妈一定要将番茄的皮和子都去除干净。

care 02 营养宜与忌

未成熟的番茄中含番茄碱，食后常出现口涩和不舒适的情况，严重者还会导致中毒，出现恶心、呕吐和头晕乏力等症状，妈妈一定要注意别让宝宝吃未成熟的番茄。

如果宝宝患有痢疾或其他腹泻疾病，应当忌食番茄。否则会加重症状，增加治疗的困难。

空腹时胃酸与番茄汁中的胶质等物质会引起化学反应，生成结石，因此宝宝空腹时不宜喂食番茄汁。

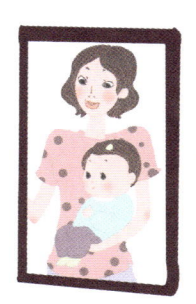

care 03 营养专家提醒

虽然加热过程会导致番茄中的维生素C含量减少，但与此同时，番茄中的番茄红素和其他抗氧化剂含量却显著上升。番茄红素作为一种抗氧化剂，对有害游离基的抑制作用是维生素E的10倍左右。另外，番茄煮熟加工还有消毒作用。因此，让宝宝吃煮熟后的番茄营养价值更高。

妙厨妈妈的爱心餐之
番茄炖豆腐

功效　富含维生素C、胡萝卜素、蛋白质、钙质等营养成分，酸甜可口，适合1岁以上的宝宝食用。

材料： 番茄2个，豆腐1块，植物油、精盐各少许。

做法

1. 番茄洗净，切片；豆腐切小方块备用。
2. 锅置火上，加植物油少许，将番茄下锅煸炒，注意火力不可太大，约七八分钟，直至番茄炒成汤汁状。
3. 将豆腐块下入番茄原汤中，添适量水，加火炖开，改中小火慢炖，约30分钟左右，加少许精盐，收汤即可。

聪明宝宝必吃的38种健康食物

〔胡·萝·卜〕

给宝宝进补的小人参

胡萝卜因其颜色艳丽，脆嫩多汁，芳香甘甜而受到人们的喜爱。胡萝卜对宝宝具有多方面的保健功能，因此被誉为"小人参"。

care 01 营养快线

胡萝卜又叫金笋，含有极其丰富的胡萝卜素，胡萝卜素在人体内可以转化为维生素A，可以满足宝宝在生长发育过程中对维生素A的需要，对宝宝眼睛、皮肤等发育极有好处。

胡萝卜的膳食纤维含量也极高，其中的果胶酸钙是一种可溶性纤维，可降低胆固醇。另外，胡萝卜含有较多的核黄素和叶酸以及木质素，可以提高宝宝的免疫力。

妙厨妈妈的爱心餐之 胡萝卜瘦肉汤

功效：瘦肉能补充胡萝卜所缺乏的蛋白质及锌等成分，有利于宝宝成长。适合1岁以上的宝宝食用。

材料：胡萝卜200克，猪瘦肉200克，姜片、盐各少许。

做法

1 猪瘦肉切块，放入滚水中氽烫，捞出备用。
2 胡萝卜去皮切成滚刀块。
3 锅中放入烫过的瘦肉块，加姜片，大火煮开，然后改中火煮30分钟，最后加入胡萝卜继续煮至熟烂，加盐调味即可。

care 02　营养宜与忌

不要让宝宝生吃胡萝卜，因为它含有一种叫做"维生素C氧化酶"的物质，可破坏维生素C的效用，而这种酶遇热后就会分解，因此胡萝卜以加热的方式来烹调为好。而且胡萝卜中的β-胡萝卜素在小肠酶的作用下才能转变为维生素A。但β-胡萝卜素属于脂溶性物质，如果让宝宝生吃胡萝卜，就会有90%的β-胡萝卜素成为人体的"过客"而被排泄掉。因此，即使是将胡萝卜煮着吃，最好也能跟肉类或海鱼、豆皮等油脂含量较多的食材搭配在一起。

胡萝卜不宜与富含维生素C的蔬菜（如菠菜、油菜、花菜、番茄、辣椒等）、水果（如柑橘、柠檬、草莓、红枣等）同食，否则会破坏维生素C，降低营养价值。

care 03　营养专家提醒

在宝宝喂养上，胡萝卜是一种十分常用的辅食。从4个月开始，便可以给宝宝添加胡萝卜泥，一方面是补充宝宝成长所需的营养素，另一方面又可以让宝宝尝试并适应新的食物，为今后顺利过渡到成人膳食打好基础。

胡萝卜可做成蜜制胡萝卜泥，方法是：选新鲜胡萝卜200克，洗净，蜂蜜25克，黄油15克，姜末2克。将胡萝卜切成小碎片，与蜂蜜、黄油、姜末及少许沸水放入锅中，搅拌均匀，加盖用小火焖煮30分钟，煮的过程中可以偶尔搅拌一下，直到胡萝卜变软煮烂。出锅后待稍凉后喂食即可。吃剩后的胡萝卜泥应该放入冰箱，尽快吃完。

此菜颜色红艳，味甜质软，营养丰富，宝宝食用极为适合。其中含有丰富的维生素A原胡萝卜素，含量相当于土豆的360倍，苹果的45倍，柑橘的23倍。而且还含有较丰富的糖类、蛋白质、钙、铁及维生素B_1、维生素B_2及维生素C。

现在市场上可以找到含胡萝卜素的营养米粉，以及为宝宝特制的胡萝卜泥和其他蔬菜泥，妈妈可以根据需要选择给宝宝食用。

对于较大一些的宝宝来说，可以用胡萝卜制作的菜肴就更多了。有的宝宝不爱吃胡萝卜，因为胡萝卜有一种特殊的味道。大人可以想些办法，通过改进烹调方法，让胡萝卜使宝宝更易接受。比如可以做成醋烹胡萝卜丝，即将胡萝卜切丝，热油姜丝炝锅，下入胡萝卜丝翻炒，淋入香醋拌均，加少许白糖、味精后出锅。此菜口味微酸偏甜，能较好地去除胡萝卜本身的味道，宝宝容易接受。也可以用胡萝卜做馅，包在各类面食中给宝宝吃。

★ 贴心叮咛

妈妈不要让宝宝吃过多的胡萝卜，否则会导致皮肤变黄。

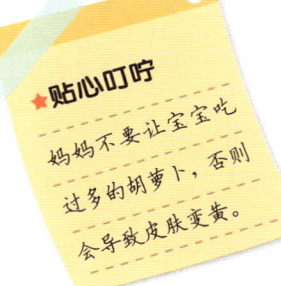

〔黄·瓜〕

宝宝餐桌上的常见菜

黄瓜不但脆嫩清香，味道鲜美，而且营养丰富，是清暑、美容、减肥的佳蔬，人们常把它当作水果来食用。黄瓜的含水量为96%～98%，脆嫩清香，味道鲜美，易加工，口感好，是宝宝餐桌上的常见菜。

care 01　营养快线

黄瓜的营养价值丰富，含有多种维生素和矿物质元素，富含蛋白质、糖类、维生素B_2、维生素C、维生素E、胡萝卜素、维生素B_3、钙、磷、铁等营养成分，同时黄瓜还含有丙醇二酸、葫芦素、柔软的细纤维等成分，是宝宝难得的保健食物。鲜黄瓜中含有一种黄瓜酶，具有很强的生物活性，能有效地促进机体的新陈代谢，而且黄瓜中还含许多的维生素E，可滋润宝宝娇嫩的肌肤。黄瓜具有清热解渴、利尿解毒等功效，常食有益于宝宝身体健康。

care 02　营养宜与忌

宝宝尿液发黄并伴有便秘是"上火"的表现，适当多吃一些黄瓜，有祛火平热的功效。宝宝不小心轻微晒伤后，可以等宝宝熟睡时，用黄瓜汁加牛奶敷在晒伤处的皮肤上，有治疗作用。黄瓜尾部含有较多的活性成分苦味素，不要把"黄瓜头儿"全部丢掉。

宝宝的免疫力较低，肠胃适应性也较差，经常吃大量生黄瓜可能引发胃寒或肠胃不适，还会导致腹泻。

care 03　营养专家提醒

黄瓜性味甘寒，而花生多油脂。一般来讲，如果性寒食物与油脂相遇，会增加其滑利性，可能导致腹泻，而宝宝肠胃功能比较弱，所以更不能同时食用。

[冬·瓜]

让宝宝的体形更健美

冬瓜本身脂肪低，热量不高，对于防止宝宝发胖具有重要意义，还可以有助于体形健美。

care 01 营养快线

冬瓜富含水分、维生素B_1、维生素B_2、维生素C、膳食纤维、糖类、蛋白质、脂肪、胡萝卜素、维生素B_3、钙、磷、铁等。冬瓜为高钾低钠的食物，每100克冬瓜含钾78毫克，含钠仅18毫克，对改善宝宝的钾/钠比值无疑有明显的作用。

冬瓜的维生素C的含量较高，每100克达到18毫克，具有提高身体免疫功能的功效，因此有助于增加宝宝对感冒等传染病的抵抗力。

care 02 营养宜与忌

冬瓜性微寒，如果宝宝体质较虚弱的话，妈妈应该酌情让宝宝食用冬瓜。

care 03 营养专家提醒

冬瓜不含脂肪，是低热量食物，其含有的葫芦碱能促进人体新陈代谢，丙醇二酸能有效地阻止体内的糖类转化为脂肪，且能把多余的脂肪消耗掉。用新鲜连皮冬瓜250克，与洗净的粟米100克一起入锅，加水适量，用大火烧开后，用小火煮成稀粥给宝宝食用，可适当改善宝宝肥胖症。

妙厨妈妈的爱心餐之
冬瓜小丸子

功效 冬瓜小丸子味道鲜美，其中丸子松嫩可口，冬瓜软烂易嚼，是非常适合宝宝的一道好菜。适合于1～3岁宝宝食用。

材料： 肥瘦猪肉馅250克，冬瓜750克，酱油25克，精盐6克，料酒5克，油适量，水淀粉80克，葱末、姜末各少许。

做法

1 将冬瓜洗净，除去皮和瓤，切成1～2厘米的片。

2 将肉馅放入盆内，加入葱末、姜末、精盐、料酒、水淀粉搅拌均匀。把肉馅捏成丸子后，下入七八成热的油中，炸呈金黄色，捞出备用。

3 将锅内剩下的油倒出，锅内留少许的油，加入冬瓜煸炒，然后加入酱油和精盐拌匀，最后将炸好的丸子放入锅中，烧至冬瓜酥烂入味即可。

[茄·子]

呵护宝宝的心血管

紫色茄子含有大量的维生素P，能增加人体细胞的黏着力，提高微细血管的弹性度，降低毛细血管的脆性及渗透性，减少皮下出血，而且茄子纤维中所含的皂草苷与维生素P共同作用改善血液循环。

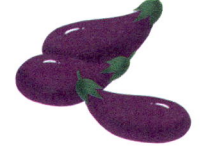

care 01 营养快线

茄子的紫色外皮中含有丰富的维生素E和维生素P，这是其他蔬菜所不能比的。其主要成分有葫芦碱、水苏碱、胆碱、蛋白质、钙、磷、铁及维生素A、B族维生素、维生素C，尤其是糖分含量较番茄高1倍。另外，茄子的肉质纤维细腻，口感柔软，适宜宝宝食用。

★ 延│伸│链│接 ★

选购洋葱有窍门

选购洋葱也有诀窍，优质洋葱的特点包括：外表干燥、有光泽、握起来有弹性、有沉甸感。

另外，洋葱有紫红色、黄色和绿白色几种颜色。其中，黄色的洋葱水分多，肉质紧密，味甜辛辣，最易贮藏，是几类洋葱中品质最好的一种。

care 02 营养宜与忌

夏天能去火的蔬菜中，以茄子效果最好。茄子能去热解痛，宝宝痰热咳嗽或大便不畅时均可以用茄子食疗。老茄子，特别是秋后的老茄子含有较多的茄碱，对人体有害，不宜给宝宝多吃。油炸茄子会造成维生素P大量流失，挂糊上浆后再炸能减少这种损失。用刀切开茄子后，茄肉表面容易氧化变黑，影响茄子的色泽。可将切好的茄块放入淡盐水中，用手洗几下，挤去黑水，再用清水略冲一下即可。

care 03 营养专家提醒

茄子品种很多，有长条形、圆形、卵形，皮有白、青、紫三种，其中白色、紫色的茄子营养比较好。在紫色表皮和果肉的结合处，还聚集了大量的维生素P，妈妈应尽量给宝宝选食紫色的茄子。在茄子蒂与果实相连接的地方，有一圈浅色环带，这条带越宽，越明显，就说明茄子果实正快速生长，没有老化。如果环带不明显，说明茄子采收时，已停止生长，此时果肉已开始粗糙，种子变硬，宝宝肯定不喜欢吃。

〔洋·葱〕

宝宝感冒的防火墙

洋葱在国外被誉为"菜中皇后",其所含的微量元素硒是一种很强的抗氧化剂,能增强细胞的活力和代谢能力,适宜生长旺盛的宝宝。洋葱中含有大蒜素,具有很强的杀菌能力,可有效预防宝宝感冒。

care 01 营养快线

洋葱中有一种叫大蒜素的物质,这种大蒜素能提高维生素B_1的吸收率,并且延长维生素B_1在宝宝体内发挥效用的时间,因此若能同时摄取维生素B_1及大蒜素,将能让维生素B_1的主要功效完全发挥出来。洋葱中还含有一定的钙质,近年来,瑞士科学家发现常吃洋葱能提高骨密度,有助于促进宝宝骨骼生长。

care 02 营养宜与忌

食用洋葱会有轻微的腹胀、排气现象。所以,晚餐不宜给宝宝吃洋葱做的菜,以免影响睡眠。宝宝有皮肤瘙痒症状时也不要吃洋葱,否则会加重病情。

care 03 营养专家提醒

洋葱可以帮助宝宝消化,而且具有解毒的功效,感冒时给宝宝做点儿清淡的洋葱汤可以减轻症状。

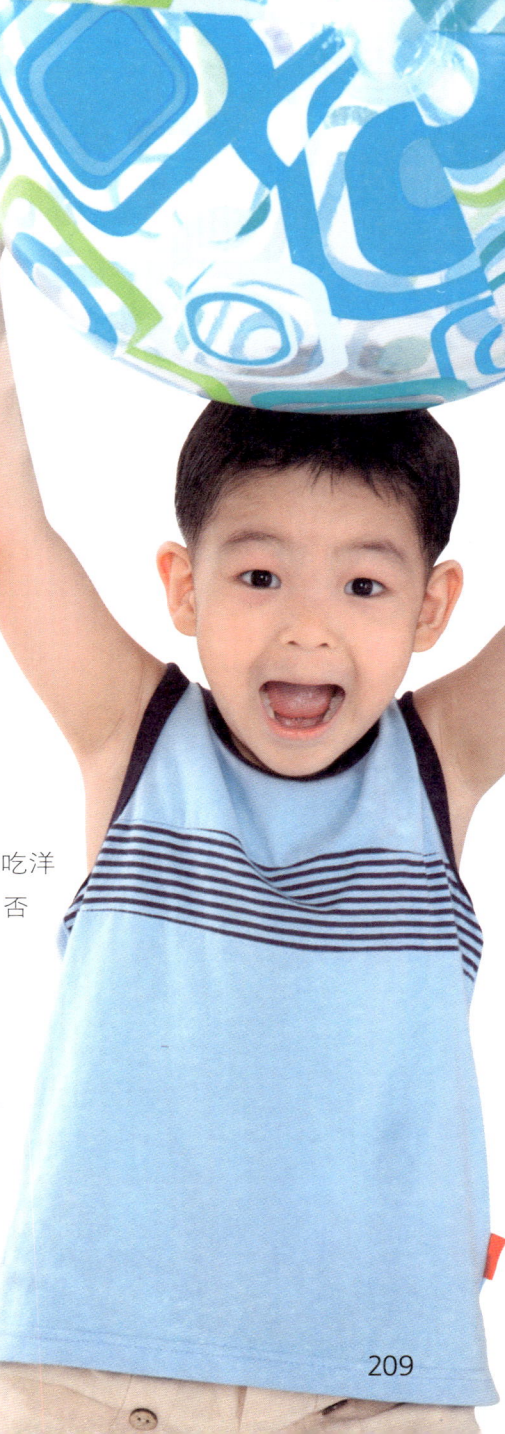

〔白·萝·卜〕

营养丰富又均衡

白萝卜是一种常见的蔬菜，生食熟食均可，其略带辛辣味。萝卜品种极多，营养丰富，有很好的医用价值。

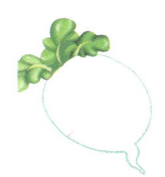

care 01 营养快线

白萝卜营养成分丰富而均衡。白萝卜含有大量的葡萄糖、果糖、蔗糖、多种维生素、矿物质。其中维生素C的含量比梨和苹果高出8～10倍。白萝卜中也含有萝卜素，可以促进宝宝血红素增加。白萝卜中的芥子油和粗纤维，有促进宝宝胃肠蠕动、增进食欲、防止便秘的作用。

care 02 营养宜与忌

白萝卜叶中富含宝宝成长所需的钙质及胡萝卜素、维生素C、叶酸、维生素E、铁质等各种营养成分。所以最好是连皮带叶一起做成菜，对宝宝来说营养更好。白萝卜可以止咳化痰，有清热降火的效果，可用于清除宝宝肺胃积热。加了白萝卜的热水可温暖身体，因此，白萝卜叶除了可食用之外，也被当作宝宝泡澡的材料。

care 03 营养专家提醒

白萝卜会产生一种抗甲状腺的物质硫氰酸，如果同时食用大量的橘子、苹果、葡萄等水果，水果中的类黄酮物质在肠道经细菌分解后就会转化为抑制甲状腺作用的硫氰酸，进而诱发甲状腺肿大。因此，妈妈在给宝宝吃白萝卜的同时不宜喂食水果。

[土·豆]

宝宝的第二面包

土豆营养素齐全，而且易为人体消化吸收，在欧美享有"第二面包"的称号。

care 01 营养快线

土豆的营养成分非常丰富，土豆蛋白质含量高而且质量好，接近动物性蛋白，它含有特殊的黏蛋白，不但有润肠作用，还有调节脂类代谢的作用，能帮助胆固醇代谢。在法国，土豆被称作"地下苹果"，而且它有些营养素比苹果还高。土豆有人体必需的8种氨基酸，它所含的维生素C为苹果的10倍，维生素B_1、维生素B_2、铁和磷的含量也比苹果高得多。此外，土豆中钙、镁、钾含量也很高，特别是钾元素，可以让宝宝更有活力。

care 02 营养宜与忌

凡腐烂、霉烂或生芽较多的土豆，因含过量龙葵素，极易引起中毒，一律不能食用。土豆宜去皮吃，有芽眼的部分应挖去，以免中毒。

土豆切开后容易氧化变黑，属正常现象，不会造成危害。

人们经常把切好的土豆片、土豆丝放入水中，去掉太多的淀粉以便烹调。但注意不要泡得太久而使水溶性维生素等营养流失。

care 03 营养专家提醒

土豆富含糖类和维生素，给宝宝吃薯类时，要相应减少主食的摄取，可按薯类与主食3：1～4：1的比例控制。全脂牛奶富含蛋白质和钙，与土豆同食，可提供宝宝成长所需的一切营养素。土豆对消化不良的辅助治疗有效，可有效治疗宝宝伤食。

★ 延 | 伸 | 链 | 接 ★

土豆是宝宝的首选辅食

宝宝从4个月就可以开始添加辅食了，这时妈妈可以给宝宝喂点儿土豆泥（把土豆捣烂后，加点儿盐和牛奶即可），不但能给宝宝提供生长所必需的丰富营养，还能帮助他们练习牙齿的上下咀嚼功能，是协助妈妈打开宝宝的"开口关"的重要食物。

Chapter 05 专家推荐的保健菌藻

菌藻类食物是一类对宝宝健康有益的活菌体或藻体，味道鲜美，营养丰富，含有丰富的热量、蛋白质和糖类，并含有钙、铁、碘等无机盐和丰富的B族维生素，具有一定的天然保健疗效。

〔香·菇〕

宝宝最佳的食物医生

香菇是一种低热量、高蛋白、高维生素的营养保健食物，能补充人体所需的多种营养素，对宝宝的生长发育极有好处，能够补充宝宝成长所需营养。

care 01 营养快线

香菇清脆芳香，肉质肥嫩，鲜美可口，具有很高的营养价值和药用价值。在人体必需的8种氨基酸中，香菇就含有7种，其中赖氨酸的含量特别多。因此，香菇可作为宝宝酶缺乏症和补充氨基酸的首选食物。

香菇中含有干扰素诱生剂，可以诱导体内干扰素的产生，具有防治流感的作用；含有麦角固化醇，经人体吸收后可转化为维生素D，可以促进钙的吸收，防治小儿佝偻病和贫血；含有的α-聚葡萄糖和葡萄糖苷酶，具有显著的抗癌活性，能增强宝宝的免疫能力；香菇脂肪中含有大量的亚麻油酸，可促进宝宝大脑发育；香菇益气补肾，健脾胃，祛瘟毒，对脾胃虚弱、食欲不振等症均为适宜，厌食的宝宝可以多吃香菇。

care 02　营养宜与忌

香菇偏凉，脾胃虚寒的宝宝要慎食。

长得特别大的鲜香菇多是用激素催肥的，大量食用可对宝宝肌体造成不良影响。

care 03　营养专家提醒

香菇所含的维生素D原需要接受日光的照射才能转化为人体吸收的维生素D，要想让宝宝充分吸收香菇的营养，在选购香菇时就要注意分辨再进行选择。市场上销售的香菇有人工干燥的和日晒干燥加工的两种，所以从营养方面考虑，最好选择日晒加工过的香菇。

清洗香菇有窍门。从市场上买回香菇后，先把香菇倒在盆中，用温水泡30分钟，然后用手朝一个方向旋搅15分钟，让香菇的"鳃页"慢慢张开，沙粒随之徐徐落下，沉入盆底，然后轻轻地将香菇捞出，并用清水冲洗干净。这样可以防止香菇中残留沙粒，伤害到宝宝稚嫩的牙齿。

妙厨妈妈的爱心餐之
香菇油菜 ♥

功效　将含有大量钙质的油菜与香菇搭配，将有助于宝宝发育。此菜鲜香爽口，适合1岁半以上的宝宝食用。

材料：油菜100克，干香菇5朵，高汤、蚝油、水淀粉各适量，油、盐各少许。

💚 做法

1. 油菜择除老叶洗净，用盐水焯烫，捞出冲凉，再用油炒熟，加盐调味后盛出，排在盘里。
2. 香菇泡软，去蒂，用开水焯过，加盐、蚝油调烧入味。
3. 锅中放入香菇、油菜，加入适量高汤，汤稍收干时用水淀粉勾芡，盛入盘内分开排放即可。

聪明宝宝必吃的38种健康食物

〔黑·木·耳〕

让宝宝的肌肤更红润

黑木耳含铁量丰富，是猪肝的7倍多，宝宝经常食用黑木耳可预防缺铁性贫血，让肌肤更加红润。

care 01 营养快线

黑木耳中含有大量的糖类，蛋白质约10%，脂肪、膳食纤维、铁、钙、磷、胡萝卜素、维生素B_1、维生素B_2和维生素C等营养素。据化验分析，每100克黑木耳中含钙375毫克，相当于鲫鱼的7倍；含铁185毫克，相当于鲫鱼的70倍。宝宝经常食用黑木耳可以预防缺铁性贫血，让肌肤更红润。

黑木耳中的植物胶质可将残留在人体消化系统内的灰尘杂质等吸附出来，排出体外，从而净化胃肠，对宝宝无意食下的难以消化的头发、谷壳、木渣、沙子、金属屑等异物具有溶解与氧化作用。为防止和治疗各种异物造成的胃肠不适或病症，不妨常给宝宝吃些黑木耳。

黑木耳含有三十多种酶参与糖和糖类的代谢，并具有特殊的开胃香味，并有助于提高宝宝的进餐兴趣。

care 02 营养宜与忌

黑木耳滋润，易滑肠，患有慢性腹泻的宝宝应慎食，否则会加重宝宝的腹泻症状。

用热水发干木耳，因水温高，水分扩散、吸附速度快，可缩短涨发时间。但当水温过高时，黑木耳的果胶物质会经水解形成果胶酸，而失去脆感。同时还可能使食材细胞破裂，无法吸收水分。所以，需用冷水浸泡干木耳，然后切丝食用。泡发后仍然紧缩在一起的部分不宜吃。黑木耳要煮至熟透，否则可能会留在宝宝的肠胃里，引起胀滞不适。

care 03 营养专家提醒

鲜木耳中有一种卟啉性的光感物质，食后会导致皮肤对光的敏感性大大增加，能使宝宝脸部浮肿，手足发水疱，面、颈部出现鲜红色丘疹，鼻涕、眼泪分泌增多，呼吸急促。这类毒素不能溶于水，所以，新鲜木耳即使经过大量清水的冲洗，或是长时间浸泡，也不会降低其毒性，所以不要食用鲜木耳。当木耳经过日晒成为干裂品时，其中所含的类毒物即可自行分解，毒性物质已消失，可以放心食用。

干木耳中常含有沙子等杂质，不易清洗干净，下面介绍一些能洗净木耳的小窍门：

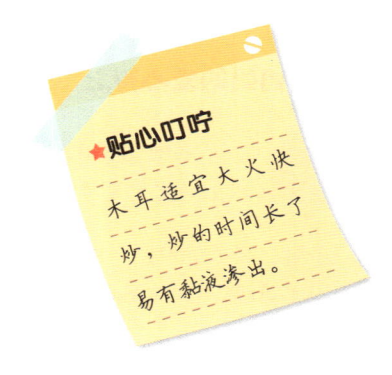

★贴心叮咛

木耳适宜大火快炒，炒的时间长了易有黏液渗出。

1. 将木耳放在淡盐水里浸泡1小时左右，然后抓洗，再用冷水洗几次，即可洗除沙子。

2. 在洗木耳的水中加入适量食醋，然后轻轻搓洗，也可以去除沙子。

3. 用米汤浸泡，这样不仅容易洗净木耳，而且泡过的木耳肥大、松软，烹调后味道鲜美。

妙厨妈妈的爱心餐之 青笋木耳炒甜虾

功效：富含维生素和矿物质，促进宝宝成长。适合2岁以上的宝宝食用。

材料：野生北极虾（也叫甜虾）200克，山药1根，青笋1根，黑木耳20克，葱花、盐、油、白糖、白胡椒粉各适量。

♥做法

1 黑木耳泡软，洗净后沥干；甜虾去头去皮；山药去皮，切成片后泡入清水中；青笋去皮切片备用。

2 锅烧热倒油，待油烧至七成热时，放入葱花爆香后，放入沥干水的山药片翻炒半分钟，再放入黑木耳继续炒1分钟。

3 倒入青笋片和甜虾，调入盐、白糖和白胡椒粉，翻炒1分钟即可。

215

妙厨妈妈的爱心餐之 冬瓜海带瘦肉汤

功效：具有消暑利水的功效；适合2岁以上的宝宝夏季食用。

材料：冬瓜500克，海带200克，陈皮2块，瘦肉250克，调味品各少许。

做法：冬瓜去皮然后洗净；海带浸水去泥后切断。然后连同陈皮和瘦肉放进煲中，加入8碗水，煲约2小时，加调味品调味即可。

〔海·带〕

宝宝的补碘专家

海带主要是自然生长，也有人工养殖，多以干制品行销于市，可以冷拌食用，也可以做热炒菜，有"长寿菜""海上之蔬""含碘冠军"的美誉，是宝宝最好的补碘专家。

care 01 营养快线

海带是一种食用藻类，营养非常丰富。海带富含碘、钙、磷、硒等多种人体必需的矿物质，同时又含有多种维生素、蛋白质和糖类等。海带是人体必备的维生素和矿物质的珍贵来源，对宝宝的生长发育极有益处。

海带中富含的碘能有效预防并治疗宝宝单纯性甲状腺肿大，还能起到防治癌症的作用；海带中含有的胶质能促使宝宝体内的放射性物质随同大便排出体外，从而减少放射性物质在人体内的积聚，降低放射性疾病的发病率；海带中大量的不饱和脂肪酸和食物纤维，能清除附着在血管壁上的胆固醇，调理肠胃，促进胆固醇的排泄；海带中的叶酸可分解身体中的蛋白质，协助红细胞再生；而其中丰富的钙元素则有利于宝宝骨骼和牙齿的发育。

此外，海带中还含有各种具保护作用的化合物，对抵御癌症有一定的疗效。

care 02 营养宜与忌

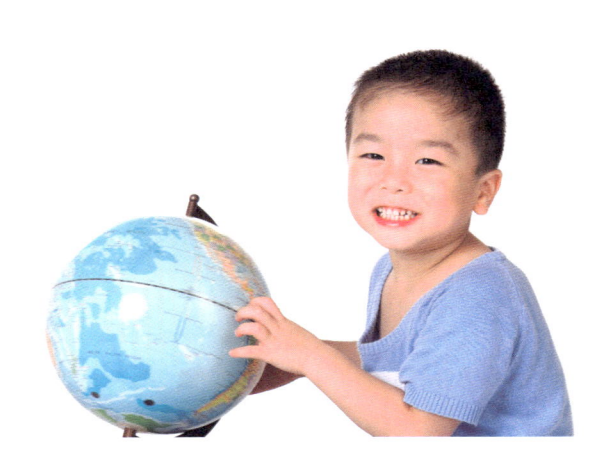

海带对孕妇的营养是一个良好的补充，但过多的食用海带也是不科学的：一方面海带有催生的作用，另一方面海带含碘量非常高，过多的食用可能会影响胎儿的甲状腺的发育。

在宝宝4～6个月时，可以给宝宝吃适量海带来为宝宝补碘。但海带较硬、盐分较高，不宜直接加工成食物喂食宝宝，所以建议妈妈在烹饪前先仔细清洗海带并用水浸软，煮成黏糊状后再喂食宝宝。

care 03 营养专家提醒

海带中铁元素的含量丰富，适合与生菜搭配，生菜中的维生素C可促进人体对铁元素的吸收利用，尤其适合贫血宝宝食用。

海带含有大量褐藻胶，因此不易烧烂。不过褐藻胶很怕碱，因此在烧制海带时只要放适量食用碱，海带就容易烧得软烂了。

干海带浸泡时间过长，会使海带失去大部分碘和甘露醇等营养物质。用淘米水泡发海带，既易发易洗，烧煮时也易酥软。

选购干海带以叶宽厚、色浓绿或紫中微黄、无枯黄叶者为上品；选购盐渍海带应观察是否为海带自有的深绿色，以壁厚者为佳；选购速食海带应该到正规的商场或超市购买。拆封后的海带可以冷藏作短期保存。

延伸链接 YANSHENLIANJIE

制作海带营养餐的注意事项

干海带所含的有价值的矿物质都在表面上，建议烹煮前用水轻轻清洗，不要过于用力揉搓，以免水流带走过多的营养。

在制作过程中最好的方法就是用海带来煮汤，这样营养素便会留在汤中。尽量将海带与其他的食材进行合理搭配，如谷类食物等。

妙厨妈妈的爱心餐之
紫菜鸡蛋汤

功效 紫菜中含有大量的营养素，和同样营养丰富的鸡蛋一起配制成清淡可口的鲜汤。适合1岁以上的宝宝食用。

材料： 鸡蛋1个，紫菜1张，虾皮、盐、葱花各适量。

做法

1. 将紫菜撕成片状；鸡蛋打匀成蛋液，放少许盐搅匀备用。
2. 往锅里倒适量的清水，待水烧开后把鸡蛋液倒进去搅拌成鸡蛋花，再放入紫菜和虾皮，出锅时放入盐和葱花即可。

〔紫·菜〕

海底天然珍品

紫菜分红紫、绿紫和黑紫3种，干燥后均呈紫色，因可入菜而得名紫菜。长期以来一直被视为珍贵海味之一，味道极为鲜美，深受人们喜爱。紫菜产于沿海，经干制后可长途贮运，很容易购买。

care 01 营养快线

紫菜含有较丰富的胆碱成分，常食对宝宝记忆力增强有一定的改善作用。紫菜中含有丰富的维生素C，能够抑制致癌物质亚硝胺的形成，预防癌症；含有的钾能预防甲状腺肿大，降血压。

紫菜中含丰富的钙、铁元素，不仅是治疗宝宝贫血的优良食物，而且可以促进宝宝骨骼、牙齿的生长和保健。紫菜中含有大量牛磺酸，可促进宝宝大脑发育，实为宝宝海底的天然营养库。

紫菜所含的多糖具有增强细胞免疫和体液免疫的功能，可促进淋巴细胞转化，提高宝宝机体的免疫力。

紫菜有软坚散结功能，对其他郁结积块也有用途，同时还含有一定量的甘露醇，可作为治疗水肿的辅助食物。

★ 贴心叮咛

给宝宝不要一次食用太多紫菜，以免引起腹胀。

care 02 营养宜与忌

紫菜在食用前用清水泡发，并换1~2次水以清除污染、毒素。若凉水浸泡后的紫菜呈蓝紫色，说明在干燥、包装前已被有毒物质污染，这些毒素对热稳定，即使烧煮也不能解毒，这种紫菜对宝宝有害，不能食用。

紫菜性质寒凉，身体虚弱的宝宝，烹调时最好加些肉类来减低它的寒性。

紫菜不宜与含鞣酸多的柿子、橘子类水果一起食用。

★延｜伸｜链｜接★

如何储存紫菜

选购紫菜时，以表面光滑滋润，紫褐色或紫红色，有光泽，片薄，大小均匀，入口味鲜不咸，有清香，质嫩体轻，身干，无杂质者为上品。

紫菜容易返潮变质，所以应先把它放进食物袋中（最好是黑色的），然后放在低温干燥处保存。

care 03 营养专家提醒

鸡蛋富含维生素B$_{12}$，但不易被人体吸收，钙可提高维生素B$_{12}$的吸收率，紫菜中富含钙，与鸡蛋搭配，可有效补充维生素B$_{12}$和钙质。

紫菜质嫩味鲜，易溶于水，适于做汤。紫菜入汤，通常先将汤烧沸，下配料或调料，最后才撕入紫菜并立即起锅，以免紫菜烧煮时间过长后损失营养成分。也可将紫菜蒸熟后切成丝，拌入凉菜中给宝宝食用。

若想用紫菜来美容及强化体质，应搭配富含蛋白质与锌的食材；而若要有助于儿童成长，则应搭配富含蛋白质、B族维生素与钙的食物。

一般家庭多用水发泡洗后的紫菜做汤，其实紫菜的吃法还有很多，如凉拌、炒食、制馅、炸丸子、脆爆，作为配菜或主菜与鸡蛋、肉类、香菇、豌豆尖和胡萝卜等搭配做菜等。

Chapter 06 补脑益智的 五谷杂粮

宝宝满周岁后，身体发育有了很大的变化，即将结束断奶期。从这时起，宝宝的饮食营养进入了一个新阶段。

〔燕·麦〕

"小大人"的多样化食谱

宝宝到了此时已进入断奶食结束期，可以吃非粉末状的各种食物了。这个阶段日常饮食的重点，是要对宝宝的饮食进行多样化的营养搭配，注意膳食的营养均衡。

care 01 营养快线

燕麦的脂肪含量居所有谷物之首，而且其脂肪主要由单不饱和脂肪酸、亚麻油酸和次亚麻油酸所构成。它还含有人体所需的8种氨基酸以及维生素E、淀粉、脂肪、蛋白质、叶酸、维生素B_1、维生素B_2、磷、铁、锌、锰等多种元素，此外，燕麦是谷物中唯一含有皂苷素的作物，它可以调节人体的肠胃功能，能更好地清除宝宝体内的垃圾。燕麦营养价值极高，且易于消化吸收，是1岁以上宝宝的营养佳品。

care 02　营养宜与忌

燕麦可与菊花一起煮粥给宝宝吃。此粥气味清香，散风祛热，清肝明目，防治宝宝风热感冒。

燕麦片煮的时间越长，其营养损失就越大。因此烹饪燕麦片时，要避免长时间高温煮，以防止维生素被破坏。

燕麦中缺少维生素C，矿物质也不多，尤其是钙，煮熟后，维生素和矿物质含量更少。因此，燕麦最好与富含维生素C和矿物质的食物一起食用。

care 03　营养专家提醒

妈妈应给宝宝选择纯天然的燕麦或者燕麦片，选购时以干净、子粒饱满、无霉变、无虫蛀的为宜。尽量不要选择甜味很浓的产品。这意味着其中50%以上是糖分，不要选择口感细腻黏度不足的产品，这说明其中燕麦片含量不高，糊精之类成分含量高，尽量不要选择添加奶精的产品，香浓燕麦中的香气是香精带来的，而不是纯燕麦片的自然香味，妈妈要注意。尽量选择能看得见燕麦片特有形状的产品，即便是速食产品，也应当看到已经碾碎的燕麦片。

最好选择颗粒大小均匀的燕麦片，这样溶解程度都会相同，不会在口感上造成不适。不要选择透明包装的燕麦片，容易受潮，且营养价值也会有部分流失，最好选择锡纸包装的燕麦，最后一定要看生产日期。

YANSHENLIANJIE

延伸链接

宝宝皮肤瘙痒可用燕麦洗

用半杯燕麦片、1/4杯牛奶、2汤匙蜂蜜混合在一起，调成干糊状，然后将这些材料放入一个用棉布等天然材料做成的小袋子中，放在淋浴的喷头下，流水就会均匀地将燕麦的营养精华稀释，冲到皮肤上。当然，如果有条件，最好把燕麦袋放在浴缸中，浸泡20分钟，使其营养成分更加充分地被肌肤吸收，可有效防治宝宝皮肤瘙痒。

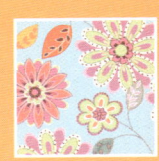

〔小·米〕

谷物中的精华

因为小米不需精制，所以保存了大量的维生素和矿物质。小米熬粥的营养价值非常丰富，有"代参汤"之美称。

care 01 营养快线

小米富含蛋白质、脂肪、膳食纤维、糖类、维生素B_1、维生素B_2以及钙、磷、铁等矿物质。小米维生素B_1的含量位居所有粮食之首，因其含铁量高，所以对宝宝补血大有功效。

一般粮食中不含有的胡萝卜素，而小米每100克含量达0.12毫克，含量位居所有粮食之首。小米含糖也很高，每100克含糖75.1克，产热量比大米高许多。因此，对于宝宝来说，小米可以说是最理想不过的滋补品。

中医亦讲小米"和胃温中"，认为小米味甘咸，有清热解渴、健胃除湿、和胃安眠等功效，内热者及脾胃虚弱者更适合食用它。有的宝宝胃口不好，吃了小米后能开胃又能养胃。另外，小米因富含维生素B_1、维生素B_2等，还具有预防宝宝消化不良及口角生疮的功能。

care 02 营养宜与忌

小米有健脾胃、补虚损的功效，与铁含量较高的红糖搭配食用可防宝宝贫血。

小米宜与大豆混合食用。这是由于小米的氨基酸中缺乏赖氨酸，而大豆的氨基酸中富含赖氨酸，可以补充小米的不足。

小米性味甘、咸、微寒，胃冷者不宜多食，也不宜与杏仁同食，可使宝宝吐泻。

★ 贴心叮咛

小米适合与其他谷物搭配食用，以免缺乏其他营养素。

营养专家提醒

小米粥是健康食物，可单独煮熬，小米磨成粉，可制糕点，美味可口。不过，小米的蛋白质营养价值并不比大米好，因为小米蛋白质的氨基酸组成并不理想，赖氨酸过低而亮氨酸又过高，所以宝宝不能完全以小米为主食。小米粥也不宜太稀薄，应注意搭配其他食物，如可添加红枣、红豆、红薯、莲子、百合、鸡蛋、鱼末、猪肝等，熬成风味各异的营养粥。

在农贸市场上曾出现过染色小米，这对人体危害巨大。在辨别染色小米时，首先看色泽，新鲜小米，色泽均匀，呈金黄色，富有光泽；染色后的小米，色泽深黄，缺乏光泽，看上去色泽不均匀。其次嗅气味，新鲜小米，有一股小米的正常气味；染色后的小米，闻之有染色素的气味，如姜黄素就有姜黄气味。食用前还可以通过水洗来区别，新鲜小米，用温水清洗时，水色不黄；染色后的小米，用温水清洗时，水色显黄。

妙厨妈妈的爱心餐之 鱼丁小米粥

功效　扁豆能健脾养胃，化湿止泻，和鱼肉一起熬煮成粥，其中的蛋白质和其他营养成分能得到充分地吸收和利用。扁豆一定要煮熟，适合1岁以上的宝宝食用。

材料： 鱼肉20克，小米10克，大米20克，扁豆2片，香菜末少许，料酒、盐各适量。

做法

1 鱼肉去骨切丁，加少许料酒、盐，腌15分钟；扁豆洗净，去筋切丁。
2 小米、大米、扁豆丁加水熬成粥。
3 起锅前放入鱼丁煮熟，撒上香菜末即可。

〔薏·米〕

常吃薏米少生病

薏米能增强肾功能，并有清热利尿的作用，现代药理研究证明，薏米中含有丰富的硒元素，能有效抑制癌细胞的增殖。薏米中含有一定的维生素E，维生素B_1含量也十分丰富，宝宝常吃薏米，能减少生病的可能性。

care 01 营养快线

薏米内含蛋白质16.2%、脂肪4.65%、糖类79.1%，还含有各种维生素、氨基酸、薏苡素、薏苡脂、三萜化合物等，具有很高的营养价值。薏米含有多种维生素和矿物质，有促进新陈代谢和减少胃肠负担的作用，可作为消化功能仍不强的宝宝的补益食物，经常食用薏米对宝宝消化不良等症也有不错的效果。

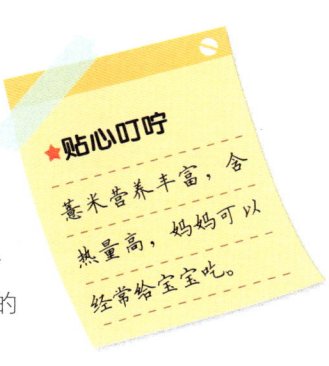

★ 贴心叮咛

薏米营养丰富，含热量高，妈妈可以经常给宝宝吃。

care 02 营养宜与忌

薏米可煮粥、做汤，夏秋季和冬瓜煮汤，能够起到去暑利湿的作用。

便秘、尿多、消化功能弱的宝宝不宜食用薏米。

care 03 营养专家提醒

薏米较难煮熟，在煮之前需以温水浸泡2～3小时，让它充分吸收水分，在吸收了水分后再与其他米类一起煮就很容易熟了。

★ 延｜伸｜链｜接 ★

薏米的选购与储存

选购薏米时，以粒大完整、结实、杂质及粉屑少，且带有清新气息者为佳。

薏米存放需要装于有盖密封容具内，置于阴凉、通风、干燥处保存。

[玉·米]

粗粮中的保健佳品

玉米是粗粮中的保健佳品，对宝宝的健康颇为有利，是全世界公认的"黄金作物"。

care 01 营养快线

玉米中的膳食纤维含量很高，是大米的10倍，大量的膳食纤维能刺激胃肠蠕动，缩短了食物残渣在肠内的停留时间，加速粪便排泄并把有害物质带出体外，对防治宝宝便秘、肠炎具有重要的意义。

玉米中含有大量的营养保健物质，除了糖类、蛋白质、脂肪、胡萝卜素外，还含有维生素B_2等。相比稻米和小麦等主食，玉米中的维生素含量是稻米、小麦的5～10倍，每100克玉米能提供近300毫克的钙，几乎与乳制品中所含的钙差不多。

玉米所含的谷氨酸较高，谷氨酸能促进脑细胞代谢，有一定的健脑功能。玉米脂肪中的维生素也比较多，有益于智力。另外，玉米脂肪中的脂肪酸主要是亚油酸、油酸等不饱和脂肪酸，这些也都是对宝宝智力发展有利的营养物质。

对于青少年来说，常吃鲜玉米对智力发展很有好处，而宝宝比较适合喝玉米粥。

care 02 营养宜与忌

对于长期拿面包牛奶当早餐的宝宝来说，适当用玉米粥替换牛奶是可以的，但宝宝如果长期只吃玉米（主食）会导致营养不良，不利健康。应把它当点心食用，由于玉米是粗粮，自然有助于肠胃蠕动，有益健康。

care 03 营养专家提醒

玉米熟吃更有营养，烹调尽管会使玉米损失了部分维生素C，却使之获得了更加有益的抗氧化剂活性。玉米中所含的胡萝卜素、黄体素、玉米黄质为脂溶性维生素，加油烹煮有助于其吸收利用，能更好地发挥其健康效果。

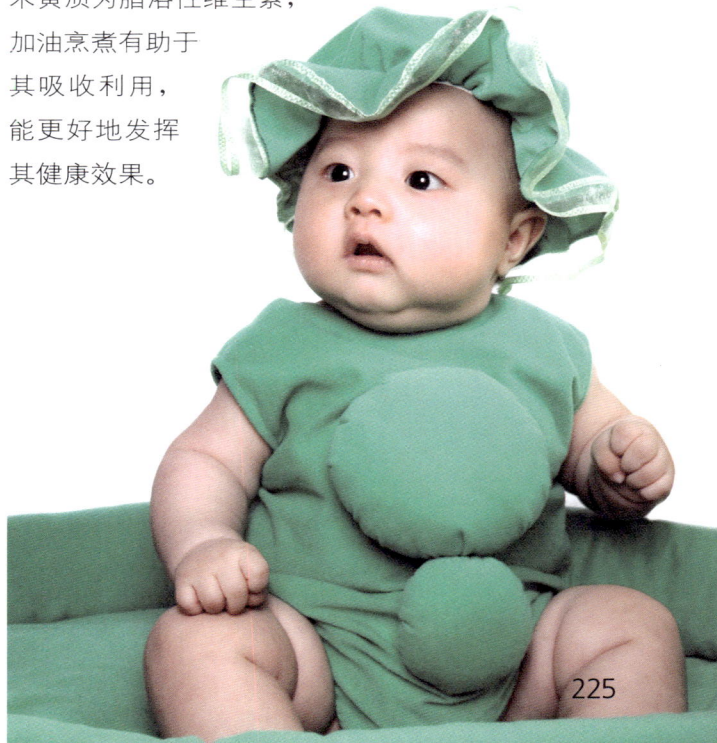

〔核·桃〕

宝宝聪明的"益智果"

核桃是一种营养丰富的坚果,有"益智果""长寿果"的美称,具有极好的健脑作用,对宝宝大脑的发育及智力的提升具有很好的功效。

care 01 营养快线

核桃仁含有蛋白质、脂肪、糖类、维生素A、维生素B_1、维生素B_2、维生素C、维生素E和锌、镁、铁、钙、磷等营养素,其中油脂含量达到60%以上。

核桃中的磷脂,对脑神经有良好的保健作用,常吃核桃可以健脑;核桃富含B族维生素和维生素E,具有润肠、健脑、增强记忆力的作用,除了是宝宝大脑细胞营养的良好来源外,还能润泽宝宝的肌肤,同时让宝宝的头发更加乌黑;核桃中的不饱和脂肪酸亚麻油酸能帮助宝宝吸收蛋白质,还能提升宝宝的免疫力;核桃仁中还含有锌、铬等人体不可缺少的微量元素,其中铬有促进葡萄糖利用、胆固醇代谢和保护心血管的功能。

核桃的药用价值很高,常吃核桃,可以健胃补脑、补血、润肺、养神以及镇咳平喘等。

care 02 营养宜与忌

核桃仁有直接的抑菌消炎作用,将核桃仁捣烂制成的核桃膏,能有效治疗宝宝湿疹。尿频、咳嗽、便秘的宝宝可适量食用核桃。

★贴心叮咛

核桃含油脂较多,一次不要吃太多,以免引发消化不良,损伤脾胃。

核桃火气大，含油脂多，易上火、腹泻的宝宝不宜吃核桃，以免加重症状。

吃核桃时，不要把核桃表面的褐色薄皮剥掉，这样会损失其中的一部分营养。可以把核桃和红枣搭配在一起食用，因为两者营养均很丰富，含有丰富的蛋白质、脂肪、糖类、多种维生素及钙、磷、铁等营养成分，能更好地满足宝宝的营养需求。

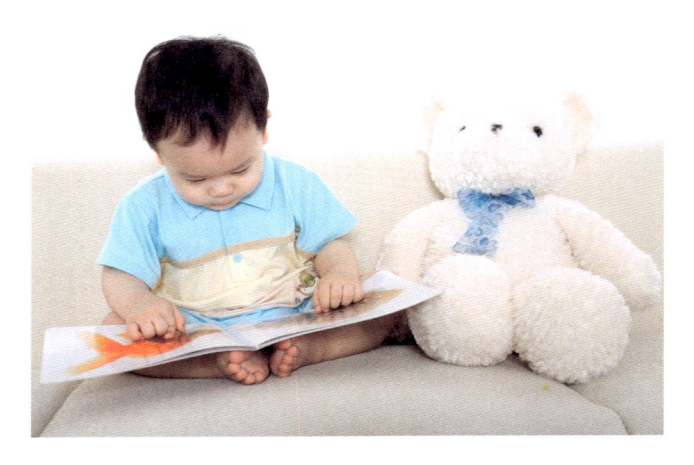

care 03 营养专家提醒

山核桃也叫小核桃、小胡桃，一般在气候优越、土壤肥沃、植被茂盛的自然环境中野生。两者相比较而言，小核桃的钠、镁、磷、铁、锌、锰等矿物元素含量比家核桃要多一些，再加上其天然野生的特性，更具营养价值。不过不论是哪种核桃，都不可贪多，因其本身热量比较高，宝宝消化能力又比较弱，过多食用会适得其反。一般来说，每天2~3个核桃即可，同时应适当减少摄入其他脂肪，以免热量过高。

★延│伸│链│接★

核桃的选购与储存

选购核桃时，以大而饱满、色泽黄白、油脂丰富、无油臭味且味道清香者为佳。

另外，核桃买回来后要注意存放。如果是带壳的核桃，风干后更易保存；而核桃仁则应用密封容器装好，置于阴凉、干燥处存放，要注意防潮。

聪明宝宝必吃的38种健康食物

227

妙厨妈妈的爱心餐之
花生莲藕排骨汤

功效 排骨软烂，莲藕粉糯，清鲜可口。可促进宝宝骨骼健康，适合2岁以上的宝宝食用。

材料：猪排骨200克，带红衣花生米100克，莲藕200克，精盐、姜片、料酒、胡椒粉各适量。

做法

1 将排骨剁成3厘米长的段，放入沸水锅内焯水后捞出待用；花生米洗净；将莲藕切成4厘米大小的滚刀块，焯水后待用，姜切片。

2 锅置火上，放油烧至五成热时，下姜片煸香，再倒入排骨炒干水分，烹入料酒炒香，加入花生米、莲藕、水，旺火烧开后撇去浮沫，装入沙锅内，用小火炖至排骨软烂，莲藕粉糯时，放精盐、胡椒粉调味即可。

〔花·生〕

滋养补益的"素中之荤"

花生被誉为"植物肉""素中之荤"，其营养价值比粮食类高，可与鸡蛋、牛奶、肉类等一些动物性食物媲美，它含有大量的蛋白质和脂肪，特别是不饱和脂肪酸的含量很高，很适宜制作宝宝的各种营养食物。

care 01 营养快线

花生果具有很高的营养价值，内含丰富的脂肪和蛋白质。花生果内脂肪含量为44%~45%，蛋白质含量为24%~36%，糖含量为20%左右，并含有维生素B_1、维生素B_2、烟酸等多种维生素。矿物质含量也很丰富，特别是含有人体必需的氨基酸。花生中的维生素K有止血作用，花生红衣的止血作用比花生更高出50倍。

花生含有维生素E和一定量的锌，能增强记忆，滋润皮肤，是宝宝的天然益智品和润肤品。

花生纤维组织中的可溶性纤维被宝宝消化吸收时，会像海绵一样吸收液体和其他物质，然后膨胀成胶带体随粪便排出体外，从而降低有害物质在宝宝体内的积存和所产生的毒性作用，能帮助宝宝排除体内毒素。

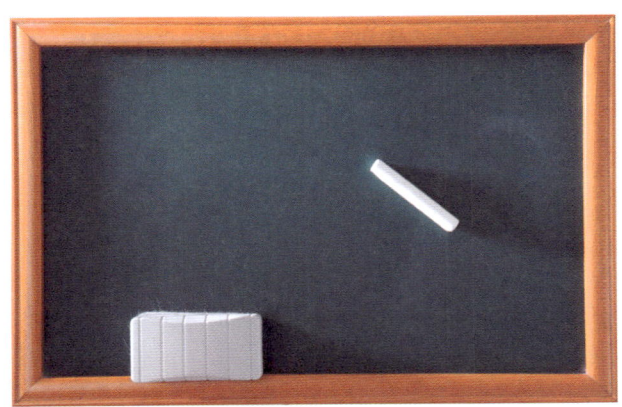

油煎、油炸或用火直接爆炒，对花生中富含的维生素E及其他营养成分破坏很大。另外，花生本身含大量油脂，遇高热会使花生甘平之性变为燥热之性，极易使宝宝生热上火。因此，炖吃花生可避免破坏其营养素，又具有了口感软烂、易于消化的特点，可谓是宝宝的营养佳品。

花生不易消化，食用时最好细嚼慢咽，以免增加肠胃的负担，同时由于唾液中所含的酶能破坏黄曲霉毒素，进而减少诱发癌症的概率。

care 02 营养宜与忌

花生壳内包裹花生的淡红色外膜，有促进血小板生成的功能，将花生连红衣一起与红枣配合食用，适合因贫血而身体虚弱的宝宝食用。

花生应该选购颗粒饱满，果粒大而圆，没有发霉，也没有虫蛀的为最佳。

花生在潮湿条件下储藏时，会生长黄曲霉毒素，吃了这种花生，对人体肝脏有极大危害，甚至致癌。保存时应尽量保持低温干燥，可放入冰箱冷藏。

care 03 营养专家提醒

科学研究显示，在宝宝1岁半以前，适当给宝宝多吃些含花生的食物，有助于减少患过敏反应疾病的危险。

★贴心叮咛

花生会加重火气，上火的宝宝不应多吃。

延伸链接 YANSHENLIANJIE

宝宝吃花生有讲究

宝宝可以吃煮得充分透烂的花生，但不能吃花生酱，因为花生酱的黏稠度太强，宝宝不易吞食。千万不要让2岁以下的宝宝吃尚有硬度的花生仁，以免误吞进入气管。2岁以上的宝宝吃花生时，也要教会其充分咀嚼，以免发生危险。

Part 04

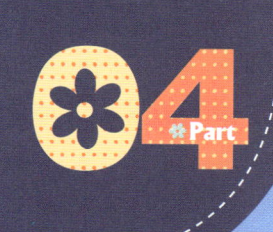

做宝宝最好的食疗保健师

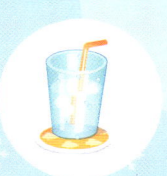

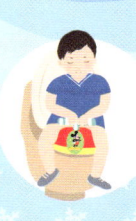

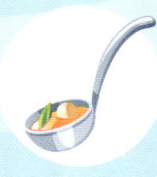

全面营养为宝宝保驾护航

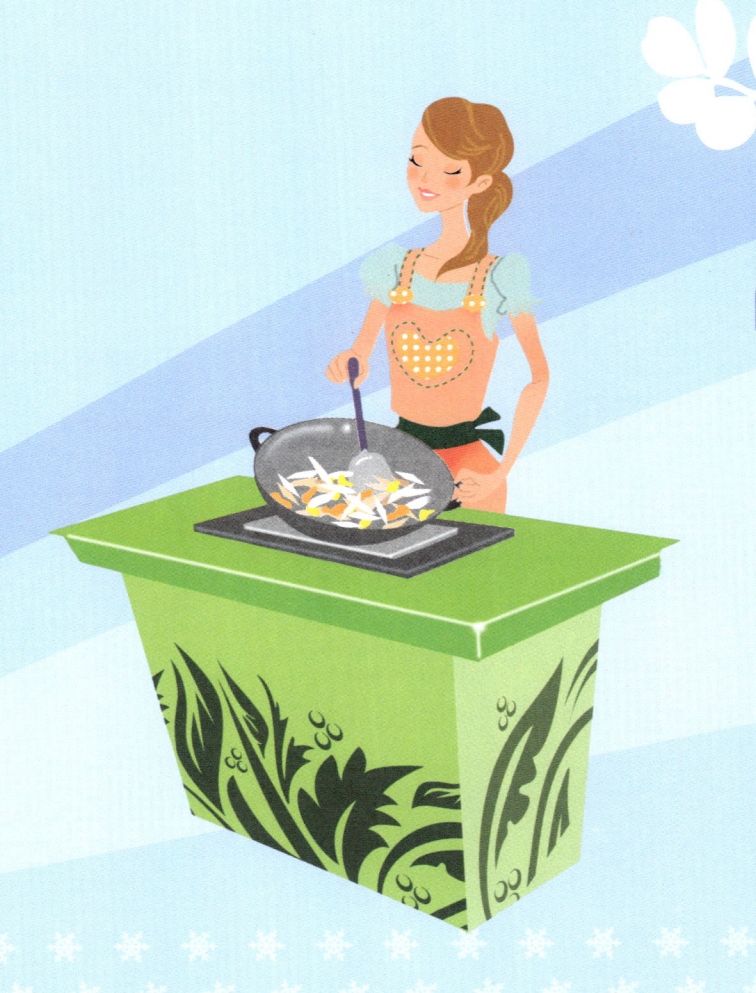

Mother & Baby

营养缺乏、心理问题、疾病困扰……
每当宝宝出现这些问题，
最焦急的就是爸爸妈妈了。
宝宝的一点点不适，
在爸爸妈妈那里都是大问题。
除了求医问药、百般呵护之外，
妈妈还要掌握食疗调理的武器，
让营养为宝宝的身体健康保驾护航！

Chapter 01 必备营养素,这样食补最健康

宝宝要想健康成长,就要摄入均衡的营养。但喂养不当或膳食搭配不合理,可能会造成宝宝缺乏某些营养素,使宝宝患上营养性相关疾病。妈妈要尽力调整好宝宝的饮食,成为他最贴心的营养师,助宝宝茁壮成长。

〔补·钙〕

让宝宝的骨骼更强壮

钙被称为"生命基石",在宝宝的生长发育过程中起着至关重要的作用,能让宝宝成长得更加强壮。

营养快线

钙是人体中含量最丰富的矿物质,能帮助构建骨骼及牙齿,并维持骨骼的强健,因此,宝宝的骨骼与牙齿发育必须依赖钙的帮忙。

钙除了能帮助建造骨骼及牙齿外,还对身体每个细胞的正常功能扮演着极重要的角色,钙能帮助肌肉收缩、血液凝结并维护细胞膜;钙能维持心脏和肌肉之间的正常功能;钙能调节心跳节律,降低毛细血管的通透性,防止渗出,控制炎症与水肿,维持酸碱平衡。

钙还是一种强力的"胆固醇克星",能降低人体内的胆固醇,帮助宝宝维持正常的血压。钙也是多种酶的激活剂,能调节人体的激素水平。

宝宝对钙的日常最少需求量为：1~6个月的宝宝每日需求量为400毫克；7个月~1岁的宝宝每日需求量为600毫克；1~3岁的宝宝每日需求量为800毫克。

钙对于宝宝的生长发育虽然重要，但也不可摄取过量，尤其是当钙和维生素D同时摄取过量时，会导致血钙过多，从而造成骨骼和某些组织的过度钙化。过量的钙也会影响神经和肌肉系统的正常功能，当血浆中增加了过量的钙，凝结作用将不再发生，一旦出现伤口，血液将很难凝结。另外，钙摄取过量也会减少身体对锌的吸收。

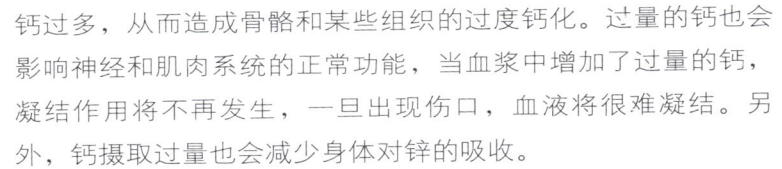

★贴心叮咛
奶及奶制品中所含的钙的吸收率是最高的。

care 02 营养缺乏症状

宝宝缺乏钙会导致很多问题。轻微不足会导致痉挛、关节痛、心悸、心跳过缓、失眠、蛀牙、发育不良以及神经和肌肉的过度敏感。初期表现为神经痛和手脚抽搐，如手脚肌肉痉挛、发麻和刺痛感。稍微严重时，可能造成骨骼和牙齿结构松散易碎、血液凝结较慢或出血。严重不足时，会引发佝偻病，早期表现为颅骨乒乓球样软化、多汗、烦躁、肋骨外翻，会走路时则出现O型腿或X型腿。

care 03 食物中的钙

海参、芝麻酱、蚕豆、虾皮、干酪、小麦、大豆粉、牛奶、酸奶、燕麦片、豆制品、酸枣、紫菜、炼乳、杏仁、鱼子酱、干无花果、绿叶蔬菜等食物中都含有较多的钙。

YANSHENLIANJIE

延伸链接

给宝宝补充钙剂的注意事项

在给宝宝补充钙剂时，妈妈要注意：

钙剂不可与植物性食物同食。植物性食物中大多含有草酸盐、碳酸盐、磷酸盐及植酸盐，这些盐类与钙结合生成多聚体而沉淀，妨碍钙的吸收。

钙剂也不能与油脂类食物同食。因为油脂分解后的脂肪酸与钙结合形成的物质，不易被肠道吸收，而直接随大便排出。

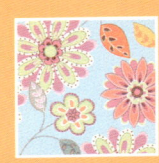

〔补·铁〕

提高身体免疫力

铁是人体红细胞中血红蛋白的组成成分，是造血的原料，也是宝宝的最佳血液制造剂。宝宝的身体内有了充足的铁，才能提高对疾病的免疫力。

care 01 营养快线

铁是人体必需的微量元素，是血红蛋白的重要部分，人体从头到脚都需要它，这种矿物质存在于向肌肉供给氧气的红细胞中，还是许多酶和免疫系统化合物的成分。宝宝出生后体内贮存的由母体获得的铁，可供3～4个月之需。待4～6月龄后，因体内贮存铁已用尽，同时生长迅速，血容量增加，铁需要量增多，此时不论是人工喂养还是母乳喂养均需添加含铁食物。

如果4个月后不及时添加含铁丰富的食物，宝宝就会出现营养性缺铁性贫血。一般缺铁性贫血发病高峰在宝宝4～6月龄至2岁左右，因而铁对宝宝的生长发育很重要。对早产儿或低出生体重儿尤应注意铁的营养状况。

妙厨妈妈的爱心餐之 香菇烧豆腐

材料：豆腐60克，鲜香菇50克，植物油、盐、料酒、水淀粉、葱花各适量。

做法

1. 鲜香菇去蒂，洗净，切小片，在沸水锅中焯一下，捞出沥干；豆腐洗净，切小方块，在沸水锅中煮一下，捞出过凉水，沥干。
2. 炒锅置火上，加入适量植物油烧热，放入豆腐块煸炒一会儿，放入香菇片和适量的水、料酒、盐，用大火烧5～6分钟，用水淀粉勾薄芡，撒入葱花，关火即可。

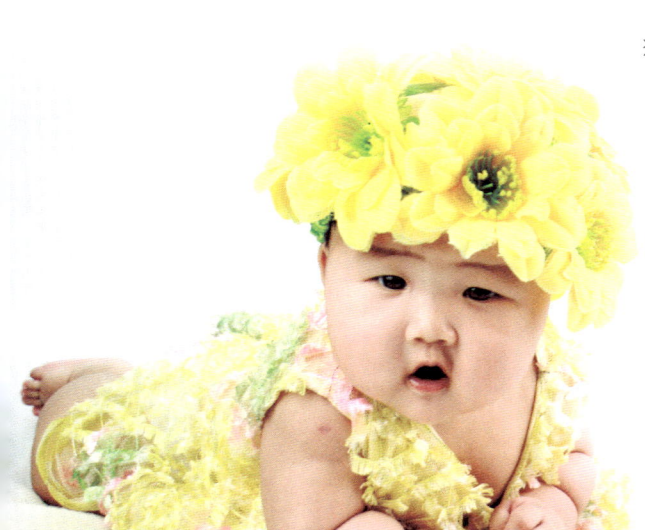

婴幼儿时期每天铁的需求量为10～12毫克。对宝宝过早补充铁不仅不必要，而且会干扰乳铁蛋白的抗病能力。新鲜牛奶含有对热稳定并能引起肠黏膜通透性改变的蛋白质，可导致肠道慢性出血，故在6月龄前尽可能不饮用。但当大量摄入铁时，会引起中毒，出现疼痛、腹泻及休克等症状。铁过量也常累及肝脏。因此，当给宝宝补铁的时候，妈妈也要注意看看宝宝是否有铁中毒的迹象。若长时间每天摄取25毫克以上的铁，则会出现疼痛、呕吐、腹泻及休克等铁中毒症状。特别是在宝宝喝有加强铁元素的产品时，包括宝宝配方食物。如果宝宝出现铁中毒的现象，要及时找医生救治。

care 02 营养缺乏症状

铁元素缺乏最直接的危害就是小儿缺铁性贫血。患儿常常表现为疲乏无力，面色苍白，皮肤干燥、角化，毛发无光泽、易折、易脱，指甲条纹隆起，严重者指甲扁平，甚至呈"反甲"。患儿易患口角炎、舌炎、舌乳头萎缩；一些患儿有"异食癖"；约1/3患儿可出现易怒、易动、兴奋、烦躁等症状，甚至出现智力障碍。

care 03 食物中的铁

肝、肾、血、心、肚等动物内脏，含铁特别丰富，而且吸收率高。其次为瘦肉、蛋黄、水产品，如鱼子、虾子等动物性食物。植物性食物中，以紫菜、海带、黄豆、黑豆、豆腐、红枣、黑木耳等含铁高，但吸收率没有上述动物性食物高。

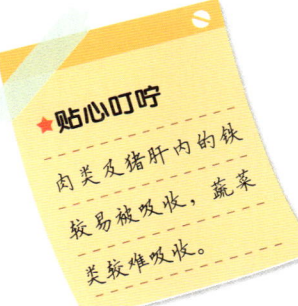

★贴心叮咛

肉类及猪肝内的铁较易被吸收，蔬菜类较难吸收。

〔补·锌〕

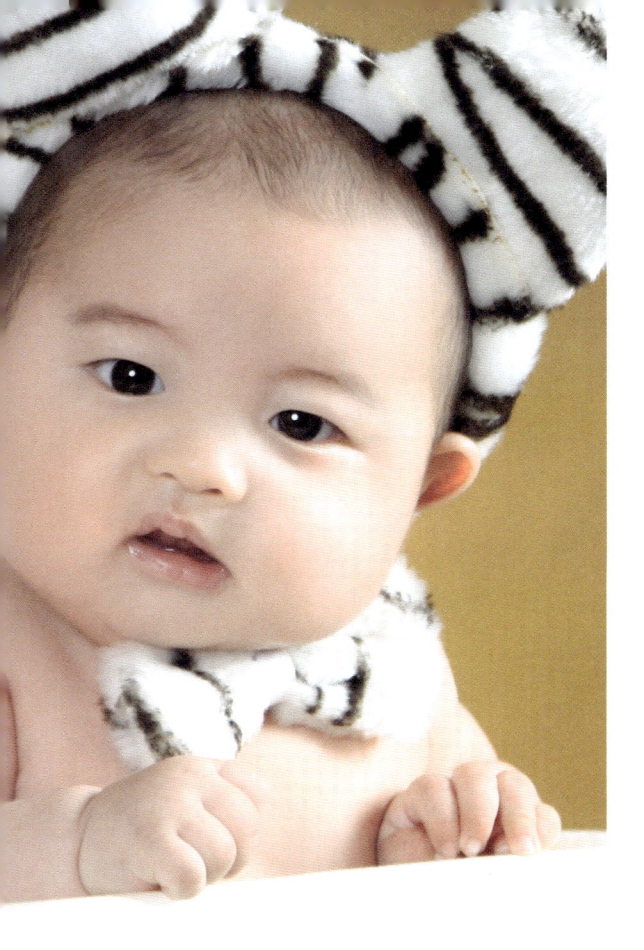

避免宝宝发育不良

锌是一个很重要的微量元素。需求量不一定很多,但是它起的作用很大,因为锌在身体里面跟很多酶起作用,这些酶都是我们生长发育所必需的,骨头生长的磷酸酶,当锌缺乏的时候,酶的活动就降低。

锌的主要生理功能就是促进生长发育,被誉为"生命之花"。宝宝生长发育迅速,如果缺锌,会导致发育不良。缺乏严重时,将会导致侏儒症、异食癖和智力发育不良等问题。

care 01 营养快线

锌是人体生长发育、生殖遗传、免疫、内分泌等重要生理过程中必不可少的物质,锌不仅对于蛋白质和核酸的合成而且对于细胞的生长、分裂和分化的各个过程都是必需的。因此,锌对于正处于生长发育旺盛期的宝宝是重要的营养素。

锌参与免疫功能,对免疫功能具有营养和调节作用,故缺锌后可致细胞免疫功能下降,身体抵抗能力减弱。给宝宝补充充足的锌可增强其自身的免疫力。

母乳所含的锌的生物利用率比较高,牛奶喂养的宝宝则应该尽早添加富含锌元素的辅食。另外,在断乳期辅食添加应充足,喂养要适当,以免引起宝宝缺锌。

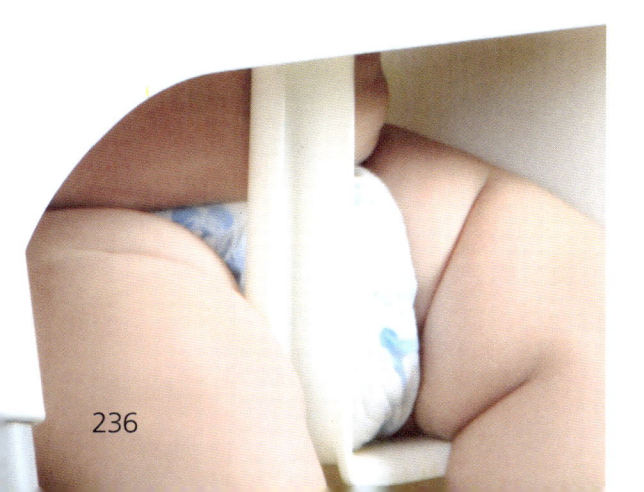

care 02 营养缺乏症状

缺锌主要表现为宝宝生长发育障碍，导致宝宝身材矮小。缺锌的宝宝普遍食欲差，有异食癖、皮肤色素沉着等现象，皮肤和黏膜的交界处及四肢末端还会发生皮炎。0～6个月的宝宝缺锌，脑胶质细胞减少15%，将直接造成终身不能修复的损害。婴儿期缺锌会造成神经行为发育和动作发育的改变，对宝宝智力的发育损害也是无可挽回的。此外，锌缺乏还会使宝宝免疫力降低，增加腹泻、肺炎等疾病的感染率。患有佝偻病和贫血的宝宝多有缺锌现象。但需要注意的是，补锌过多可使宝宝体内维生素C和铁的含量减少，并且抑制铁的吸收和利用，从而引起缺铁性贫血、生长停滞和免疫力下降。锌元素过多还会引起中毒，表现为恶心、呕吐、急性腹痛、腹泻和发热等症状。

care 03 食物中的锌

牛肉、牛肝、猪肉、猪肝、禽肉、鱼、虾、牡蛎、香菇、口蘑、银耳、花生、黄花菜、豌豆黄、豆类、全谷制品等食物中都含有锌。肉和海产品中的有效锌含量要比蔬菜高。

★ **贴心叮咛**

宝宝没有食欲时，妈妈要注意他是不是缺锌了。

妙厨妈妈的爱心餐之 鱼头补脑汤

材料： 鲤鱼头1个，天麻15克，水发香菇、虾仁各50克，鸡脯肉100克，香油、盐、葱段、姜片各适量。

做法

1. 鲤鱼头去鳃，洗净；天麻洗净；香菇去蒂，洗净，切片；虾仁去沙线，洗净；鸡脯肉洗净，切薄片。
2. 沙锅置火上，加入适量清水，放入鲤鱼头、天麻、香菇片、虾仁、鸡脯肉片、葱段、姜片，大火煮沸后，转小火炖煮。
3. 待熟后，加入盐调味，淋入香油，搅匀即可。

〔补·碘〕

让宝宝的精力更充沛

碘是人体必需的营养素，不仅能维持宝宝的智力发育，还能产生更多的能量，使宝宝的精力更加充沛。因此，也有人称碘为"聪明元素"，是宝宝生长发育必不可少的营养素。人类智力的损害中有80%是因为缺碘导致的。0～2岁是脑细胞发育的关键时段，此时碘营养是否正常，直接影响到宝宝一生的智力水平。

care 01 营养快线

碘参与甲状腺素的合成，甲状腺素可刺激细胞氧化过程，对身体代谢产生影响，宝宝的智力、说话能力、头发、指甲、皮肤和牙齿等的情况好坏都与甲状腺的健康有关，而甲状腺的健康却需要碘来维持；碘有调节体内能量制造的功用，可促进宝宝的生长和发育，刺激代谢速率，并协助人体消耗多余的脂肪。另外，只有当碘维持着甲状腺素的正常分泌时，人体内的胡萝卜素转换成维生素A、核糖体合成蛋白质、肠内糖类的吸收等作用才能顺利地进行。

care 02 营养缺乏症状

婴儿期的宝宝缺碘，可引起克汀病，表现为智力低下，听力、语言和运动障碍，身材矮小，上半身比例大，黏液性水肿，皮肤粗糙干燥，面容呆笨，两眼间距宽，鼻梁塌陷，舌头经常伸出口外。婴幼儿期缺碘则会引发甲状腺肿大，伴有听力、语言和运动障碍。聋哑发生率高，甚至出现发育畸形。宝宝缺碘还可能导致肥胖。

宝宝对碘的需求量是：1～6个月宝宝每日为40微克，6～12个月每日为50微克，1～3岁的宝宝每日为70微克。

碘摄入过高时，也会引起高碘甲状腺肿。高浓度的碘会引

海藻、海产品等食物中的碘含量特别丰富。

营养良好的哺乳妈妈，碘摄入适宜时，其乳汁可提供约200微克/升的碘，牛乳一般碘含量约80微克/升。

平时烹调宝宝食物坚持用合格碘盐，并应适当食用一些富含碘的天然食物，多吃海带、紫菜、海鱼、虾等含碘丰富的海产品。

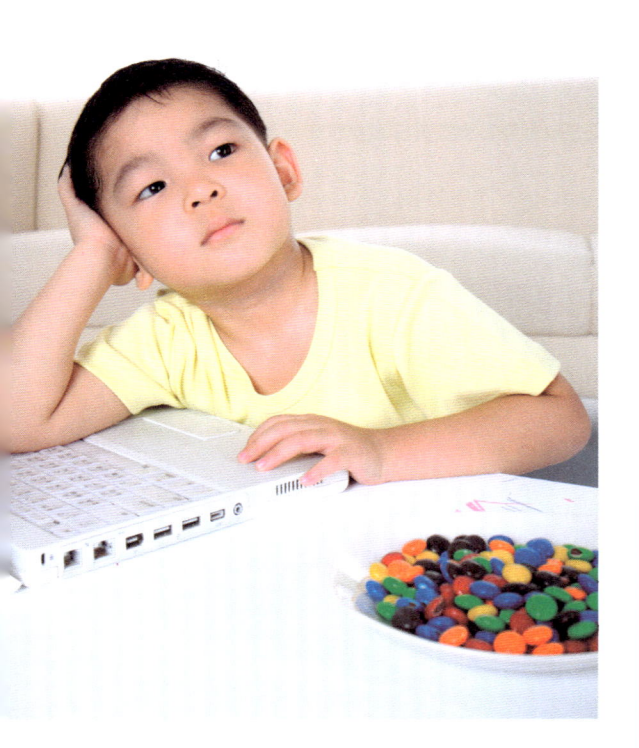

起碘中毒，表现为出现头晕、头痛、口渴、恶心、呕吐、腹泻、发热等症状，中毒严重的宝宝面色苍白、呼吸急促、紫绀、四肢震颤、意识模糊，甚至昏迷、休克。

care 03 食物中的碘

大型海藻、海产品、生长在富含碘的土壤中的蔬菜、动物摄取碘后所产的乳制品和蛋类、谷类、豆类、根茎类和果实类食物中都含有碘。大型

妙厨妈妈的爱心餐之
海带排骨冻

材料：排骨500克，猪皮、水发海带各150克，盐、葱末、姜末各适量。

做法

1 海带洗净，切成碎末；猪皮洗净，用热水焯过后，切成小丁，与排骨、葱末、姜末同煮20分钟。

2 捞出排骨，剔除骨头，把肉放回汤里继续煮5分钟至浓稠状。

3 在锅里再加入海带末，小火煮沸3分钟后，加盐离火，待冷却后，切块即可。

〔补·硒〕

排除毒素和致癌物质

硒是人体内必需的微量元素之一，对宝宝的智力发育起着重要的作用，还具有排毒和防癌的功效。

care 01 营养快线

硒是一种抗氧化剂，与谷胱甘肽携手合作来消除人体内的自由基，防止过氧化物的生成和积累；硒还能与有毒金属或其他致癌性物质结合，帮助这些有毒有害物质排出体外，以达到解毒的功效。硒还可以解除过氧化油脂的毒性，使过氧化油脂无法帮助恶性肿瘤生长。

补硒对宝宝眼睛的正常发育也非常重要。尤其是那些酷爱阅读的宝宝，普通存在过度用眼的问题，补硒对他们而言尤为重要。近视、弱视等眼疾的生成，主要是眼内自由基攻击晶状体，使蛋白质凝固，蛋白质在晶状体内堆积沉淀，最终导致晶状体混浊，引发各种眼疾。硒是"抗氧化营养剂"，能清除晶状体内的自由基，使晶状体保持透明状态。有专家研究微量元素与小儿智力发育的关系时发现，先天愚型患儿血浆硒浓度较正常值偏低，故硒对宝宝的智力发育也有一定的作用。

★ 延│伸│链│接 ★

注意宝宝缺硒的环境因素

许多地区土壤缺硒，导致低硒植物的产生，造成低硒水平食物链，从而引发人体缺硒。我国部分地区均属于国际公认的缺硒地区，其中黑龙江、吉林、山东、江苏、福建、四川、云南、青海、西藏等省份是严重缺硒区。生活在上述地区的家长也更要密切关注自己的宝宝是不是缺硒。

care 02 营养缺乏症状

宝宝在硒缺乏常常表现为牙床无色，皮肤、头发无色素沉着以及大细胞贫血；精神萎靡不振，抵抗力下降，易患感冒。严重缺乏硒会发生克山病、大骨节病，甚至引发心肌病及心肌衰竭。

贴心叮咛

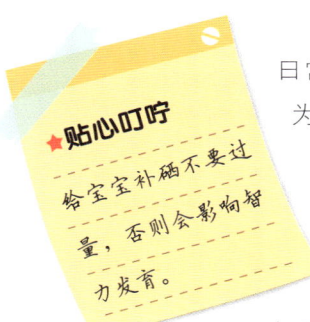

给宝宝补硒不要过量，否则会影响智力发育。

宝宝对硒的日常最少需求量为：1～6个月的宝宝每日需5微克；7个月～1岁的宝宝每日需10微克；1～3岁的宝宝每日需20微克。母乳喂养的宝宝对硒的需求基本都可以从母乳中获得。硒的摄取一旦过量，会干扰体内的甲基反应，导致维生素B_2、叶酸和铁代谢紊乱，如果不及时治疗，会影响宝宝的智力发育。

如果宝宝体内的硒过多，可以多吃些含有蛋白质和维生素的食物，如牛奶、大豆、蛋、鱼等，这样能促使硒排出体外，降低硒的毒性。

care 03 食物中的硒

母乳中硒的含量基本可以满足宝宝生长发育的需要，而牛奶中硒含量仅为母乳的5%，所以牛奶喂养的宝宝容易缺硒，需添加硒含量高的食物。

硒含量高的动物食物有猪肾、鱼、小海虾、对虾、海蜇皮、驴肉、羊肉、鸭蛋黄、鹌鹑蛋、鸡蛋黄、牛肉。

硒含量高的植物食物有松蘑（干）、红蘑、茴香、芝麻、大杏仁、枸杞子、花生、黄花菜、豇豆。

妙厨妈妈的爱心餐之 奶油焖虾仁

材料： 鲜虾仁200克，奶油50克，植物油、料酒、盐、胡椒粉各适量。

做法

1. 将虾仁洗净，沥干水。
2. 锅置火上，放入适量油烧热后，加入虾仁，大火快炒2分钟，加入料酒、胡椒粉、盐，待虾仁变色后立即取出。
3. 将奶油倒入锅中，小火煮约5分钟，再加入虾仁，煮沸即可。

妙厨妈妈的爱心餐之
肉末番茄

材料：猪瘦肉50克，番茄150克，植物油、酱油、盐、白糖、干淀粉各适量。

做法

1. 猪瘦肉洗净，剁成末，放入碗内入锅蒸熟；番茄去蒂，洗净，切圆片，两面都沾满干淀粉，放入盘内备用。
2. 炒锅置火上，加入适量植物油烧热，逐片放入沾满干淀粉的番茄片，煎至两面呈金黄色出锅。
3. 锅内留底油，放入煎好的番茄片，撒上熟肉末，加酱油、盐、白糖、清水，加盖用小火焖5分钟即可。

〔补·维·生·素·A〕

宝宝最容易缺乏的营养素

维生素A是脂溶性物质，可以贮藏在体内。维生素A有两种：一种是维生素A醇，是最初的维生素A形态，只存在于动物性食物中；另一种是β-胡萝卜素，在人体内可以转变为维生素A，从植物性及动物性食物中都能摄取，故β-胡萝卜素也称为维生素A原。

根据国民营养与健康调查，维生素A是中国居民最容易缺乏的维生素，男女老幼都有可能发生缺乏，而宝宝缺乏维生素A对健康影响更大。

营养快线

维生素A主要贮藏在肝脏和脂肪组织中。维生素A不仅可以维护上皮细胞的完整，还可以防止呼吸道、消化道感染，支持和增强宝宝机体的免疫功能，维持正常骨质代谢，提高铁剂吸收率。

维生素A可促进宝宝牙齿、骨骼正常生长，保护表皮、黏膜，使细菌不易伤害，增强对疾病感染的身体抵抗力。此外，维生素A还可以调适适应外界光线的强弱，以降低夜盲症的发生，让宝宝的眼睛更有神。

专家认为，宝宝每天维生素A的摄入量应为400微克，为了使维生素A能在消化道中被很好地吸收，同时也应该让宝宝摄取足够的脂肪和矿物质。

care 02 营养缺乏症状

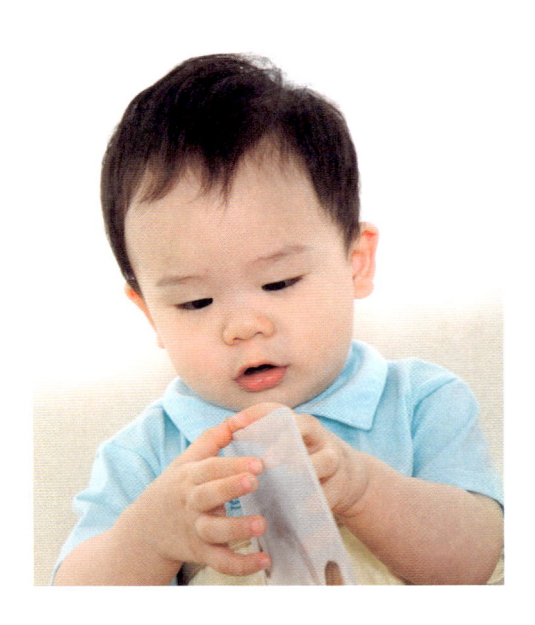

皮肤粗糙、角质化。

眼睛干涩，易患影响视力的眼部疾病。

严重缺乏时会患夜盲症。

食欲下降、疲倦、腹泻。

骨骼、牙齿软化。

生长迟缓，甚至出现肌肉与内脏器官萎缩现象。

导致维生素C的缺乏。

易患各种疾病，如溃疡性结肠炎、肝硬化、肺炎、慢性肾脏炎、猩红热等。

care 03 食物中的维生素A

活性维生素A在食物当中含量很少，比较丰富的食物只有肝脏、全脂奶、蛋黄等少数几种。奶油和奶酪里面都有维生素A，但是脱脂奶中就比较少，因为维生素A喜欢和油脂在一起。幸运的是，绿叶蔬菜和橙黄色蔬菜当中含有胡萝卜素，它能在人体当中转变成维生素A，帮助预防维生素A缺乏。所以只要每天给宝宝喝1～2杯全脂牛奶，吃1个鸡蛋，再吃半斤绿色或橙黄色的蔬菜，就可以比较放心了。

由于动物肝脏有种味道，很多宝宝都不适应，所以对肝脏类食物有抵触情绪。为了给宝宝补充维生素A，妈妈可以改用鹅肝酱。鹅肝酱富含的维生素A与一般的肝脏没有两样，而且它不会有太大的腥味，对于讨厌食用肝脏的宝宝来说，是一道尚可接受的食物。只要每个星期食用3～4次肝脏食物，就可充分地补充维生素A。

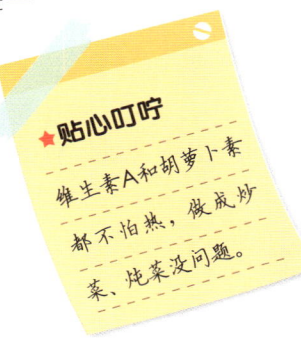

★ **贴心叮咛**

维生素A和胡萝卜素都不怕热，做成炒菜、炖菜没问题。

[补·维·生·素·B₁]

促进宝宝对食物的吸收和消化

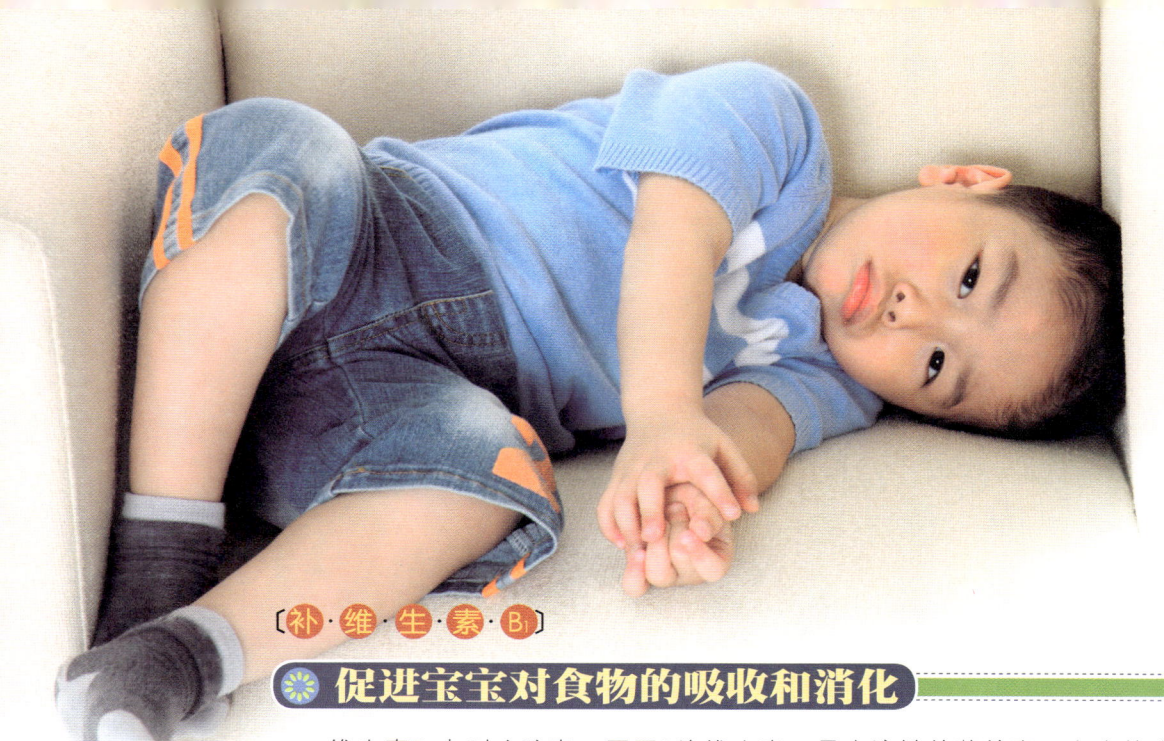

维生素B₁也叫硫胺素，属于B族维生素，是水溶性的营养素。它在体内参与糖代谢。当宝宝体内的维生素B₁缺乏时，会影响身体组织的能量供应。

care 01 营养快线

维生素B₁对于发育中的宝宝有着重要的意义，能增强宝宝的胃肠和心脏肌肉的活力，还能增进食欲，促进食物的吸收与消化。维生素B₁在人体内与磷酸结合，能刺激胃蠕动，促进食物排空而增进宝宝食欲，促进食物的消化和吸收。

维生素B₁具有将糖分中的热量分解出来，然后再一次分解成水及二氧化碳的功效。如果宝宝缺乏维生素B₁，就会在体内留下乳酸及嘧啶酸等物质，这些物质会使人容易劳累，出现手脚麻木、皮肤浮肿等现象。缺乏维生素B₁，还会影响大脑神经，导致宝宝不安和易怒，甚至会引起宝宝记忆力减退等。

★贴心叮咛

适当让宝宝多吃些粗粮。

care 02 营养缺乏症状

平衡感较差，身体反应较慢，眼手不协调。

容易疲劳，胃口不好，烦躁易怒，情绪不稳定。

可能会造成晕眩和丧失记忆。

腹痛及便秘。

手足末端感到刺痛，小腿肌肉疼痛。

严重时会导致视神经发炎，中枢神经也会受损。

维生素B_1一般不会有毒副作用，如果食用过量，会由尿液排出体外，不会储存在宝宝的身体组织或器官里。极少数过量症状有烦躁、心律失常、浮肿和过敏反应等。

care 03 食物中的维生素B_1

土豆、鲜香菇、花生、芝麻、葵花子、谷类、酵母、豌豆、动物肝脏、牛肾脏、牛心、鳝鱼、鱼卵、鸡蛋、鹌鹑蛋、牛奶、猪肉、白菜、茄子等。

其中，酵母中含有丰富的维生素B_1，有助于防止动脉脂质的沉淀。谷物的胚芽与外壳部分也含有较多的维生素B_1，所以糙米、胚芽米、全麦面包都是维生素B_1不错的食物来源。

值得注意的是，维生素B_1存在于谷类的表层，若将大米和小麦精加工，虽然会使其显得又白又好吃，但80%以上的宝贵的维生素B_1却随之丢失。

成人的饮食习惯和食物烹调方法都会引起宝宝维生素B_1缺乏，所以成人应该提倡吃一些粗制谷物，米不过分淘洗，熟米汤要掉倒。煮粥时不加碱，以免维生素B_1被破坏。此外，维生素B_1易溶于水，吃蔬菜时菜汤也要吃下去，倒掉是可惜的；少吃油炸食物，因为食物油炸后，维生素B_1会被大量破坏。在添加辅食后，可以给宝宝做些粗粮食物如米粥、面条或蛋黄等。如果宝宝患上了维生素B_1缺乏症，可以在医生的指导下吃一些维生素B_1片剂。

★ 延 | 伸 | 链 | 接 ★

妈妈补维生素B_1，宝宝受益

为宝宝补充维生素B_1首先要从妈妈入手。哺乳的妈妈应多吃些含维生素B_1丰富的食物，如米糠、麦麸、豆类等。提倡粗细粮搭配，因为粮食越精细，所含的维生素B_1就越少。维生素B_1缺乏症的一般表现有：食欲不振、呕吐、腹泻、便秘、粪便呈绿黄色、性情烦躁、爱哭闹、小便减少、手足面部微肿等。

[补·维·生·素·B₂]

保护宝宝的皮肤和毛发

维生素B₂又称为核黄素,也是一种水溶性维生素,它是体内有些辅酶的组成成分,是蛋白质、糖类和脂肪代谢中不可缺少的物质。

care 01 营养快线

维生素B₂是人体细胞中促进氧化还原的重要物质之一,具有促进宝宝生长发育、保持皮肤、毛发和指甲健康的功能。

维生素B₂为水溶性维生素,因此谷类洗淘过度或者蔬菜先切后洗都会造成大量流失。维生素B₂不受热、酸和氧化作用的影响,但其在碱性环境中容易被破坏,所以,不提倡在烹调宝宝食物时添加小苏打。光(特别是紫外线)、磺胺类药、雌激素、酒精等都会破坏维生素B₂。

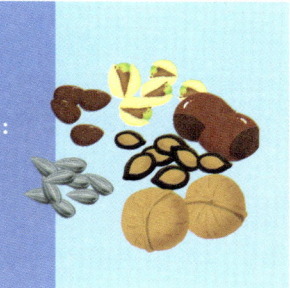

★ **贴心叮咛**

尽量避免让宝宝经常吃高脂肪、低蛋白食物。

★ 延│伸│链│接 ★

烹调时防止营养素流失

妈妈在为宝宝烹调食物时,要注意防止维生素B₂流失,可以采取下面的这些方法:

原料先洗后切,切制好的原料不应在水中浸泡太久,也不应过久放置。

避免在碱性环境中烹调(如:在煮粥、煮豆、焯菜时不宜放碱)。

在上浆、挂糊、勾芡时,若能适当加醋,则有利于维生素B₂的保存。

维生素B₂与蛋白质有特殊的关系,因为膳食中如果没有足够的蛋白质,即使有丰富的维生素B₂,也不能为身体组织所利用,所以在宝宝的日常饮食中,一定要注意饮食的均衡,保证维生素B₂与蛋白质的摄入量。

营养缺乏症状

生长发育期的儿童对维生素B_2的需要量较大。当供给不足，如小儿膳食中动物性食物少；宝宝挑食、偏食；或由于慢性胃肠道疾病吸收不好等，均会出现维生素B_2缺乏病。其主要表现为：

1.嘴角破裂并且疼痛，舌头发红疼痛。

2.眼睑内有磨砂感，眼睛疲劳，瞳孔扩大，角膜异变，畏光。

3.口鼻前额及耳朵有脱皮现象。

4.缺乏活力，神情呆滞，爱昏睡。

5.易水肿，排尿困难。

6.易患消化道疾病。

7.发育不良。

目前还没有发现维生素B_2会产生毒性，但若过量，会表现为发痒、麻木和刺痛等过敏症状。

食物中的维生素B_2

一般来说宝宝不易发生维生素B_2缺乏，但若长期食用高脂肪、低蛋白饮食，吃新鲜蔬菜、豆类、蛋等食物太少，使人体对维生素B_2需要量增加，会导致维生素B_2缺乏。妈妈可以通过以下饮食为宝宝补充。

乳制品是维生素B_2的良好来源，特别是经过发酵的乳制品，如各种奶酪、酸奶中维生素B_2的含量更多，建议宝宝每天喝一杯酸奶。

动物的肝脏、心、肾、瘦肉、乳类及蛋类、鱼类等食物中维生素B_2的含量都颇为丰富。乳类、蛋类等建议每天吃一些。动物内脏的胆固醇含量较高，不宜长期食用，宝宝一周吃1～2次即可。

一些植物性食物中维生素B_2的含量同样丰富，豆类食物就是很好的选择，豆腐等豆制品中的维生素B_2含量足以与肉类和牛奶相媲美，要经常吃。

绿色叶类蔬菜、水果、坚果、酵母、全麦面包中也含有一定量的维生素B_2，每天饮食中不可少。

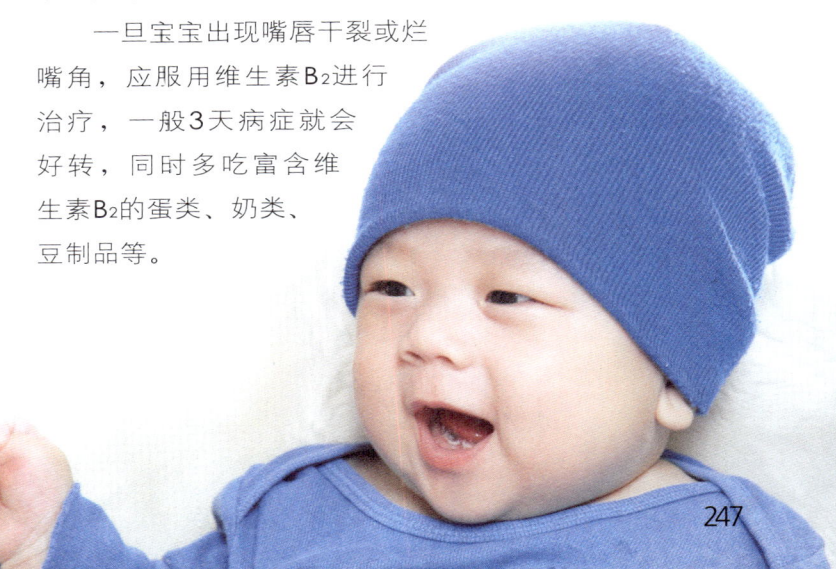

一旦宝宝出现嘴唇干裂或烂嘴角，应服用维生素B_2进行治疗，一般3天病症就会好转，同时多吃富含维生素B_2的蛋类、奶类、豆制品等。

〔补·维·生·素·B6〕

维护宝宝的生理代谢

维生素B6是人体色氨酸、脂肪和糖代谢的必需物质，是制造抗体和红血球的必要物质，也是协助维持身体内钠钾平衡，促进红细胞形成的重要物质。另外，还能帮助脑和免疫系统发挥正常的生理功能，控制细胞增长和分裂的DNA、RNA等遗传物质的合成。此外，维生素B6还可以活化体内的许多种酶，并有助于维生素B12的吸收，是宝宝正常发育所必需的营养成分。

care 01 营养快线

维生素B6是一种水溶性维生素，同样需要通过食物摄取，且不易被保存在体内，在宝宝摄取后的8小时内会排出体外。维生素B6是三种物质——吡哆醇、吡哆醛和吡哆胺的集合，它能帮助蛋白质的代谢和血红蛋白的构成，促进生成更多的血红细胞来为身体运载氧气，从而减轻心脏的负荷；维生素B6有助于提高宝宝的免疫力；维生素B6在色氨酸转换成烟碱酸的过程中具有积极的促进作用；维生素B6能够维持宝宝体内钠和钾的平衡，以调节体液，并维持着宝宝神经和肌肉骨骼系统的正常功能。

care 02 营养缺乏症状

维生素B6在体内作为很多酶系统工作的活性辅基，参与许多生理代谢，特别是氨基酸与脂肪的代谢。因此，又称维生素B6为"氨基酸代谢维生素"。宝宝在缺

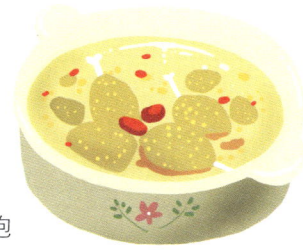

妙厨妈妈的爱心餐之
牛肉土豆块

材料： 牛肉块500克，土豆块100克，酱油、盐、料酒、葱段、姜片、大料、水淀粉、植物油各适量。

做法

1. 牛肉块焯烫捞出沥水；锅放水，加入牛肉块、葱段、姜片、大料、酱油，煮沸后，再煮30分钟至汤汁收尽，捞出牛肉块。
2. 油锅烧热，下土豆块翻炒，加料酒、酱油和煮熟的牛肉块以及水，煮沸后再炖15分钟，加盐调味，用水淀粉勾芡即可。

乏维生素B₆时，氨基酸代谢发生障碍，常造成宝宝体重不足、精神紧张，易发生惊厥及贫血、生长缓慢等，智力发育也受阻，还与湿疹、肾结石的形成有关。在缺乏维生素B₆而发生抽搐的宝宝中，可发现脑电图的变化，但在肌肉注射维生素B₆后，又马上恢复正常。因此，对宝宝来说，防止维生素B₆缺乏很重要。首先，孕妇在怀孕的中晚期，每天应多给3毫克左右的维生素B₆，以补充胎儿的需要；妈妈在给宝宝添加辅食时，也应注意及时地补充富含维生素B₆的食物，如蛋黄、肉、鱼、奶、豆类等。

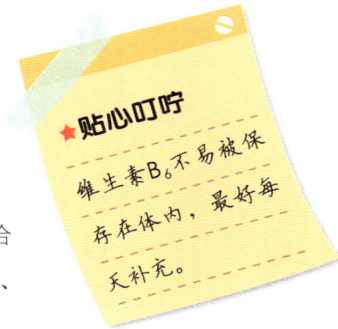

★贴心叮咛

维生素B₆不易被保存在体内，最好每天补充。

care 03 食物中的维生素B₆

香蕉、小麦胚芽、米糠、土豆、大豆、豆浆、豆腐、牛肝、牛肾、比目鱼、鸡蛋、牛奶、牛肉和猪肉等。

肉类和全谷类是维生素B₆的最佳食物来源，动物肝脏也含有一部分维生素B₆。

维生素B₆容易氧化，所以食物宜采用焖、蒸、做馅等加工方式。长期贮藏、罐头加工、肉类的烘烤或炖煮等都会或多或少地破坏B族维生素，最好选择新鲜食物。

维生素B₆与其他B族维生素相似，不受热、酸的影响，但在碱性环境中会被破坏，同时也对光敏感。宝宝对维生素B₆的需求量应为每天每千克体重5毫克。此外，维生素B₆与维生素B₁、维生素B₂、维生素C及镁一起摄取，效果最佳，因为它们彼此之间相互促进，相互提高利用率。

〔补·维·生·素·C〕

增强对传染病的抵抗力

维生素C又叫抗坏血酸，是一种水溶性维生素。顾名思义，它是一种能对抗坏血病的物质，也是维持宝宝健康的一种关键营养素。

care 01 营养快线

感冒是经常困扰宝宝的不速之客，数据显示，宝宝每年患感冒的次数平均为4～8次。这是因为，宝宝身体还没有发育成熟，对病毒感染的抵抗力弱。随着活动范围增加，他们接触公共场合的机会增多，容易遭到无所不在的感冒病毒的侵袭。维生素C能够促进胶原蛋白合成，构成抵御感染的屏障；能增强免疫细胞的噬菌能力，提高抗体水平，从而抵御感冒，从而为宝宝筑就一道健康的防线。

除此之外，维生素C还具有帮助人体内铁的吸收；促进骨质、牙釉质及血管上皮的发育，并维持结缔组织的正常；预防病毒和细菌的感染，增强免疫系统功能等作用。

care 02 营养缺乏症状

毛囊角质化，皮肤表面毛囊旁边出现点性出血或呈黑色斑记。

口腔与牙龈容易出血，牙龈红肿，牙齿松动。

宝宝皮肤触觉过敏，有触痛感，容易受伤、擦伤，易流鼻血。

手足感觉疼痛，关节疼痛。

体重减轻，缺乏食欲，消化不良。

身体虚弱，呼吸短促，脸色苍白。

发育迟缓，骨骼形成不全。

容易贫血，对传染病的抵抗力降低，经常感冒。

严重时会导致坏血病。

care 03 食物中的维生素C

蔬菜：圆白菜、青椒、白菜、花生、豌豆、生菜、番茄等。

水果：苹果、柠檬、柿子、柳橙、柑橘、葡萄柚、草莓、猕猴桃、桃、梨等。其中，柳橙、柠檬、葡萄柚、柑橘是维生素C最丰富的食物来源；豆类食物本身缺乏维生素C，不过，一旦种子发芽之后，新芽中就含有丰富的维生素C，如绿豆芽等。

宝宝需要的维生素C必须从食物中获取。新生儿体内并不缺乏维生素C，如果喂食母乳，宝宝就可以从妈妈身上获取维生素C，但是当宝宝出生几个星期之后，体内的维生素C逐渐排出体外，此时最好喂食宝宝一些新鲜的柳橙汁以补充身体所需的维生素C。

宝宝每日所需的维生素C为40~50毫克，宝宝每日则需要60~70毫克。有关研究人员表明：宝宝服用的维生素C增加50%，可使智商提高3.6，但前提是不可过量。

★ 贴心叮咛
宝宝出生四周后爸爸妈妈要及时为宝宝补充维生素C。

YANSHENLIANJIE

延伸链接

如何发现宝宝缺乏维生素C

一般来说，6~24月龄的宝宝最容易缺乏维生素C。缺乏维生素C的宝宝有以下几个症状，通过观察他的身体变化，爸爸妈妈就能轻易判断出宝宝是否缺乏了。

牙龈出血、易疲劳、容易感冒、抵抗力差、体重减轻、腹泻、呕吐、腿部压痛。

发育不良、钙化不全、软骨脆弱。

暂时性关节疼痛、生长停顿、贫血、呼吸短促、伤口愈合不良、感染率增加。

需要注意的是，维生素C无法储存在体内，极容易造成缺乏，但也不宜过量摄取。如果想增加维生素C的摄取量，切不可突然加大剂量，最好逐渐加量。

[补·维·生·素·D]

不可或缺的"阳光维生素"

又称钙化醇,属于脂溶性维生素,是宝宝在发育中十分重要的"阳光维生素"。

care 01 营养快线

维生素D是维持身体钙质和磷质的主要营养素。当宝宝血液中含有的钙质不足以满足宝宝生长发育需要时,就会使骨骼组织变软而患软骨病,尤其是宝宝在发育期,如果骨骼不能充分钙化,加上自身的负担,骨骼就会变形。给宝宝补充适当的维生素D,让食物中的钙进入血液,加强骨骼的钙化,使骨骼变硬,所以能够防治软骨病。

如果缺少维生素D,即使吃了含钙食物,身体也无法吸收利用。维生素D还可以增强免疫力,维持甲状腺功能,调节心律,防止肌无力。与维生素A、维生素C同服具有预防感冒的作用。

★贴心叮咛

让宝宝晒太阳也是补充维生素D的有效方法。

妙厨妈妈的爱心餐之 墨鱼仔黄瓜

材料:黄瓜250克,墨鱼仔500克,红油、熟芝麻、酱油、白糖、盐、醋、豆豉酱、姜末、淀粉、料酒、香油、植物油各适量。

做法

1. 墨鱼仔洗净,捞出沥水;黄瓜洗净,切片,摆盘。
2. 将酱油、白糖、醋、淀粉、红油、料酒、豆豉酱、水对成调味汁。
3. 锅放油烧热,爆香姜末,将墨鱼仔放入锅中,加调味汁煮至汁液收干,加盐调味,淋上香油,撒上熟芝麻,放在黄瓜上即可。

care 02 营养缺乏症状

宝宝如果少量缺乏维生素D，一般会表现为口腔及咽喉灼痛、食欲不振、轻度腹泻、失眠等，视力及体重也相对会受到影响。长期缺乏维生素D会导致小儿佝偻病的发生，其体征按月龄和活动情况而不同：6月龄内的宝宝会出现乒乓头，7～12月龄的宝宝可出现肋骨外翻、肋骨串珠、鸡胸、漏斗胸等，1岁左右宝宝学走路时，会出现O形腿、X形腿等体征。

过量摄入维生素D会导致中毒，早期表现为厌食、恶心、倦怠、烦躁不安、低热、呕吐、顽固便秘和体重下降；后期会出现惊厥、血压升高、心律不齐、烦渴、尿频、夜尿，甚至脱水酸中毒。宝宝户外活动较多时，要适当减少添加量。

★延｜伸｜链｜接★

给宝宝补充鱼肝油

虽然晒太阳能获得比较多的维生素D，但宝宝的皮肤比较娇嫩，不宜在太阳下停留过久，以免晒伤，而鱼肝油是维生素D最丰富的食物来源之一，特别是比目鱼的鱼肝油，所以可以通过喂宝宝鱼肝油的方式来补充宝宝所需的维生素D。

给宝宝喂鱼肝油也要注意摄取量，切不可过量，以免发生维生素中毒。比目鱼的鱼肝油的维生素D含量为1小匙鱼肝油约含400国际单位（约10微克）维生素D，而宝宝的摄取量则应少于1小匙。

care 03 食物中的维生素D

维生素D主要存在于海鱼、动物肝脏、蛋黄和瘦肉中。另外，脱脂牛奶、鱼肝油、乳酪、坚果、添加维生素D的营养强化食物也含有丰富的维生素D。维生素D主要来源于动物性食物。

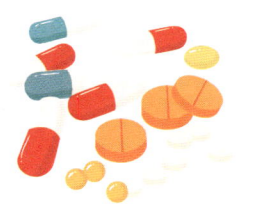

其实，维生素D的最佳摄取方式不是通过食物获得，而是靠晒太阳补充。人体受紫外线的照射后，体内的胆固醇能转化为维生素D。宝宝每日户外活动两个小时，足够满足自身一天对维生素D的需要。进入冬季，宝宝的户外活动较少，可以让宝宝在暖和的房间里开着窗晒太阳，让宝宝充分接受大自然给予的"维生素D营养源"。

Chapter 02 宝宝异常状况，这样**调理**最简单

小宝宝也会有心事，如果得不到有效缓解，可能会造成宝宝行为异常或出现心理阴影，从而影响宝宝的一生。爸爸妈妈可以让宝宝多吃一些可舒缓情绪的食物，还可以针对宝宝的情况进行食疗，让食物成为这些特殊宝宝最好的"心理医生"。

〔夜·啼〕

别让宝宝成为"夜哭郎"

夜啼是指宝宝经常在夜间啼哭吵闹，有时间歇性发作，有时则持续发作，一般称之为"夜哭郎"。

care 01 疾病诊疗室

啼哭，是宝宝的一种本能反应，因为宝宝年龄小，不会通过说话来表达自己的意愿，只能通过啼哭来表达要求和痛苦，如饥饿、口渴、尿布潮湿、疾病疼痛等，这些都属于正常的生理反应。只要能满足宝宝的要求，消除宝宝的痛苦，宝宝就能停止啼哭。因此，这些都不包括在夜啼的范畴内。

这里指的夜啼，是指宝宝每逢到了夜晚就会啼哭，但白天却一切如常，经过体检也没有异常情况发现，按照传统说法，称之为"夜哭郎"。

对于宝宝夜啼的原因，医学界有两种解释：一个是中医认为夜啼的发生与心脾有关。宝宝的脾胃虚寒，常会导致所吃的乳品积滞在脾胃中，不易消化，产生

不适，进而引起宝宝啼哭；当宝宝的心火过盛，同时又遭受到惊吓时也会引发宝宝哭闹，在哭闹时经常会出现面赤唇红、烦躁不安的症状。另一个是现代医学认为宝宝神经系统发育不完全，某些疾病可能会导致宝宝神经功能调节紊乱，进而引起宝宝夜啼的发生。

医生提醒

夜晚睡眠对于正处在生长发育中的宝宝而言是极为重要的，因为宝宝在夜晚熟睡时分泌的生长激素的量较多，而生长激素能促使宝宝身高的增长。但是夜啼是影响生长激素分泌的重要因素，如果宝宝夜啼时间持续不减，其身高增加的速度就会缓慢。

养成良好的作息规律能够缓解宝宝夜啼的症状。尤其是对生物钟日夜颠倒的宝宝，妈妈要及时加以纠正，白天不要让宝宝的睡眠过多，宝宝醒着时要充分利用声、光、语言等条件延长宝宝的清醒时间，晚上则要避免宝宝因过度兴奋而不易入睡或产生夜惊。

妙厨妈妈的爱心餐之 鲫鱼糯米粥

材料：鲫鱼1条，糯米60克，姜末、葱末、盐各适量。

做法

1. 鲫鱼宰杀后去鳞、内脏，用清水洗净，去皮骨，切成块；糯米洗净备用。
2. 将鲫鱼块、糯米下锅，加入适量清水后大火煮沸，再改用小火慢煮，熬成稠粥。
3. 加入姜末、葱末、盐后再稍煮片刻即可。

〔多·动·症〕

让宝宝安静下来

好动的宝宝具有这些特点：注意力不够集中且容易转移，经常发脾气，容易从一个行动跳跃到另一个行动。好动的宝宝虽然很聪明，但是经常无法集中注意力，这是因为宝宝体内缺乏大脑正常运作需要的一种化学物质。这种物质的缺乏与宝宝的饮食有很大的关系。

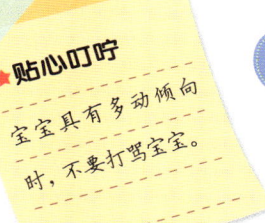

★贴心叮咛

宝宝具有多动倾向时，不要打骂宝宝。

care 01 疾病诊疗室

活泼好动是儿童的天性，但如果宝宝不安宁，喂食困难，难以入睡，易睡或难以唤醒，就有多动的倾向。有的宝宝较早能站立行走，打翻碗盆，拆坏玩具，或独自上街。上学以后，他们不能专注，上课时用手敲桌子、跺脚。不能坐住看一会儿电视，爬上爬下，上窗子，踢椅子，这种活动是杂乱的，无目的性的。

care 02 医生提醒

若宝宝确实患有多动症，爸爸妈妈也不必过于担忧，因为这种病随着年龄的增长会自然消失。当然，家长也不能任其发展，因为多动症会引起许多相关的反

妙厨妈妈的爱心餐之 核桃煲猪心

材料：猪心1个，浮小麦60克，甘草3克，红枣10个，核桃肉30克，盐适量。

♥ 做法

1. 猪心切开，去血水，洗净，焯水后切小丁；浮小麦、甘草、红枣、核桃肉分别洗净，红枣去核。
2. 沙锅置火上，将猪心、浮小麦、甘草、红枣、核桃肉一起放入，加入适量清水，煎煮1小时后，放盐调味即可。

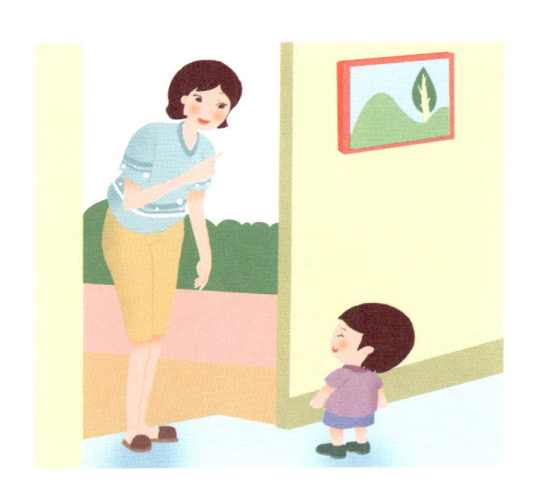

应，如多动、注意力不集中、学习能力差，往往会使他成为团体中不受欢迎的宝宝，使他经常受批评或冷落，长期下去，就会使他缺乏自信。家长要听取医生的意见，帮助宝宝进行治疗。

如果宝宝十分好动，建议让宝宝远离荧光灯。

药物治疗 药物治疗要谨慎小心，用药的种类、剂量及时间应由专家指导，密切观察。

心理治疗 这是纠正宝宝偏常行为，培养他的良好行为，增进学习能力和社会适应能力的主要方法。矫正治疗宝宝的多动症是一个长期的过程，需耐心地对其教育引导和矫治，切不可采用打骂等粗暴的手段。

分散学习法 将宝宝的学习时间化整为零，每隔10分种就让他休息一会儿。学习的环境，不要放置分散注意力的东西。

及时评价法 当宝宝表现出安静做功课，较少做小动作时，就应及时给予表扬。反之，要及时批评。

程序训练法 用指导语训练宝宝控制和指导自己的行为。如先让他观察大人自言自语写作业，然后再自己执行，在做作业时，一边写一边自言自语：我要写作业了，要认真做，第一题是什么。

饮食调养

富含精炼糖类、人工色素、添加剂的食物和缺乏B族维生素的食物都是引起宝宝好动的饮食因素，因此，宝宝要避免食用。

延伸链接 YANSHENLIANJIE

多动宝宝应吃的食物

对于好动的宝宝，平时应为其增加这些食物：酵母、鱼类、牛肉、海藻、富含B族维生素的蔬菜等。

对任何含有水杨酸盐的食物都要尽量避免。

〔抑·郁·症〕

帮宝宝找回快乐

抑郁是指一种以消沉、低落甚至绝望为主要特征的情绪体验状态。患有抑郁症的儿童对忧伤事件的反应通常超出正常反应的许多倍，更为严重的是，这种低落情绪在相当长的时间内不能恢复。

care 01 疾病诊疗室

在日常生活中，抑郁症儿童总感到一种不可抗拒的压力感，对事情不能做出决定，不能开展行动，他们对任何人、任何事都毫无兴趣，总觉得自己无法胜任学习，自卑情绪严重，甚至认为自己是毫无价值的人。

儿童忧郁症通常可分为急性忧郁、慢性忧郁、隐匿性忧郁三种。

急性忧郁 这一类儿童发病前常有明显的精神诱因，如爸爸妈妈突然死亡，遭受意外灾害，或因病住院而离开爸爸妈妈等。这类儿童病前精神正常，发病时忧郁症状明显，如整天流泪、动作迟缓、声音低、食欲不振、乏力、失眠、恶梦、日渐消瘦，常常独进独出，不与其他宝宝交往，有时可流露出绝望感。

慢性忧郁 这一类儿童过去常有与爸爸妈妈多次分离的经历，或有其他的精神创伤病史，但并无重大的突然诱因。病前适应能力差，忧郁症状呈逐渐加重，表现为胆小、害怕差异、容易受惊、不合群、学习成绩下降、睡眠少而

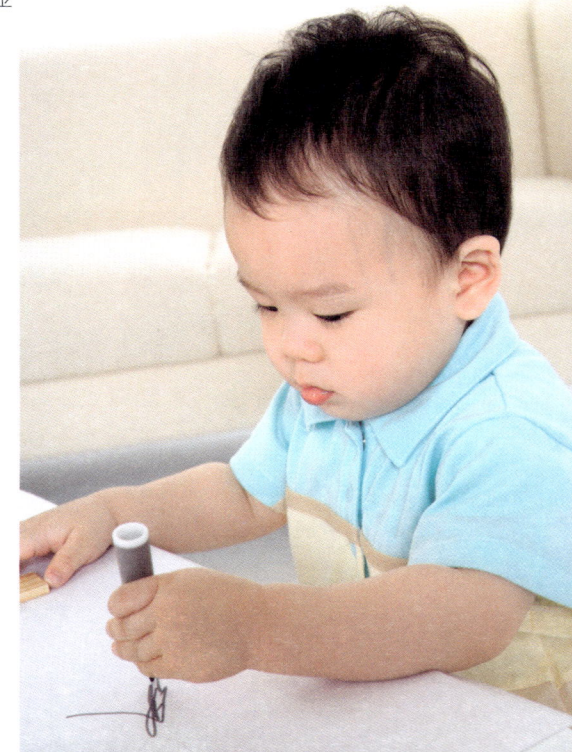

★**贴心叮咛**
当宝宝不开心时，要积极寻找原因。

浅。检查时可发现其行为退缩、表情淡漠，并有厌世观念和自杀企图等。

隐匿性忧郁 这一类儿童的忧郁症状常常相当隐匿，多表现为其他方面的问题，如不听话、多动、执拗、反抗、攻击性强、不守纪律、学习困难、冲动捣乱等。也可出现头痛、呕吐、腹痛、腹泻、厌食、过食、大小便失禁等身心问题。多数儿童忧郁表现不明显，但有的儿童可周期性地出现忧郁症状。

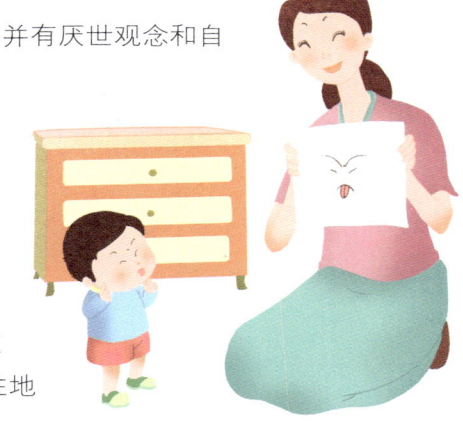

医生提醒

医治儿童抑郁症以心理治疗为主，要改变对宝宝的不正确的态度。要多关心他们，更重要的是要理解他们，对他们多加开导，避免专制的家长作风，让宝宝把自己心中的积郁倾吐出来，爸爸妈妈想办法解决或合理地解释，使宝宝明白、满意。让宝宝能从内心深处感到爸爸妈妈是他最亲近的人，是世上最疼爱他的人。这样，宝宝的忧郁心境就会得到改善。

爸爸妈妈不要对宝宝管得太多。因为宝宝长大了，会有自己的思想、自己的权利和自由，他们喜欢在同龄人中寻找欢乐，寻求共处。他们往往对爸爸妈妈过多的干涉表示反感，家长们应充分认识到这一点。

爸爸妈妈要努力为他们创造一个愉快的环境，尽量安排他们参加集体活动，增进他们与同龄儿童的交往，丰富他们的精神生活，开阔他们的心理境界。同时爸爸妈妈也可以通过食疗来缓解宝宝的抑郁症状。

★ 延｜伸｜链｜接 ★

妈妈要重视宝宝的抑郁症状

如果宝宝出现抑郁，表现出身体不舒服，常见胃肠道症状，如呕吐、腹部不适、厌食等，这种情况极易误诊，所以对这样的心理疾病，妈妈一定要高度重视，及时带宝宝就医。

〔焦·虑·症〕

为宝宝树立自信心

焦虑是指一个人的动机性行为在遇到实际的或臆想的挫折时所产生的消极不安的情绪体验状态，通常可用"焦急""烦躁""恐慌"等术语来描述。

care 01 疾病诊疗室

儿童的过度焦虑反应指的是有些儿童较一般宝宝敏感、多虑、缺乏自信心，因小事而过度焦急、烦躁不安、担心害怕，甚至哭闹不休，但并无精神异常。这些宝宝性格顺从、做事负责、守纪律、自制力强、缺乏自信心但有强烈的自尊心。焦虑不安常可引起睡眠障碍、食欲不振等。

儿童焦虑症与先天体质和后天环境因素有密切关系。这类宝宝病前就有敏感、自信心不足、自尊心过强的性格特点，容易紧张、多虑。他们的家长也常有敏感、多虑的表现，而且对宝宝的教育方法不当。

造成儿童焦虑症的重要原因有：

1.有的家长对宝宝过于苛求，只知"望子成龙"，而不考虑这些要求是否超过了宝宝智力发育不平，宝宝慑于家长的权威，整天处于紧张状态，久而久之，便导致了过度焦虑反应。

2.有的家长对宝宝过于溺爱，在家中对其百依百顺，这同样使宝宝不能正确地评价自己。当宝宝走出家庭，在社会上或学校中碰到一些不顺心的事时，就容易发生过度焦虑。

care 02 医生提醒

医治儿童焦虑反应，前提是要避免和消除各种不良刺激，取得宝宝的信任，要细致观察宝宝的表现，锻炼和培养宝宝的意志，教育宝宝正确评价自己，树立自信心。对于轻症患儿，主要是教育方法及心理支持的问题。先要弄清楚宝宝发生焦虑反应的原因，取得他的信任与配

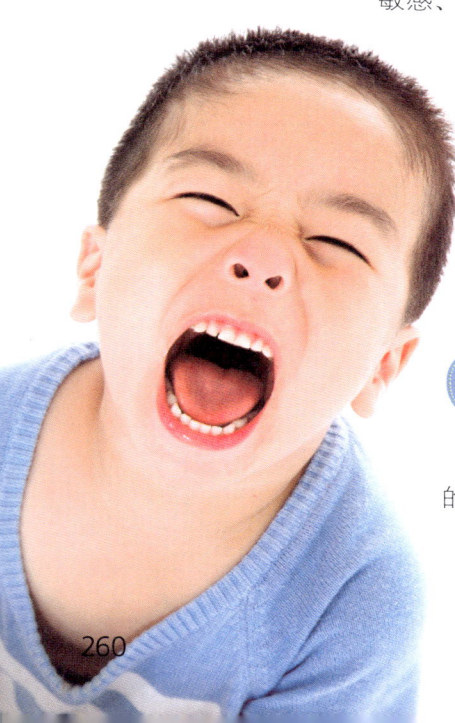

合。凡属客观原因，能够解决的问题应尽量给予解决；属于主观原因，要帮助患儿正确认识这些原因与发病的关系，逐渐引导患儿从主观上努力克服焦虑，当症状逐渐消失后，要引导宝宝多参加一些集体活动，消除过去那种紧张的心理，锻炼克服困难的意志，培养其开朗的性格，防止症状复发。对症状十分严重者可在医生指导下服用小剂量镇静药物予以治疗，平时则要多注意饮食的调养。

帮助宝宝克服夜间恐惧，俗话说："日有所思，夜有所梦。"外来的刺激能引起做梦，来自身体内部的刺激也能产生梦。一般来说，做梦不会影响健康。但是，有些宝宝常会出现夜间惊恐的现象，弄得爸爸妈妈束手无策。其实遇到这种情况，爸爸妈妈首先要分析宝宝白天是否受过什么刺激或身体有什么不适，最近一段时间是否经常这样，做出判断后再做相应处理。

有些爸爸妈妈往往会训斥宝宝，说宝宝是胆小鬼，甚至给予处罚，这些都会对宝宝的自尊心造成极大伤害。这不仅改变不了宝宝的胆小状况，反而加重宝宝的惧怕心理。正确的做法是向他讲明事情的真相，当令人毛骨悚然的怪物被爸爸妈妈一语点破，他就会相信爸爸妈妈的力量是可以保证他的安全的，这样一来恐惧感自然随之消失。

★**贴心叮咛**

当宝宝有焦虑倾向时，妈妈要好言安慰。

妙厨妈妈的爱心餐之
鲜奶鲤鱼

材料：鲜鲤鱼肉300克，鲜牛奶400克，植物油、料酒、盐、姜片各适量。

做法

1. 鲤鱼用清水洗净，去骨去刺，切片，放入碗中；将姜片、料酒、盐放入装有鲤鱼片的碗中腌渍。
2. 煲锅置火上，放入适量植物油，大火烧至六成热时，下切好的鲤鱼片略煎一下，加入适量水煮沸后，再倒入牛奶，炖至鲤鱼片熟，加入盐调味即可。

〔孤·独·症〕

早发现，早干预

儿童孤独症是儿童精神心理上的病症，对宝宝的伤害比较大，即使痊愈也往往残留行为障碍，大多不能独立生活。所以，爸爸妈妈要尽早发现儿童孤独症的症状，以便及时治疗。

care 01 疾病诊疗室

孤独症的宝宝没有依恋行为。平时他们不理人、自己玩自己的，不黏人。有人形容他们把爸爸妈妈视为"生活的工具"，要吃什么东西才去拉妈妈的手，而不是"情感对象"，平常没事就不理妈妈。

孤独症的宝宝对亲人和陌生人的反应没有很大差别。他们看到妈妈来了、爸爸下班了，不会表现出特别高兴，常常没有什么反应，看见陌生人也不会感到害怕，不认生。

孤独症的宝宝对人际关系不感兴趣。他们对团体游戏、活动不感兴趣，很少主动找人玩，很少能和他人维持真正、持久的友谊。

孤独症的宝宝常常存在语言沟通障碍。即通常所说的语言发育迟缓。主要表现有：咬字不清，说话速度太快，音调太高或太低；说个别字词而不说完整的句子；仿说现象明显，如背诵诗歌、广告词，或重复他人的问题；难以交谈，如被动回答、答非所问、重复提问、

★贴心叮咛
不要把宝宝孤独症的现象当成文静。

YANSHENLIANJIE

延伸链接

多与宝宝互动

孤独症儿童不会和人交流，他想要家长做什么事情，都是拉着家长上前指向这个东西，或通过哭闹、打滚，甚至自伤等行为去表达愿望和要求，从不开口说话。爸爸妈妈应想尽办法让宝宝开口说话，然后再满足他的愿望。平时，爸爸妈妈应注意和孤独症宝宝的互动，帮他建立良好的行为方式。

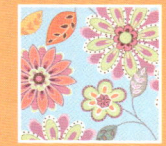

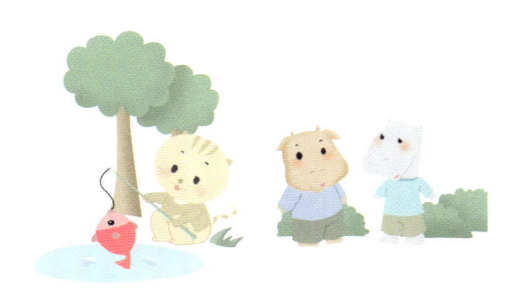

话题单一；人称代词错用，常常是不用人称代词，"我"与"你"混淆。

孤独症的宝宝也存在非语言沟通障碍。不使用眼神传达信息或感情，眼光常飘忽不定；不会用手势、表情、身体动作与妈妈或其他人交流。

医生提醒

儿童孤独症的最佳治疗期是3～6岁，如错过最佳治疗时机，不论如何治疗，其智力和行为只能停留在婴幼儿时期；倘若治疗不及时，还会导致终生残疾，连自理能力都没有；即使长大后，有机会经受最优良的教育，将来仍会有相当一部分人不能很好地适应社会，也就是说不能像正常人那样很好地生活。所以，专家提醒家长，早期发现和早期干预很重要。

早期诊断、及时治疗非常关键，经过诊断评估和全面的医学、心理检查，诊断明确，应采取综合治疗措施，包括特殊教育训练，家庭治疗计划以及药物疗法。

治疗的目标有：减少孤独症行为症状、增强社会交往、促进正常发育。由教师以及爸爸妈妈对患儿进行特殊教育训练，包括生活习惯、言语运动技能的学习训练，矫正病态行为症状和其他不良行为。家庭治疗计划包括行为和发育指导、必要的咨询，以帮助爸爸妈妈学会照顾和训练孤独症儿童。

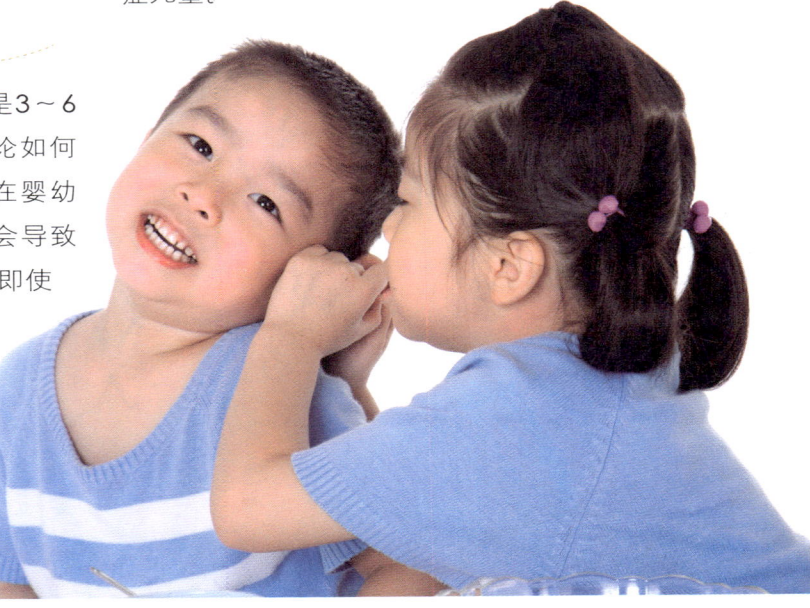

[缄·默·症]

让宝宝说出心里话

缄默症属于小儿神经衰弱症的一种特殊形式。所谓神经衰弱症是由于神经系统功能失调，而又查不出神经系统有任何器质性的疾病。

care 01 疾病诊疗室

缄默症是指已经获得语言能力的儿童，因精神因素的影响而出现的在某些社交场合保持沉默无语的一种心理障碍。其实质是社交功能障碍，而不是语言障碍。这类患儿的发音器官、听觉器官都无器质性损害，智力发育也无异常。

儿童选择性缄默症的3个表现：

1.本症大多于3~5岁起病，女孩多见，主要表现为沉默不语，甚至长时间一言不发。但这种缄默是有选择性的，即在一定场合下讲话，如在家里或对熟悉的人讲话，而在另一种场合就不讲话，如在幼儿园或对陌生的人。

2.少数患儿正好相反，在家里不讲话而在幼儿园里讲话。缄默时，与其他人交往通常用做手势、点头、摇头等动作来表示自己的意见，或用"是""不是""要""不要"等最简单的单词来回答问题。待学会写字后，偶尔也可用写字的方式来表达自己的意见。

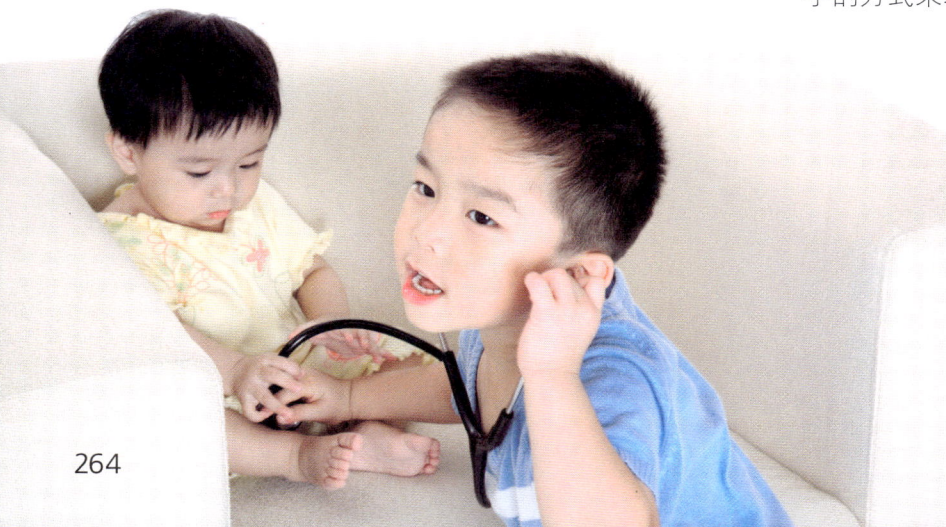

3.这类患儿在上学前不易被爸爸妈妈发现，患儿不愿与不熟悉的人讲话，常被爸爸妈妈认为是胆小害羞的缘故。直到上小学以后，表现为不愿回答任何问题，不愿与其他同学交谈，不参加集体活动时才被

发现。患儿能照常参加学习，学习成绩时好时坏，部分患儿还拒绝上学。

对于儿童选择性缄默症的准确诊断相当困难，需要一个全面的检查评估，包括神经系统检查、精神心理检查、听力检查、社会交流能力检查、学习能力检查、语言和言语检查以及各种相关的客观检查。目前，美国有关专家认为有5个临床特征可作为诊断依据：

1.在需要言语交流的场合"不能"说话，而在另外一些环境说话正常。

2.持续时间超过1个月。

3.无言语障碍，没有因为说外语（或不同方言）引起的言语问题。

4.是由于入学或转学或社会交往等影响到患儿的生活。

5.没有患诸如自闭症等智力发育迟缓或其他发育障碍等发育或心理疾病。

医生提醒

由于儿童选择性缄默症会影响患儿的人际关系、合作关系和社会交往能力的发展，因此一经发现就应及早进行治疗。

避免精神刺激 要尽量避免给患儿各种精神刺激，培养其广泛的兴趣爱好和开朗豁达的性格。

提供良好的家庭环境 爸爸妈妈或家人要给患儿提供一个融洽的家庭环境，减少对患儿的粗暴斥责，经常鼓励患儿主动与别人交流，包括眼神、手势、躯体姿势、言语等，但不强迫患儿说话。

给予支持性心理治疗 解除患儿的心理矛盾，鼓励参加集体活动，以逐渐消除其对陌生人和新环境的紧张情绪。搞一些家庭游戏，邀请小朋友和老师来家中做客，同患儿一起做游戏，让患儿在熟悉的环境中同他们进行交流。来访的小朋友由陌生到熟悉，由少到多，最终使患儿在幼儿园接触到的人都成为自己熟悉的人，而忽略幼儿园是一个陌生的环境。

转移紧张情绪 当患儿沉默不语时，不要过分注意，要避免采取强迫使患儿开口的方式，以免使紧张情绪进一步加重，甚至出现"反抗心理"。可以采取转移的方法，如陪伴患儿一起做亲子游戏，一起外出游玩，从而分散患儿的紧张情绪。

Chapter 03 宝宝常见病，这样食疗最有效

爸爸妈妈是宝宝健康的"守护神"。宝宝生病时，在进行必要的药物治疗的同时，食物辅助调养必不可少。这样既营养，又无副作用。爸爸妈妈需要了解下面这些宝宝常见病的食疗方法，使自己成为宝宝最好的健康保健师。

腹·泻

❋ 少食多餐补水分

几乎每个宝宝都不止一次地发生过腹泻，尤其是年龄较小的宝宝。所以，腹泻是宝宝们最容易患的疾病之一。宝宝上吐下泻时，爸爸妈妈的心里都很着急，恨不得让宝宝马上好起来，这时，就需要掌握一些针对腹泻的食疗方法了。

care 01 疾病诊疗室

腹泻俗称拉肚子，其主要症状是频繁地排泄不成形的稀便。腹泻是宝宝最常见的多发性疾病之一，好发于6个月至2岁的宝宝。腹泻如果迁延不愈，会使宝宝发生营养不良、反复感染，甚至出现生长发育迟缓的现象。

引发腹泻的原因较多，常见的腹泻主要有生理性腹泻、胃肠道功能紊乱导致的腹泻以及感染性腹泻等。对于前两种非感染性腹泻，可以通过饮食调养进行治

疗，而感染性腹泻则是由细菌、病毒、真菌等感染引起的，需要在药物治疗的基础上配以饮食调理。

医生提醒

小儿腹泻重在预防，妈妈要特别注意宝宝和家人的卫生。如果宝宝已经患有腹泻，要多观察，加强护理。由于腹泻时宝宝排便次数增多，不断污染着宝宝的小屁股，而排出的粪便还会刺激宝宝的皮肤，因此，每次排便后都要用温水清洗小屁股，要特别注意肛门和会阴部的清洗。如果有发热现象，可用湿热的海绵擦身降温，并让宝宝吃流食。当宝宝恢复后，要逐渐添加一些清淡的食物。如果是感染性腹泻，应积极控制感染，可在医生的指导下选用适合宝宝的药物治疗；如果病情加重，则应立即去医院诊治。

腹泻时大便次数多，当出现严重脱水时，皮肤弹性减退，尿少或无尿。此时应立即给宝宝服用口服补液盐，以补充丢失的水分和盐分，脱水便不会发生。补水要少量多次，使胃内易于吸收，不要一下子给宝宝服用太多。严重脱水者要立即送医院进行静脉输液。

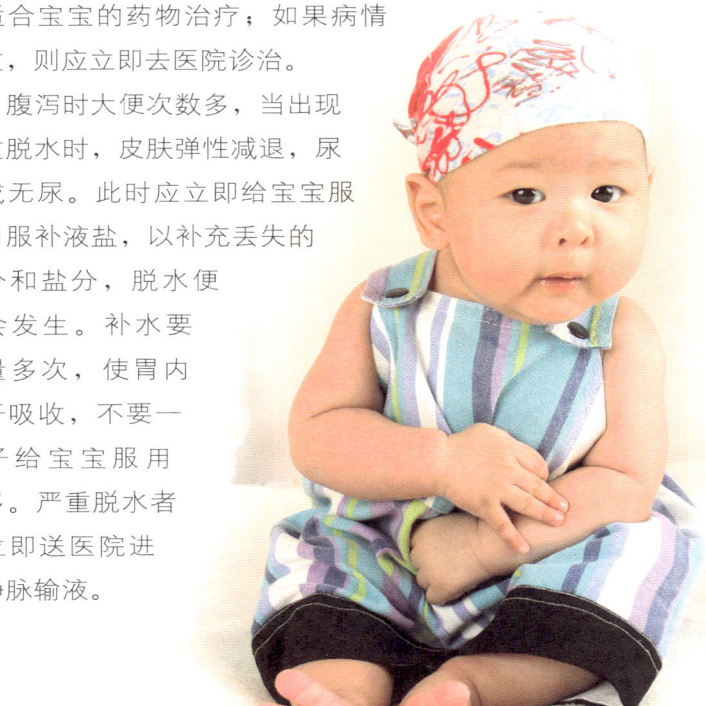

延伸链接

宝宝腹泻的饮食宜忌

对于轻型的腹泻，正在哺乳期的宝宝可继续母乳喂养，但须酌情减少哺乳次数和时间；重型腹泻则需暂时禁食6~12小时，待腹泻、呕吐好转后，再逐步恢复母乳喂养；人工喂养的宝宝可先喂米汤、稀释牛奶（一份牛奶加两份水或米汤），由少到多，由稀到稠，逐步过渡到正常饮食。

宝宝腹泻时，不要禁食，以防营养不良，但要遵循少食多餐的原则，每天至少进食6次。

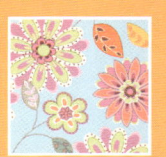

[感·冒]

对症饮食来调节

年幼的宝宝由于免疫系统尚未发育成熟，所以很容易患感冒。宝宝患了感冒，由于鼻子不通气，吃奶就变得困难，常常流稀鼻涕，打喷嚏，有时也咳嗽。同时，宝宝的食欲也有所下降。

care 01 疾病诊疗室

宝宝易患的感冒有三种，即暑热感冒、风寒感冒和风热感冒。

暑热感冒也被称为"肠胃型感冒"，是宝宝夏季经常出现的一种病症。风寒感冒是指宝宝在被风吹或受凉所引起的感冒症状，多发生在秋冬时节。风热感冒也是宝宝常见的一种疾病，一年四季均可发生，春季更为多见，多由气候突变、寒暖失调所致。

感冒虽多易治愈，但由于宝宝脏腑未发育强壮，容易反复发作，加之宝宝又不知节制饮食，极易引起病情反复。

感冒除用药物治疗外，饮食治疗也是不可缺少的。

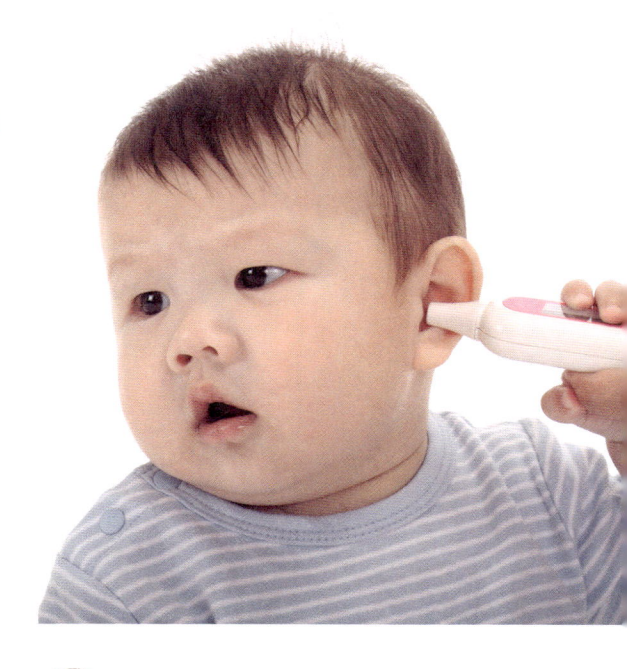

★ 贴心叮咛

宝宝感冒期间，爸妈不要给宝宝洗澡，以免再次受凉。

care 02 医生提醒

患暑热感冒的宝宝，食物应以清淡为主，切忌油腻，可饮用鲜榨果汁，也可喝绿豆汤。患风寒感冒的宝宝，尽量通过饮食调节补充维生素，增强抵抗力，预防风寒感冒。患暑热感冒的宝宝要定时补充水分，以防汗液蒸发带走体内过多的水分。

宝宝患感冒的饮食调理可注意吃些清淡、易消化、水分多的食物。如能坚持每日摄入2500～3000毫升液体，即可促进退热、发汗和排出病毒毒素，所以患儿宜吃清淡、含水分多且易消化、吸收的食物，如绿豆汤、米汤或水果汁等。

宝宝反复感冒宜常食含锌丰富的食物，如牛奶、猪肉、鱼、大豆和水果等。番茄含有多量胡萝卜素，其被人体吸收后能转化为维生素A，具有增强黏膜抵抗力的功效，对防治感冒大有益处。

care 03 专家饮食建议

患感冒的宝宝应忌吃咸食，如咸菜、咸鱼等。因为咸食食用后容易导致病变部位黏膜收缩，加重鼻塞、咽喉不适等，使人抵抗力下降。过食咸食易生痰，局部刺激咽部而使咳嗽加剧。尤其是风寒性感冒要忌食咸寒食物。

甜腻食物能助湿，油腻食物不易消化，所以感冒患儿也应忌食。辛热食物易伤气灼津、助火生痰、煎熬津液，使痰变稠不易咯出，所以感冒患儿也不宜食用。此外，患儿还不易吃烧、烤、煎、炸等食物，因其气味刺激呼吸道及消化道，导致黏膜收缩，使病情加重，而且也不易消化，故不宜让宝宝食用。

妙厨妈妈的爱心餐之 香菜豆腐鱼头汤

材料：淡豆豉30克，草鱼头400克，豆腐250克，植物油、香菜末、葱花、盐各适量。

做法

1 将淡豆豉、草鱼头分别洗净；豆腐用清水浸泡30分钟左右，捞出，洗净，切片备用。
2 煲锅置火上，加入植物油烧热，将草鱼头和豆腐片放入煲锅中煎，再放入淡豆豉，加入适量清水，用大火烧沸，改小火炖30分钟左右。
3 将香菜末、葱花放入煲锅中煮沸，2分钟后关火，加入盐调味即可。

〔咳·嗽〕

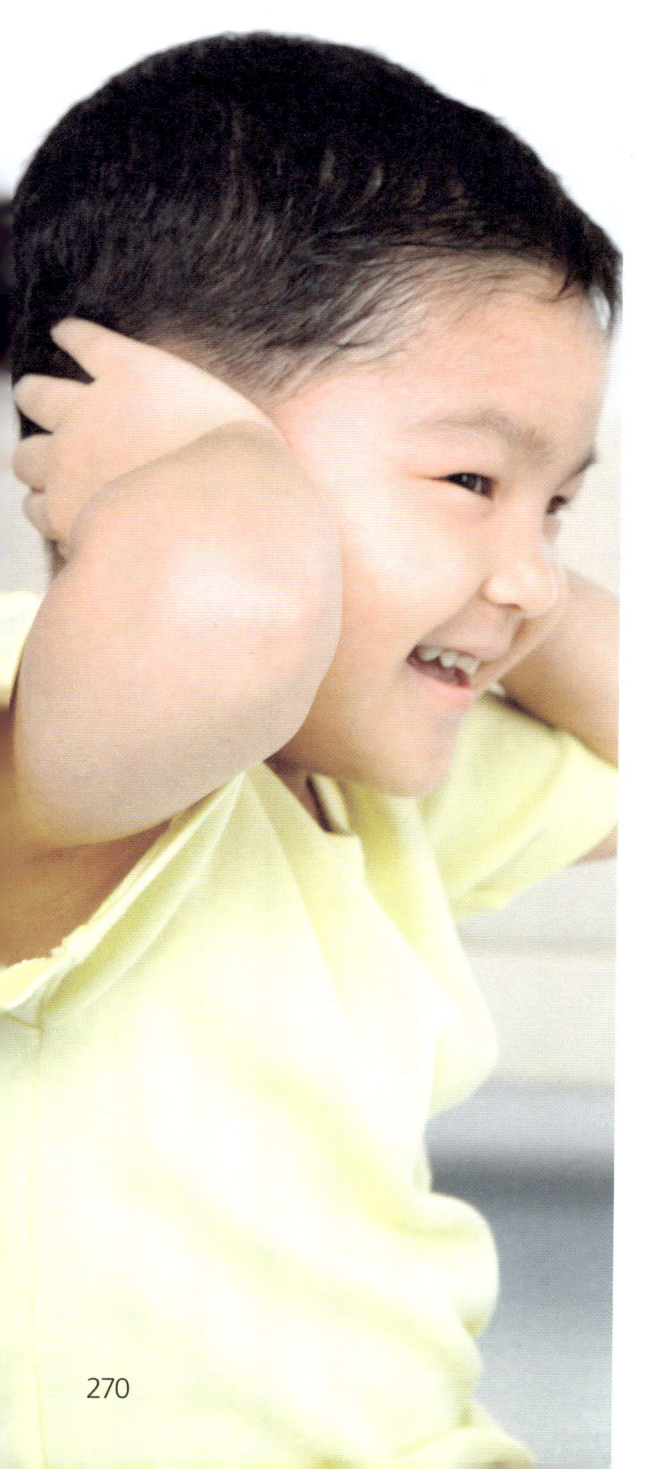

分清病因，及时调理

呼吸道疾病是宝宝的常见病，而咳嗽是宝宝最常出现的症状之一。其实，从医学角度出发，咳嗽是一种正常的生理防御反射，有助于清除呼吸道黏液。不过，宝宝的咳嗽症状还是应该引起爸爸妈妈足够的重视，因为咳嗽也是感冒、支气管炎、咽炎、哮喘等疾病的表现。

care 01 疾病诊疗室

当宝宝咳嗽时，爸爸妈妈要尽快查清病因，以便及时调理和治疗。如果宝宝是因患疾病而咳嗽，家长要先咨询医生，在药物治疗的基础上进行饮食调理。

如果宝宝突然咳得很厉害，并且出现呼吸困难，可能有异物堵住了气管。容易误吞的东西有花生、铅笔套、药丸、纽扣、硬币等，这类情形非常危险，应及时去医院。

发高烧、咳嗽、喘鸣并伴有呼吸困难，需立即送医院紧急处理。

宝宝很容易患毛细支气管炎，这是肺炎的一种。患儿脸色不好，常发紫，或者呼吸增快、招肩呼吸，加上吸气时胸壁下部凹陷，也应及时送医院救治。

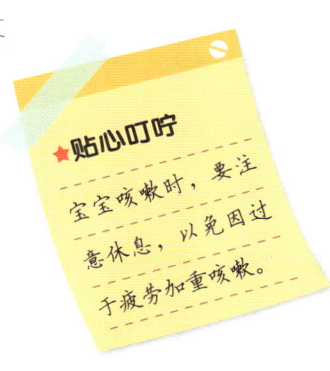

★ 贴心叮咛

宝宝咳嗽时，要注意休息，以免因过于疲劳加重咳嗽。

医生提醒

为了让宝宝远离咳嗽，妈妈要做到以下几点：

合理营养 处在生长发育阶段的宝宝，如缺乏一些营养物质，如钙、铁、锌、维生素，宝宝的免疫力就会下降。因此，平时应注意给宝宝均衡的营养，必要时可请医生检查是否缺乏某种营养，并进行相应的补充。

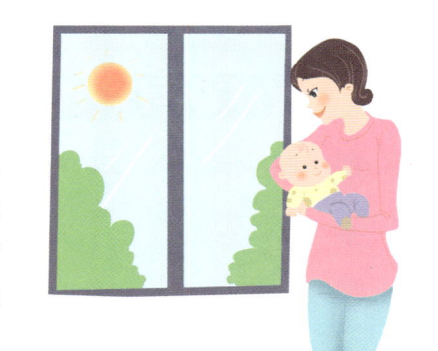

经常锻炼 适量的运动能提高机体功能，增强宝宝心肺的代谢能力，提高宝宝对环境的适应能力。从秋凉开始，妈妈就应让宝宝穿得单薄一些，多到户外活动，呼吸新鲜空气，使宝宝逐渐适应寒冷环境，提高御寒能力。

注意环境的整洁 宝宝的房间每天要通风换气，如果爸爸妈妈出现呼吸道感染时，应尽量减少与宝宝的接触。

当宝宝咳嗽时，要尽量保持室内空气湿润，以免干燥空气使宝宝鼻腔感觉不适，加重咳嗽症状。

尽量保持室内空气清新，防止异味空气或烟尘进入房间。

当宝宝因咳嗽严重而呼吸困难时，将宝宝抱起来，轻轻拍几下宝宝的背部，这会使宝宝感觉舒适一些，也会减轻咳嗽的症状。

当宝宝咳嗽时，要注意让宝宝休息，以免因过于疲劳而加重咳嗽。同时也要注意不能让宝宝过冷或过热。

当宝宝睡觉时，可采取侧卧位以缓解咳嗽、呼吸困难的症状。

延伸链接

咳嗽不一定是病

许多爸爸妈妈认为咳嗽是一种病，咳嗽不好，疾病就没有好，这种认识是错误的。其实咳嗽是一种症状，它是机体的一种保护性反射，其作用是清除呼吸道中的垃圾（包括微生物、吸入的颗粒等）。也就是说咳嗽并不是一种病，适当的咳嗽对人体是有益的。看起来简单的咳嗽，不同的宝宝，其咳嗽的病因也不同，所以寻找引起咳嗽的原因是最重要的。

[贫·血]

食疗补血有妙方

贫血是宝宝常见的疾病，长期贫血可能会影响心脏功能及智力发育。贫血是指外周血液中血红蛋白的浓度低于患者同年龄组、性别和地区的正常标准。爸爸妈妈应分析贫血的原因，是饮食原因还是疾病造成的，以便尽早地改善宝宝的贫血状况。

care 01 疾病诊疗室

宝宝发生贫血多半是饮食不当引起的。宝宝出生前，从母体内得到足够的铁储存在肝脏，以应付出生后4~6个月内的使用。如果4个月后宝宝不及时添加辅食，身体内的铁用完后，从奶粉或母乳中摄取的铁不能维持正常需要时，就会出现缺铁性贫血。由于贫血使血液带氧能力减低，对宝宝呼吸、消化、循环系统功能，以及体格生长发育和智力都有很大的影响。一旦经医生诊断为缺铁性贫血后，在积极治疗的同时，爸爸妈妈还要注意改善宝宝的饮食结构，及时添加含铁量丰富的辅食。

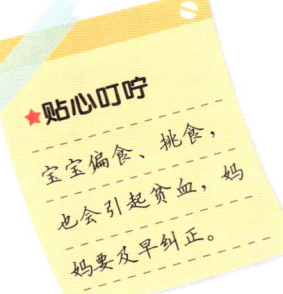

缺铁性贫血发病大多比较缓慢，其临床症状的轻重取决于贫血的程度和贫血的发展速度；一般患病的宝宝常常有烦躁不安、精神不振、活动减少、食欲减退、皮肤黏膜苍白、指甲

★ 贴心叮咛

宝宝偏食、挑食，也会引起贫血，妈妈要及早纠正。

妙厨妈妈的爱心餐之 红枣花生粥

材料： 红枣、大米各50克，花生仁（连红衣）100克，红糖适量。

做法

1. 大米洗净，用清水泡2小时；花生仁洗净，用清水浸泡3小时；红枣洗净。
2. 清水锅置火上，放入大米、花生仁与红枣熬成粥，待红枣半熟烂时，加入红糖搅匀，稍煮片刻即可。

变形（反指甲）等表现。较大一点的患儿会述说有疲乏无力、头晕耳鸣、心慌气短的症状，病情严重者可出现肢体水肿、心力衰竭等症状。

医生提醒

6个月的正常宝宝，每100毫升血中所含血红蛋白平均为12.3克。轻度贫血（血红蛋白为9～12克）可不必用药，而采取通过调节饮食营养来纠正。

宝宝的饮食安排，要根据宝宝的营养需要和蔬菜供应情况，适当地搭配各种新鲜绿色蔬菜、水果、肝类、鱼虾、肉蛋、豆类食物，尽量做到每日食谱不重样。要让宝宝多吃新鲜蔬菜、水果，新鲜蔬果富含维生素C，有助于食物中铁的吸收。由于每一种食物都不能供给宝宝所必需的营养成分，所以膳食的调配一定要平衡。烹调时，妈妈注意色、香、味俱全，以使宝宝喜欢吃。

当发现宝宝贫血时，有的家长就会急着给宝宝增加营养，但常常只给宝宝增加牛奶的饮用量，而不重视饮食调整。事实上，这种做法很不妥当。因为，牛奶含磷较高，会影响铁在体内的吸收，这样反而加重了贫血的症状。因此，在纠正贫血的过程中，切不可给宝宝过多饮用牛奶，应该多吃一些蛋黄、瘦肉、猪肝等含铁量高的食物，并且在吃这些食物的同时也吃些富含维生素C的绿叶蔬菜和水果，这样，贫血才能较快地得到改善。

如果服用药物，应按照医生的嘱咐进行，根据贫血的原因和贫血程度选择药物，如为大细胞性贫血，应以维生素B_{12}、叶酸、维生素C为主；如为小细胞性贫血，则以铁剂及蛋白质为主。铁剂宜在两餐之间服用，避免与茶水或大量牛奶同服，以免影响铁的吸收。

[便·秘]

增加粗纤维食物

宝宝一般每天1～2次大便，便质较软；有的宝宝两到三天解一次大便，而且大便质软量多，也属正常。如果宝宝两到三天不解大便，而其他情况良好，则有可能是一般的便秘。但如果出现腹胀、腹痛、呕吐等情况，就不能认为是一般便秘，应及时送医院检查。宝宝发生便秘以后，解出的大便又干又硬，干硬的粪便刺激肛门产生疼痛和不适感，长此下去使宝宝惧怕解大便，而且不敢用力排便。这样就使肠子里的粪便更加干燥，便秘症状更加严重，这时，爸爸妈妈必须采取一些措施了。

care 01 疾病诊疗室

宝宝便秘是一种常见、多发病症，其原因很多，概括起来可以分为两大类：一类属功能性便秘，这一类便秘经过调理可以痊愈；另一类为先天性肠道畸形导致的便秘，这种便秘通过一般的调理是不能痊愈的，必须经外科手术矫治。绝大多数的宝宝便秘都是功能性的。

宝宝实在排不出大便，可以用肥皂头塞在宝宝的肛门帮助通便。或者把宝宝的屁股放在热水里焐一焐，都对排便有帮助；还可以给宝宝吃一些肠道菌群调理药，像妈咪爱、培菲康、合生元等，清火的药也可以少量服用，但是医生建议这些方法都尽量少用，防止宝宝形成条件反射，以后会习惯性依赖这些方法通便。

因此，最好的办法是让宝宝自幼就应养成按时排便的良好习惯。3个月以上的宝宝就应当开始训练，一般在

妙厨妈妈的爱心餐之
蜜奶芝麻羹

材料： 牛奶100～200毫升、白芝麻10～20克、蜂蜜适量。

做法

1. 白芝麻去杂质，用清水洗净，沥水。
2. 平底锅置火上，放入白芝麻小火炒熟，盛出后研成细末。
3. 牛奶放入锅中煮沸，加入蜂蜜、白芝麻末，搅匀即可。

清晨或傍晚喂哺食物之后，当宝宝突然停止活动，面孔涨得通红，欲排便时，可将其抱起，训练其按时排便。

care 02 医生提醒

哺乳期的宝宝便秘时，如母乳喂养的妈妈可另饮用适量橘子汁、蜂蜜水等润肠的食物；如人工喂养者可在牛乳中将糖量增加至10%，同时给予橘子汁、青菜汁等以刺激肠蠕动。适龄宝宝可加水果汁、米粉、粥类等辅食，同时增加粗纤维的食物，并鼓励其进食粗粮（如红薯）做的菜泥、碎菜等，有利于通便。便秘的宝宝应多饮温开水，对通便有好处。

另外，营养过剩和食物搭配不当容易导致便秘。很多爸爸妈妈一味地给宝宝增加营养，食物中的蛋白质量很高，而蔬菜相对较少。可以给宝宝吃一些玉米面和米粉做成的食物；还可以喂蔬菜粥、水果泥等辅食，蔬菜中所含的大量膳食纤维等可以促进肠蠕动，达到通便的目的。

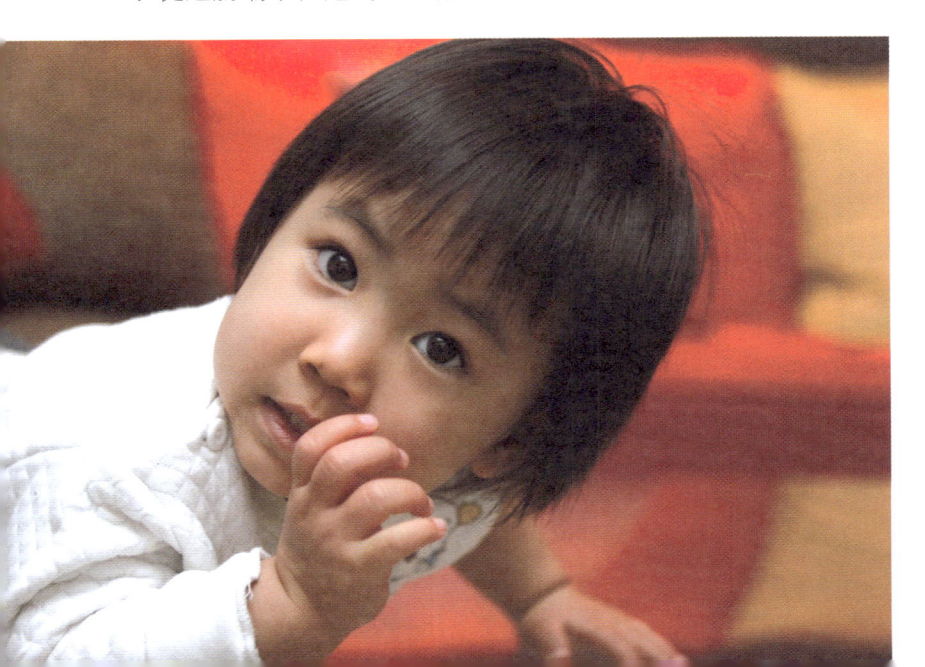

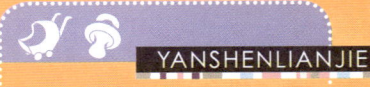

YANSHENLIANJIE

延伸链接

宝宝多运动能防便秘

适当增加宝宝的活动量，运动量大了，体能消耗的多，肠胃蠕动会增加，容易产生饥饿感，进食的情况一定不错，自然排泄也旺盛很多。爸爸妈妈不要长时间把宝宝独自放在摇篮里，应该多抱抱他，并适当辅助他做一些手脚伸展、侧翻、前后滚动的动作，以此加大宝宝的活动量，加速宝宝食物的消化。

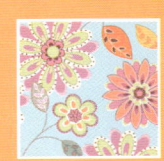

〔多·汗〕

远离生冷辛辣食物

出汗是人体正常的生理功能，人体通过皮肤蒸发水分来调节体内温度。但宝宝如果出汗量特别大，就要引起爸爸妈妈的注意了。

care 01 疾病诊疗室

宝宝多汗包括生理性和病理性两种。

生理性多汗 可见于气候炎热季节。室温过高、穿衣盖被过多，或快速吃热的饮食或辛辣味食物（如辣椒、蒜等），或者剧烈运动后，都会使人增加体内产热。机体为了保持正常体温，常通过出汗散热来调节，此为生理性出汗。一般情况下，由于宝宝对冷热的自我调节能力差，又经常处于活动状态，故比成人多汗也是正常现象，不必担忧。

病理性多汗 指因疾病引起的多汗症状。如营养不良、活动性佝偻病、活动性结核病、糖尿病、甲状腺功能亢进、肾上腺皮质功能亢进等均可引起多汗。一般都会有原发疾病的明显临床症状，较容易引起家长注意。

半身性或局部性多汗并不多见，常由神经系统疾病引起，多伴有神经系统疾病的多种临床表现。

YANSHENLIANJIE

延伸链接

宝宝多汗的家庭护理

及时给宝宝补充水分，最好喂淡盐水，因为宝宝出汗与成人一样，除了失去水分外，同时失去一定量的钠、氯、钾等电解质。给宝宝喂淡盐水可以补充水分及钠、氯等盐分，维持体内电解质平衡。

及时给出汗的宝宝擦干身体。有条件的家庭，应给宝宝擦浴或洗澡，及时更换内衣、内裤。宝宝皮肤娇嫩，过多的汗液积聚在皮肤皱褶处如颈部、腋窝、腹股沟等处，可导致皮肤溃烂并引发皮肤感染。

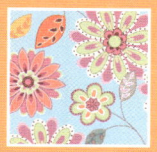

care 02 医生提醒

宝宝多汗大多为生理性的,如在气温升高时爸爸妈妈未能及时为宝宝脱减衣服而致出汗。游戏、奔跑、跳跃后大汗淋漓,皆属正常生理现象。学龄前宝宝晚上刚入睡时,头、颈等部出汗,湿了枕头,深睡后即消汗,而健康状况良好的宝宝,爸爸妈妈则不必过虑。

婴儿期多汗首先要注意是否有活动性佝偻病,如缺少户外活动、不晒太阳、没有添加维生素D制剂,可请医生检查一下骨骼发育情况以协助明确诊断。儿童期多汗并有结核病接触史或者出现低热、消瘦等症状应去医院检查有无活动性结核病。

爸爸妈妈还要注意观察宝宝是否有自汗和盗汗的症状。自汗是指白天无故出汗的症状,盗汗则是指夜间睡眠出汗、醒后停止出汗的症状。自汗与盗汗往往并见。汗症本身是由于交感神经系统的过度亢进造成的,多与宝宝体质虚弱有关。

如果宝宝属于自汗,那么爸爸妈妈应该少给宝宝吃寒凉生冷的食物,如梨、柿子、荸荠、西瓜、冬瓜、黄瓜等;如果宝宝所患汗症属于盗汗,则应让宝宝忌食辛辣、刺激、动火食物,如葱、姜、蒜、韭菜及芳香调料等。

在饮食上为宝宝建立健康防线是必要的措施。爸爸妈妈一定要重视宝宝的进食。所以作为家长,一定要尽量学会营养搭配原则。

★ 贴心叮咛

宝宝经常出汗时,妈妈要引起警惕,不要忽视。

〔扁·桃·体·炎〕

解毒散热少油腻

宝宝的扁桃体属于人体周围免疫器官，有一定的免疫功能，对防御病原微生物侵入有重要作用，同时也有反复发生炎症的可能。

care 01 疾病诊疗室

扁桃体炎是常见的宝宝多发性疾病，就是咽喉部位的扁桃体感染发炎。这种疾病多由病毒或细菌感染引起的，具有一定的传染性，但很少发生在1岁以下的宝宝身上。

但这并不意味着只要扁桃体发过炎就须手术切除。爸爸妈妈应慎重，别轻易摘除宝宝的扁桃体。扁桃体对宝宝的健康而言，像一对"警卫"，守卫在宝宝的咽喉入口处两侧。扁桃体是一个重要的免疫器官，能产生免疫球蛋白，抑制细菌、病毒对呼吸道黏膜的粘附、生长和扩散，还能对付侵入宝宝机体的各种致病微生物，从而起到防病抗病的作用。

当失去了扁桃体的防御时，细菌便会攻击宝宝的身体，不仅会引发急性炎症，还会引起宝宝全身性的病理反应，如继发风湿热、风湿性关节炎、风湿性心脏病、急性肾炎和无显著原因的低热。当然，像扁桃体周围脓肿、急性中耳炎、副鼻窦炎等并发症也时有发生。

当出现下列情况时，则可以考虑给宝宝切除扁桃体。

扁桃体肿大在3级以上。如果宝宝张开嘴，两个扁桃体相连在一起，把嗓子眼堵住，看不到缝隙。

妙厨妈妈的爱心餐之 川贝炖母鸭肉

材料： 鸭脯肉120克，川贝10克，盐适量。

做法

1. 鸭脯肉洗净，切块；川贝洗净，备用。
2. 煲锅置火上，加入适量清水，放入鸭脯肉块小火清炖。
3. 待鸭脯肉块八成熟时放入川贝稍炖，再放入盐调味，炖熟即可。

扁桃体肿大会影响气道顺畅，造成呼吸道堵塞，如打呼噜等。

扁桃体囊状肿大。扁桃体表面高低不平，有峡谷、陷窝等，易藏病菌，不好清除干净，每年发作6～7次，明显影响到宝宝身体发育或日常生活。

已有肾炎、风湿病、关节炎等并发症，即使发作次数不多，为了清除病灶，也有必要手术。

当发现扁桃体角化症、结石、肿瘤时应手术切除。

因经常患扁桃体炎引起心肌炎、肾炎和风湿性心脏炎的，可手术切除扁桃体。

如果出现长期不明原因的低热，也可考虑手术切除扁桃体。

如患有牛皮癣、过敏性紫癜等疾病，可考虑手术切除。

care 02 医生提醒

当宝宝患有扁桃体炎时，家长要注意以下事项：

要保持宝宝的房间温暖。

当宝宝发烧时，要给宝宝服用解热镇痛剂，用温水为宝宝擦身降温，并给宝宝喝足够的温水。

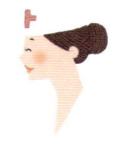

当宝宝吞咽困难时，不要强迫宝宝进食，可以给宝宝吃些流食，如酸奶等，以减轻咽喉疼痛。

不要让宝宝用漱口水来减轻疼痛，因为这可能使炎症从咽喉扩散到中耳。

为了避免传染，三日之内不要让宝宝和其他宝宝接触。

严重时要及时去医院就诊。

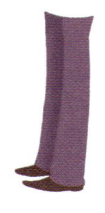

妙厨妈妈的爱心餐之
荷叶冬瓜汤

材料：荷叶5克（半张，鲜干皆可），冬瓜250克，盐适量。

做法

1. 荷叶用清水洗净，撕片；冬瓜用清水洗净，去瓤、去皮，切片备用。
2. 煲锅置火上，加入适量清水，放入荷叶片、冬瓜片一起煮。
3. 待冬瓜片熟后，将荷叶拣出，用盐调味，饮汤吃冬瓜片即可。

〔鹅·口·疮〕

忌酸忌辣忌热食

鹅口疮是一种霉菌感染，这种菌叫做念珠菌，正常人口腔和肠道都可能有念珠菌的存在。身体健康状况很差，使用大量抗生素、类固醇药物，先天或后天免疫力受损的宝宝皆有可能患鹅口疮。鹅口疮是由于免疫力低下、营养不良、睡眠不足等引起。一般分为微小型及严重型，以疱疹的大小来区分。鹅口疮容易长在嘴巴里面、颊侧的黏膜及舌头上，或者是口腔后方软腭的位置。其中轻型的形状不会太大，呈现不规则的圆形，为浅粉红色，有时会有黄白的黏膜在上面，多半7～10天会自动愈合。

care 01 疾病诊疗室

宝宝出生的时候，经过产道接触妈妈阴道附近的念珠菌，他们的嘴巴就有念珠菌的存在，当免疫力与微生物之间达到"平衡"，也可能暂时失去。当给这些宝宝使用抗生素或类固醇时，这种平衡就遭到了破坏。在这种不平衡情况之下，霉菌活跃，鹅口疮就出现了。

鹅口疮好发于颊舌、软腭及口唇部的黏膜，白色的斑块不易用棉棒或湿纱布擦掉。在轻微感染时，除非仔细检查口腔，否则不易发现，也没有明显痛感或仅有进食时痛苦表情。严重时，宝宝会因疼痛而烦躁不安、胃口不佳啼哭、哺乳困难，有时还伴有轻度发热。

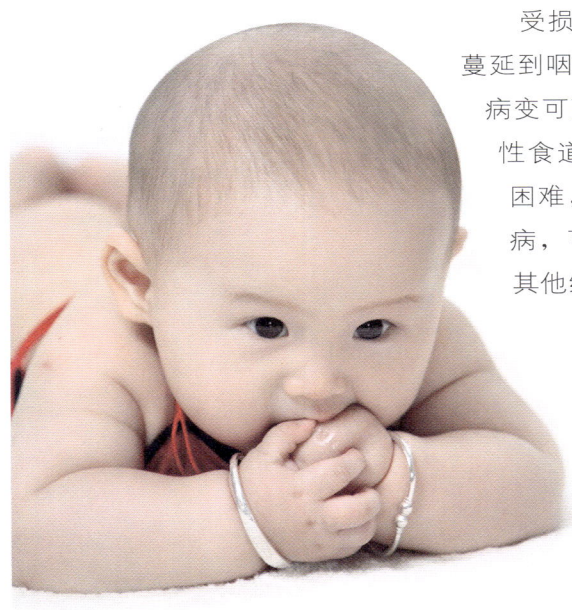

受损的黏膜治疗不及时的话可不断扩大蔓延到咽部、扁桃体、牙龈等，更为严重者病变可蔓延至食道、支气管，引起念珠菌性食道炎或肺念珠菌病出现呼吸、吞咽困难，少数可并发慢性黏膜皮肤念珠菌病，可影响终身免疫功能。甚至可继发其他细菌感染，造成败血症。

新生儿鹅口疮是可以预防的，平时只要注意口腔护理，每次喂奶后再喂几口温开水，可冲去留在口腔内的奶汁，这样霉菌就不会生长了，此外，于每次喂奶前，先将奶头洗净，双手也要洗干净。新生儿所用食具，应煮沸消毒后才可使用。

有些宝宝的鹅口疮总是反复发作，可能是因为宝宝口腔内的白色念珠菌没有彻底清除，剩下的进一步分裂繁殖。宝宝生病时应正规使用抗菌素以减少本病的发生。对于白膜蔓延到喉头、气管、食管乃至血液的严重病儿必须及时送医院治疗。

care 02 医生提醒

宝宝患鹅口疮，多是由于奶瓶或奶嘴不干净、消毒不严或混用奶具后交叉感染所引起的。有些则是由于长期腹泻、营养不良、长期或反复使用广谱抗生素所导致的感染。也有一部分是由于新生儿经过妈妈患有霉菌性阴道炎的产道时感染上的。因此，为了预防鹅口疮，要注意宝宝的奶瓶、奶嘴的消毒，同时也要注意妈妈的手、乳头及宝宝口腔的卫生。

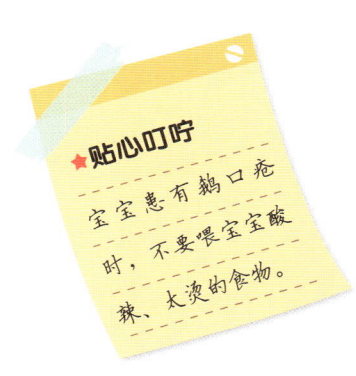

★贴心叮咛

宝宝患有鹅口疮时，不要喂宝宝酸、辣、太烫的食物。

〔湿·疹〕

防止宝宝食物过敏

宝宝湿疹就是常说的奶癣，是一种常见的、多发的、反复发作的皮肤炎症。湿疹的形成多数是由于宝宝属于过敏体质，或对宝宝喂养不当，或者宝宝受到周边环境、湿度、日光、紫外线、洗涤剂选择不当、营养过高、肠内异常发酵等因素的影响而造成的。

care 01 疾病诊疗室

湿疹可以发生在身体的任何部位，开始是红色的小丘疹，有渗液，最后可结痂、脱屑，反反复复，长期不愈，宝宝会感到瘙痒难受。主要分布在面部、额部眉毛、耳廓周围及面颊，严重的可蔓延到全身，尤以皮肤皱褶处多，如肘窝、腋下等处。

湿疹发病原因较复杂，目前认为可能是皮肤对外界产生过敏反应，如湿、热、冷、日光、微生物、毛织品、药物、肥皂、空气尘埃等。湿疹常发作于1~2个月的宝宝，也有少数宝宝在5~6个月之后才发作，大约在宝宝2岁即可逐渐痊愈。湿疹多见于较胖的宝宝，病情时轻时重，病程也会反复发作。

不严重的湿疹，可不做特别的治疗，只要注意保持宝宝皮肤清洁，用清水清洗就行了。等到宝宝长大，渐渐脱离以牛奶为主食后，湿疹常常会不治自愈。

注意保护已有湿疹的皮肤护理，避免各种刺激皮肤的因素，防止抓痒而造成感染。不要用肥皂水洗患处，由于肥皂碱性大，容易刺激皮肤使湿疹加重；要勤给宝宝换衣服，所穿衣服不宜太紧太厚；不要让太阳直晒有湿疹的部位。不宜

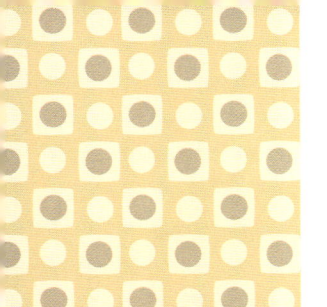

给宝宝洗澡过勤，洗澡时，用温水洗没有湿疹的地方。

爸爸妈妈不要随便乱用单方、偏方或抗生素等药物。如果用得不合适，不但没有效果，反而会使湿疹加重，滥用抗生素还会引起不良反应。

在宝宝的湿疹急性期，患部发红流水，可用生理盐水或1∶10000的高锰酸钾水或2%的硼酸水浸湿纱布，拧干后湿敷患处，每0.5～1小时更换一次。这样治疗1天左右，红肿即可消失，流水也相对会减少。此时再用氧化锌膏涂在纱布上，贴在长湿疹的部位，每天换2次药，一般治疗2～3天，红肿即可消退。湿疹完全消退后，可适当擦些润肤油。另外，还可以给宝宝吃些钙片，以降低皮肤的敏感性。

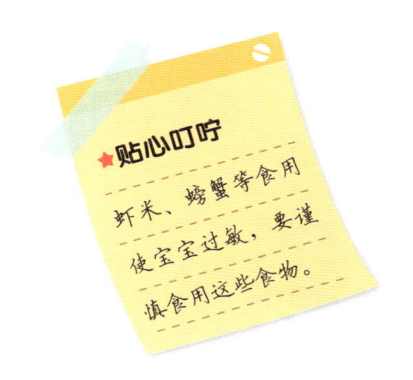

★贴心叮咛

虾米、螃蟹等食用使宝宝过敏，要谨慎食用这些食物。

医生提醒

宝宝患湿疹时，家长要注意以下的饮食事宜：

饮食应以清淡为主，多吃蔬菜、水果，注意饮食规律，不偏食。

可以适量给宝宝饮用菊花茶。

绿豆汤有清热解毒的作用，不妨在宝宝患湿疹时喂宝宝一些。

可以给宝宝吃些冬瓜煮稀饭。

宝宝患湿疹时也可吃山楂麦芽汁。

宝宝患湿疹时，金银花也是不错的选择。

★延│伸│链│接★

湿疹宝宝的饮食禁忌

宝宝患湿疹时要注意以下饮食禁忌：

未断奶的宝宝患湿疹时，哺乳期的妈妈应避免吃以下食物：辣椒、辣酱、洋葱、胡椒粉、咖喱粉、酒、可可、浓茶、味精、芥末、桂皮、大蒜、生姜、韭菜、香菜、芹菜、大料、海鱼、酸菜等食物，以防宝宝间接引起过敏反应。

能吃辅食的宝宝患湿疹时，忌给宝宝吃容易过敏的食物，如羊奶、豆浆、黄鱼、竹笋、菠菜、莴笋、鸡肉、牛羊肉、海鲜类等食物。

〔水·痘〕

忌食温热与辛辣

水痘是一种常见的儿科疾病，是由水痘病毒引起的，会消耗宝宝体内许多营养成分。水痘是一种传染病，在婴幼儿时期比较常见，通常有2~3周的潜伏期，在晚冬和春季时发病率最高。

一般来说，水痘在不到1岁的宝宝身上并不常见。但是如果宝宝身边有其他出水痘的儿童，就有可能被传染。

★ 贴心叮咛

不要让长水痘的宝宝吃温热、油腻、辛辣的食物。

care 01 疾病诊疗室

水痘的传染性通常会在感染后13~17天时出现，症状包括轻微发烧、疲倦和食欲不振，这些情形会在前24个小时内出现，而且可持续三四天。

宝宝如被感染，可能也会出现流鼻涕、咳嗽等类似感冒的症状。水痘通常从躯干和脸上开始长，另外，还有红色的小水泡可能出现在耳朵、眼皮、鼻子、嘴巴、喉咙和生殖器等处。一两天后，最早出现的水泡会结硬皮并开始干燥，新的斑点通常会继续出现四五天。

这些水痘非常痒，注意别让宝宝抓。

对于国家规定必须接种的疫苗，家长都会及时带宝宝去接种。现在还有一些危害宝宝健康的疾病也可以通过免疫接种来预防。如果你拿不定主意该给宝宝选

妙厨妈妈的爱心餐之 金银花甘蔗茶

材料： 金银花10克，甘蔗汁100毫升。

做法

1 金银花洗净，放入沸水锅中煎成100毫升的汁液。
2 将煎好的金银花汁对入甘蔗汁即可。

家长要记得将宝宝的指甲剪短，并告诉宝宝不要去抓痒；如果宝宝太小，听不懂大人的话，那么只好用纱布做成手套给宝宝戴上了。

对于较小的宝宝，为了促进水疱尽快结痂，所以最好不要给宝宝用尿布，并尽量使宝宝的小屁股保持干爽。

在痂皮脱落前，不要让宝宝和其他宝宝接触，以免传染给别的宝宝。

在宝宝的饮食上也要特别注意，应该增加柑橘类水果和果汁，并在宝宝的食物摄取中增加麦芽和豆类制品。

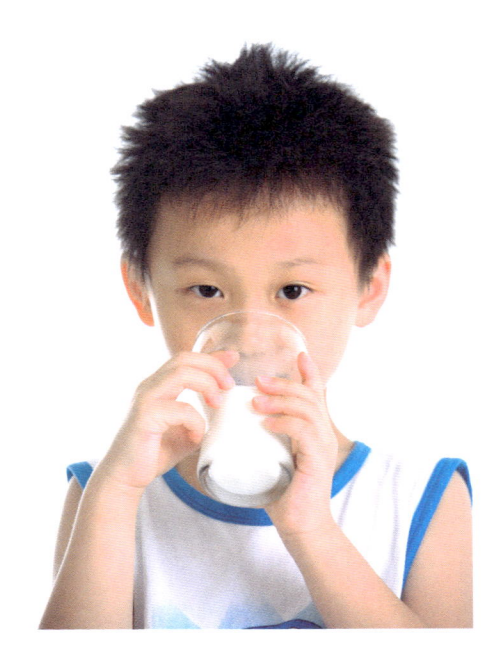

择哪种疫苗，最好听听医生的建议。水痘疫苗是一种减毒的活疫苗，推荐在宝宝12～18个月首次接种，4～6岁时再次加强接种。接种水痘减毒活疫苗后产生的抗体可维持20年。

医生提醒

当宝宝长水痘时，爸爸妈妈要将注意力放在让长水痘的宝宝保持舒适上。首先帮他选择宽松舒适的衣物。其次是每三四个小时用凉开水擦拭宝宝的身体，这样做有助缓解瘙痒，也可以在浴缸水中加一些苏打进一步止痒。

延伸链接

水痘宝宝的饮食禁忌

当宝宝长水痘时，家长要注意下面的食物禁忌：

忌食温热、辛燥的食物。如姜、蒜、葱、韭菜、洋葱、芥菜、蚕豆、荔枝、桂圆、红枣、木瓜、李子、橄榄、山药、黑木耳、狗肉、羊肉、牛肉、鸡鸭肉、鲤鱼、鳝鱼、鲢鱼、海虾、海鱼、酸菜、醋、过甜过咸的食物等。

忌食温热的补品。如人参精、鹿茸精等。

忌食油腻的食物。如动物油、奶油、核桃仁、蛋糕、烤鸡、烤鸭、花生油、油炸食物等。

Model Library

特 别 鸣 谢

可爱的模特宝宝给本书留下的精彩瞬间

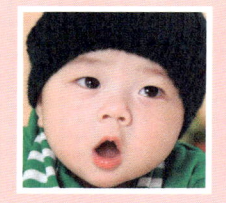

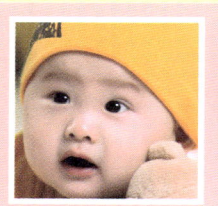

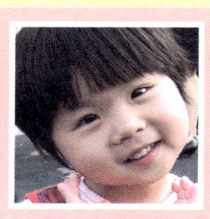

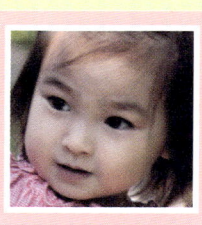

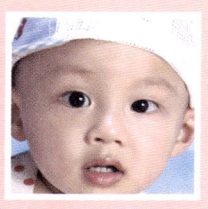

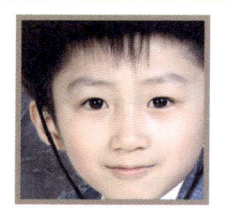

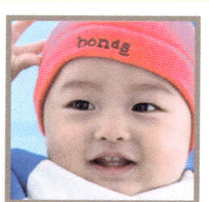

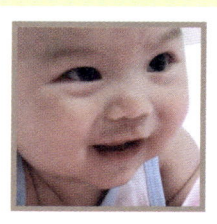

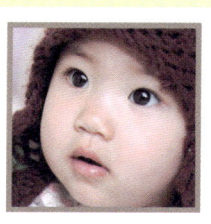

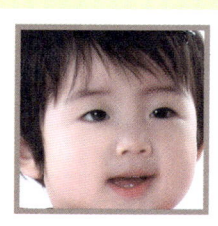

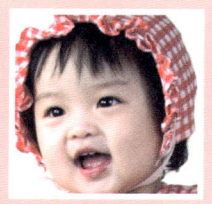

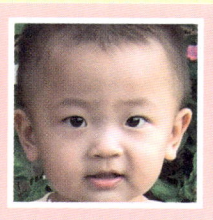

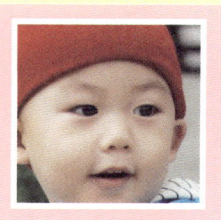

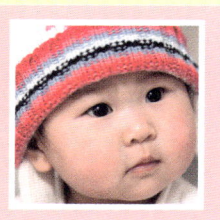

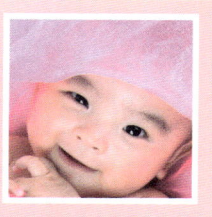

宝宝：白家硕	宝宝：崔皓然	宝宝：程可	宝宝：冯依然	宝宝：龚洹
宝宝：谷潇	宝宝：赫赫	宝宝：黄苠轩	宝宝：贾子牧	宝宝：金宣睿
宝宝：孔晨曦	宝宝：李佳钰	宝宝：李兆轩	宝宝：梁子涵	宝宝：梁烨达

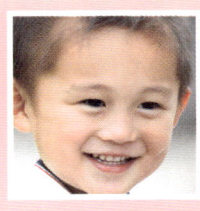

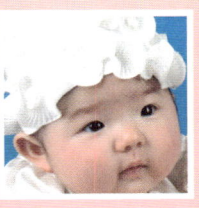

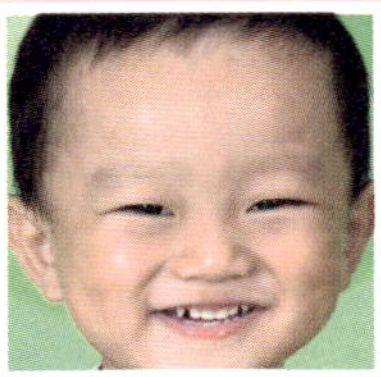

宝宝：刘桐瑞	宝宝：刘政扬	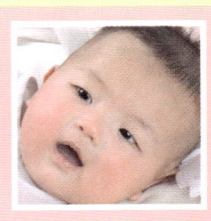 宝宝：马丹	宝宝：钱羽梵	宝宝：陶彦昕
宝宝：童奕然	宝宝：韦家和	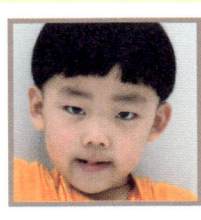 宝宝：王煜尧	宝宝：熊俞博	宝宝：颜修畅
宝宝：杨晨昊	宝宝：杨佳睿	宝宝：杨睿宁	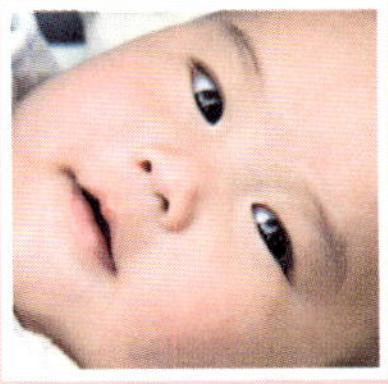 宝宝：佑佑	宝宝：翟葆琪
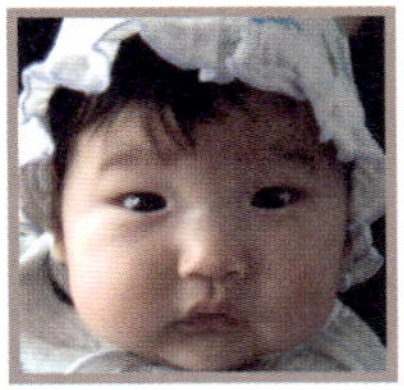 宝宝：张钰然	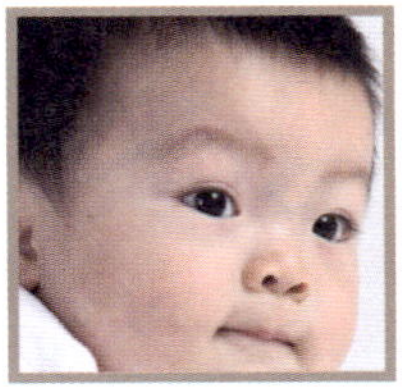 宝宝：张嘉航	宝宝：张潇子	宝宝：周嘉扬	宝宝：朱炫辰

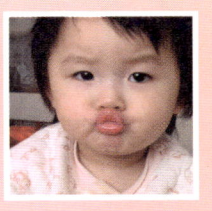

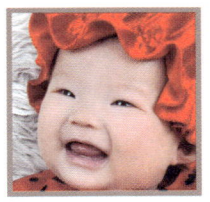

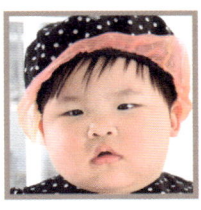

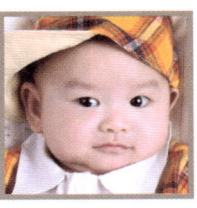

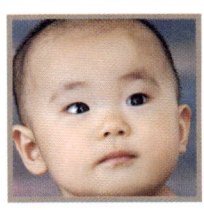

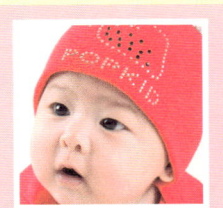

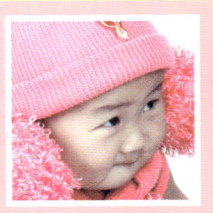

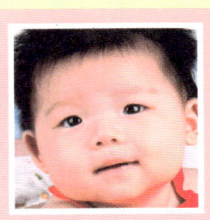

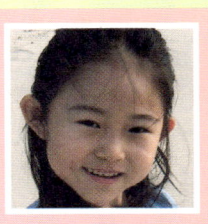

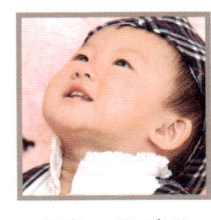

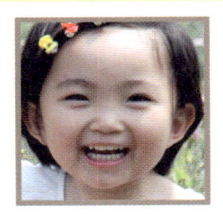

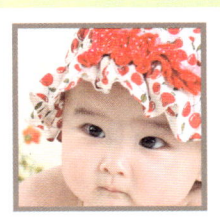

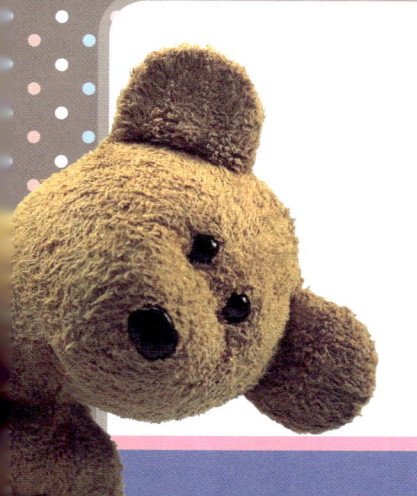

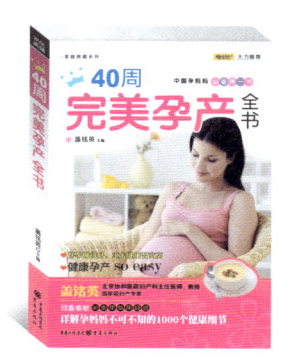

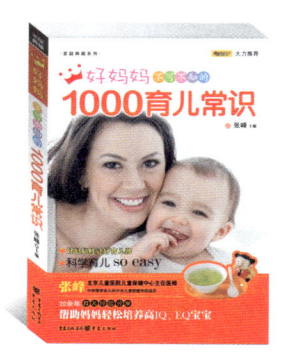

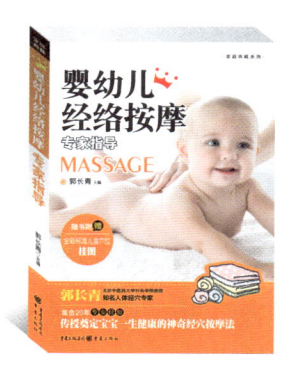

热卖推荐
家庭典藏系列

sina 新浪亲子 大力推荐

- 专家指导准妈妈孕育聪明、健康、可爱的宝宝
- 帮助妈妈轻松培养高IQ、EQ宝宝

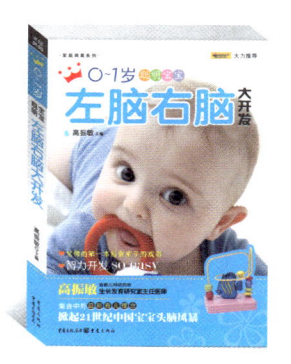

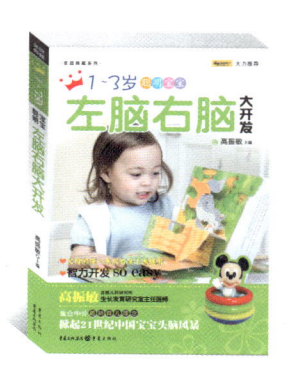

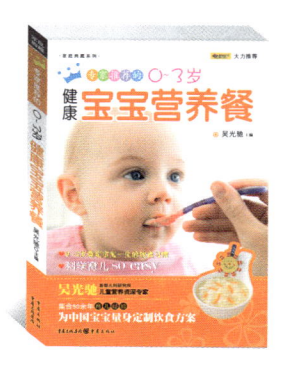

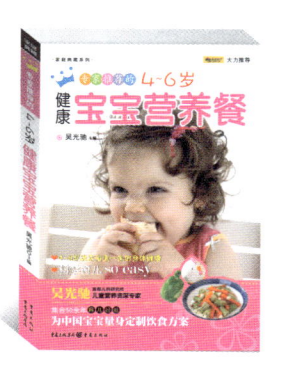

Mother & Baby

定价：29.80元／册